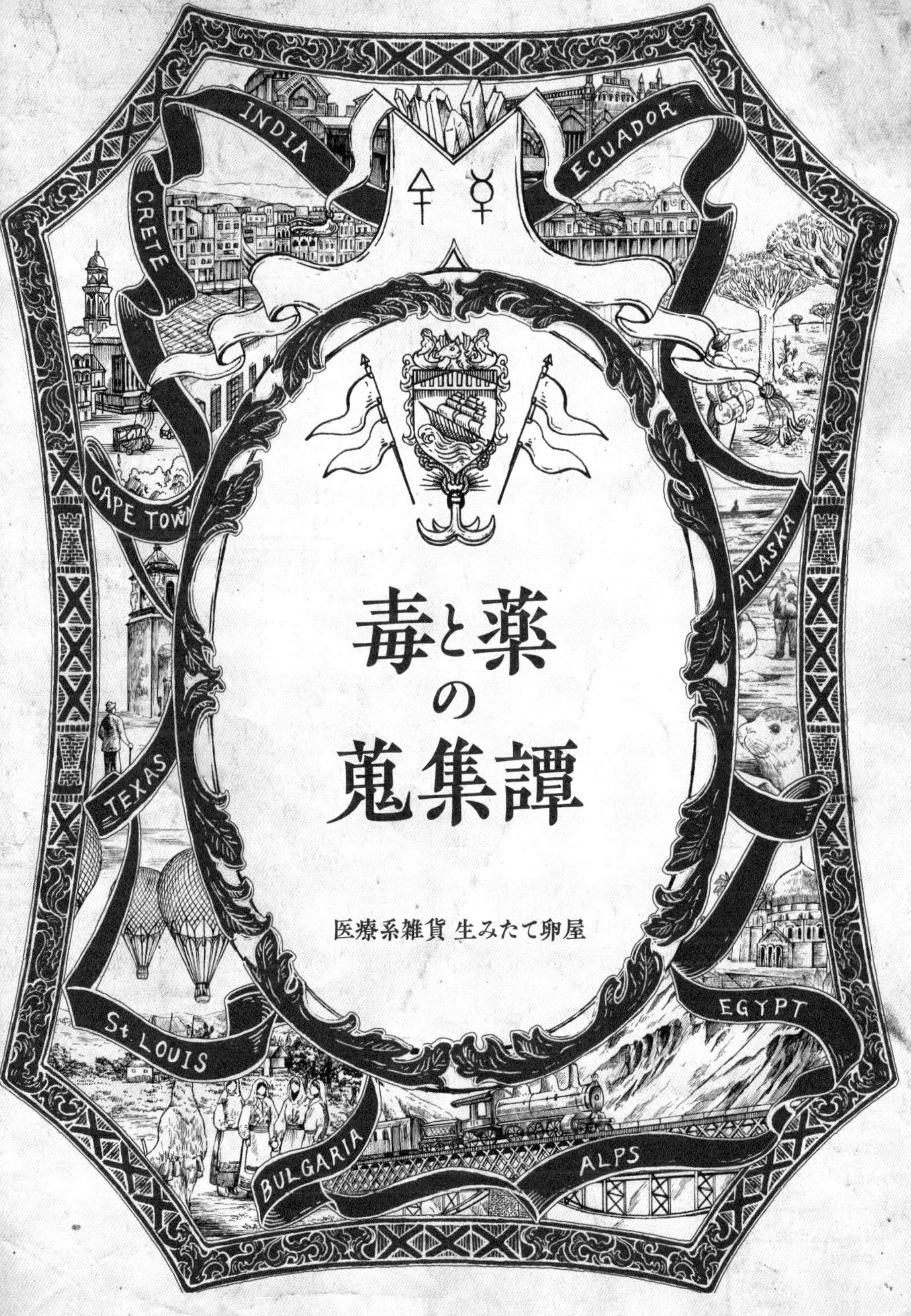

毒と薬の蒐集譚

医療系雑貨 生みたて卯屋

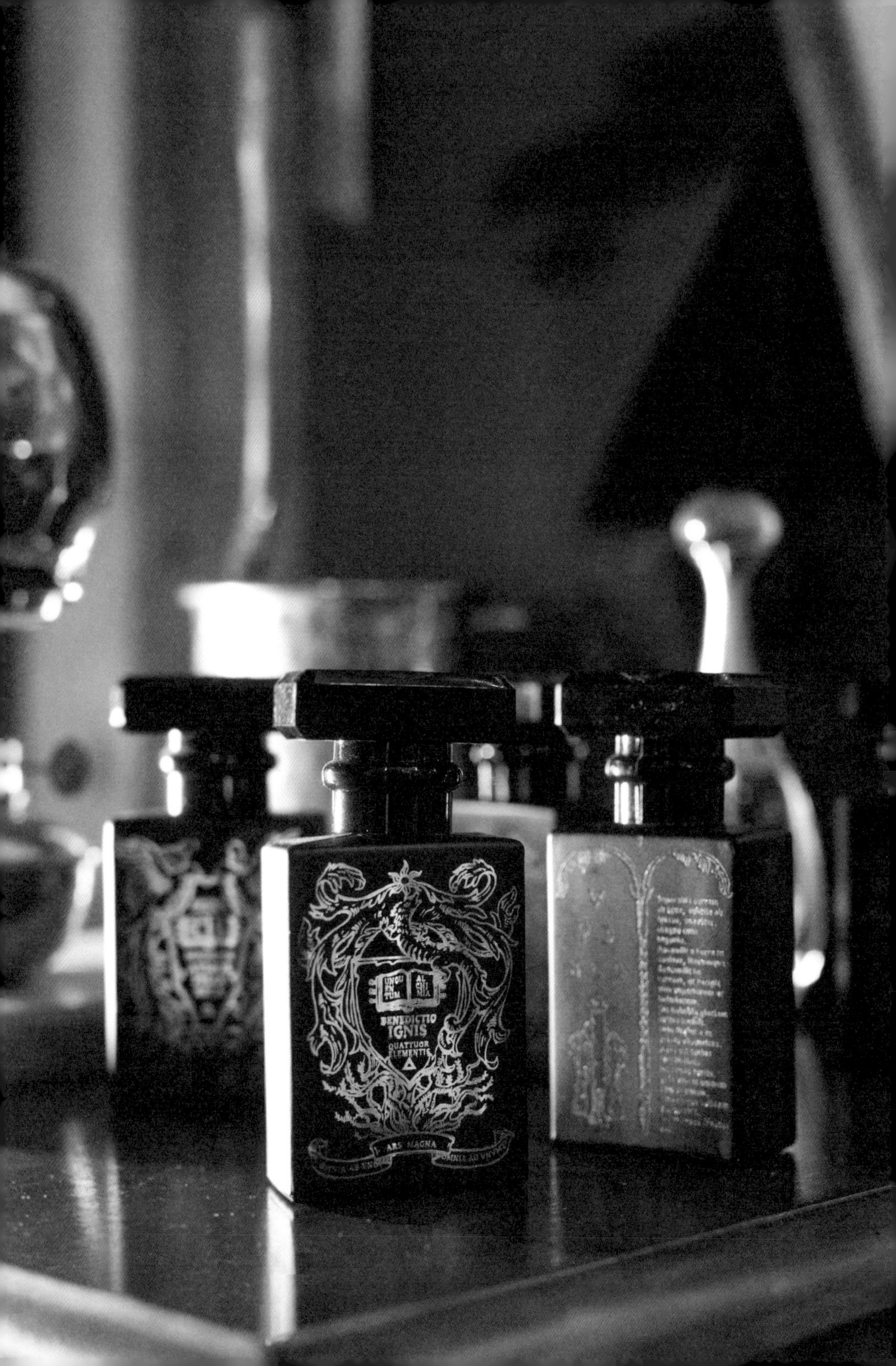
BENEDICTIO
IGNIS
QUATTUOR
ELEMENTIS
ARS MAGNA

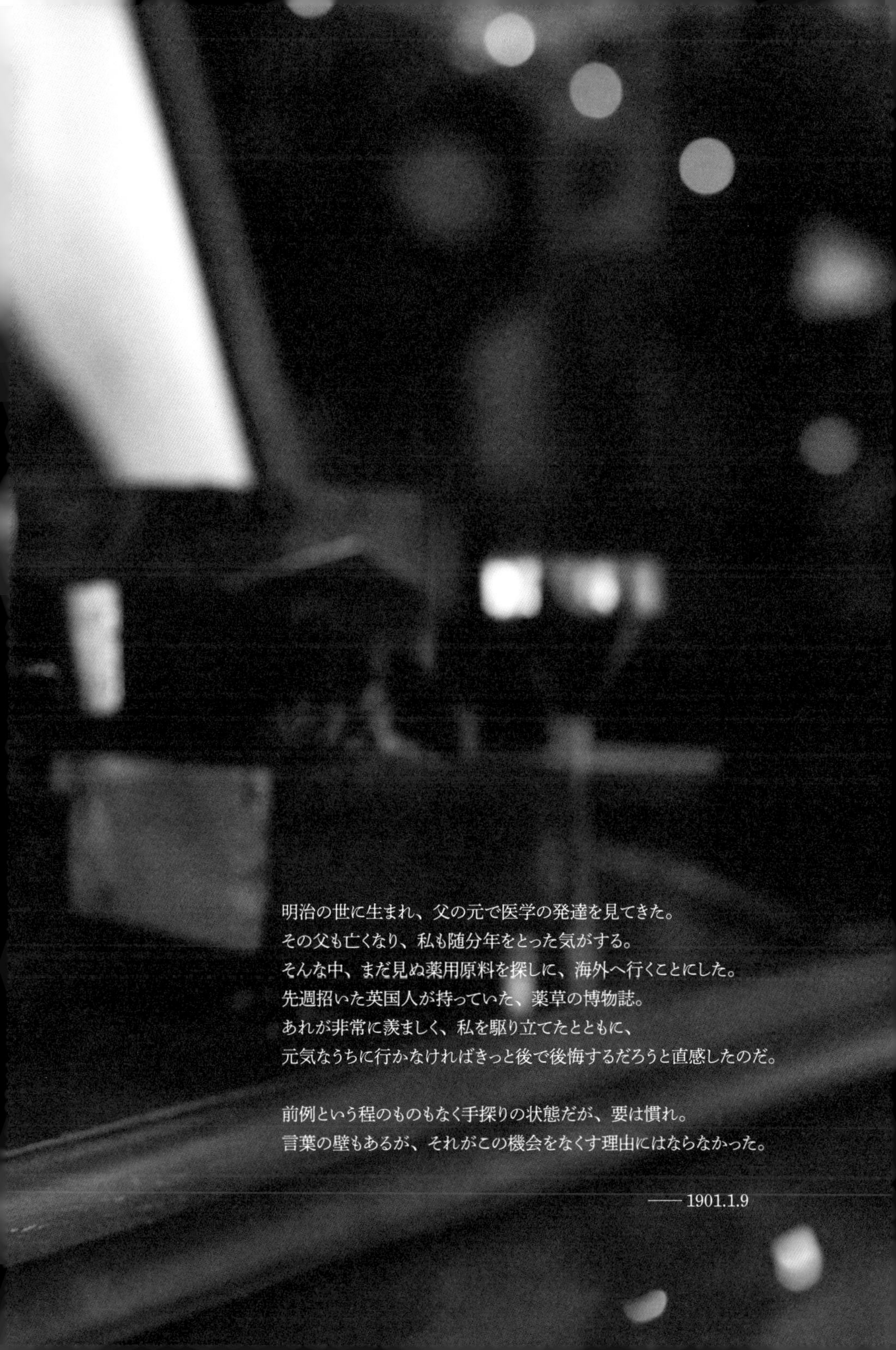

明治の世に生まれ、父の元で医学の発達を見てきた。
その父も亡くなり、私も随分年をとった気がする。
そんな中、まだ見ぬ薬用原料を探しに、海外へ行くことにした。
先週招いた英国人が持っていた、薬草の博物誌。
あれが非常に羨ましく、私を駆り立てたとともに、
元気なうちに行かなければきっと後で後悔するだろうと直感したのだ。

前例という程のものもなく手探りの状態だが、要は慣れ。
言葉の壁もあるが、それがこの機会をなくす理由にはならなかった。

—— 1901.1.9

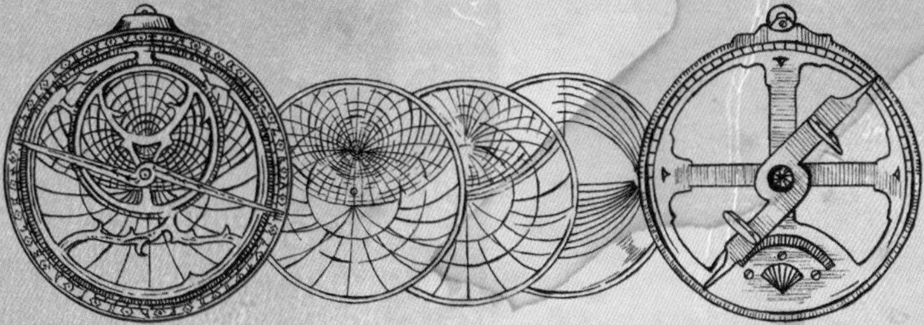

SEA MAMMALS

Medicinal raw materials in the sea.

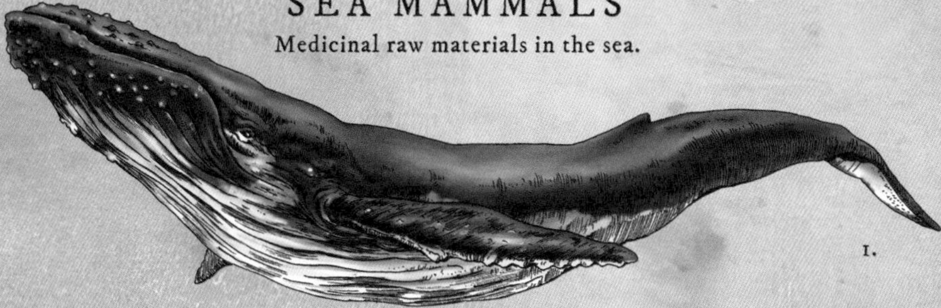

1.

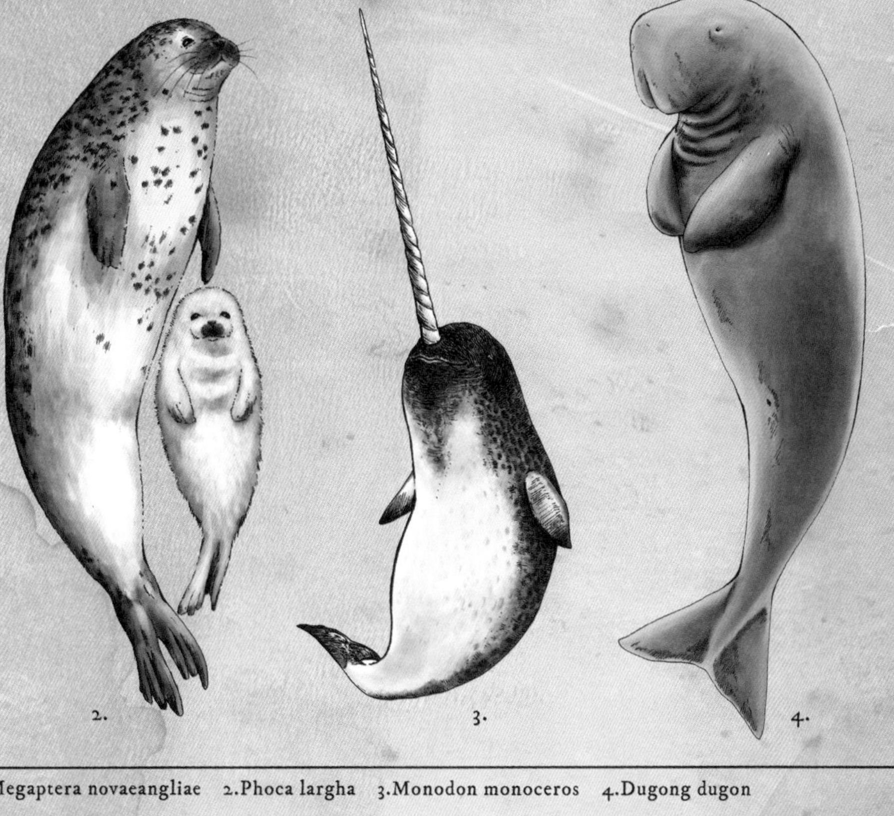

2. 3. 4.

1.Megaptera novaeangliae 2.Phoca largha 3.Monodon monoceros 4.Dugong dugon

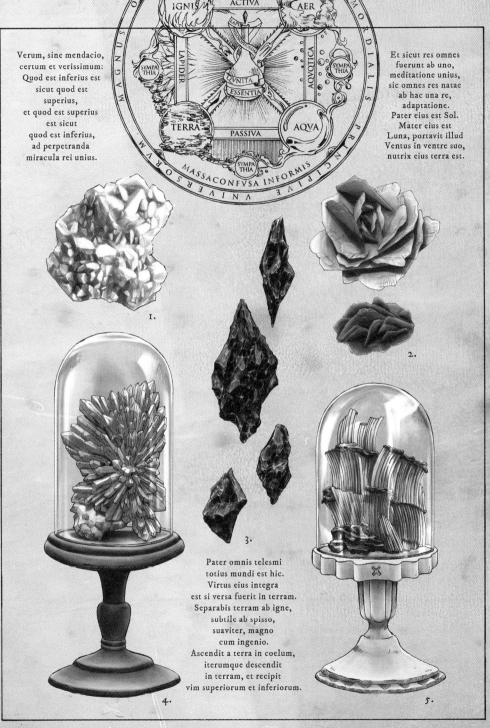

Verum, sine mendacio,
certum et verissimum:
Quod est inferius est
sicut quod est
superius,
et quod est superius
est sicut
quod est inferius,
ad perpetranda
miracula rei unius.

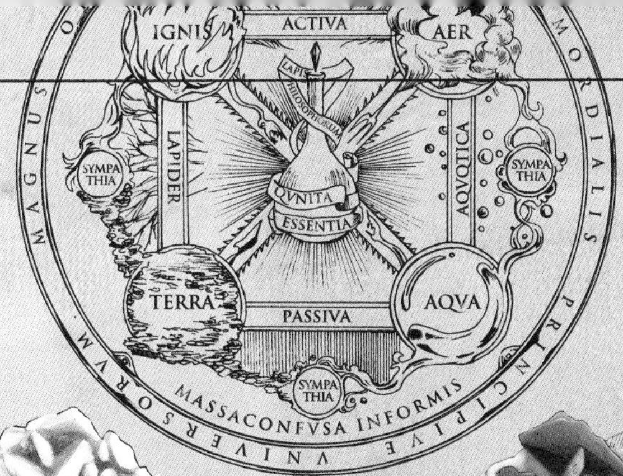

Et sicut res omnes
fuerunt ab uno,
meditatione unius,
sic omnes res natae
ab hac una re,
adaptatione.
Pater eius est Sol.
Mater eius est
Luna, portavit illud
Ventus in ventre suo,
nutrix eius terra est.

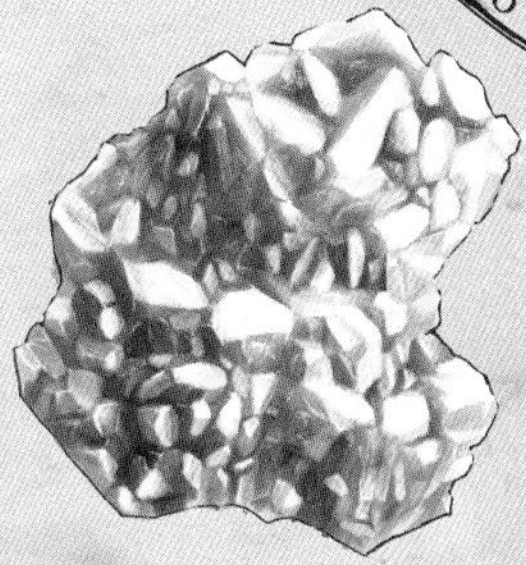

1.

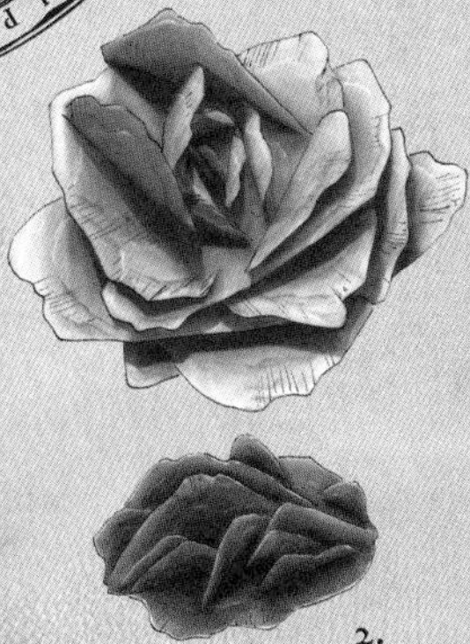

2.

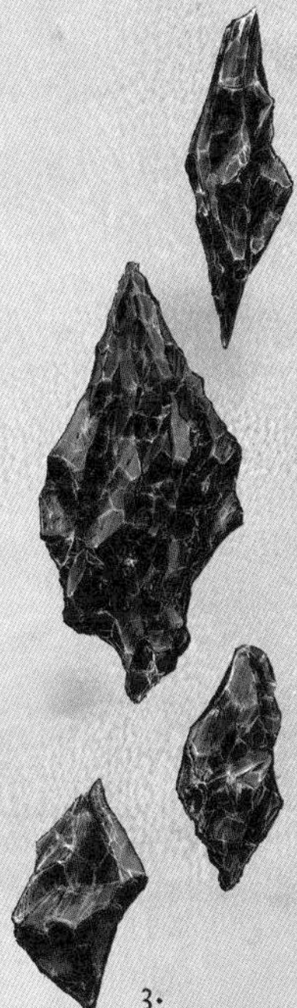

3.

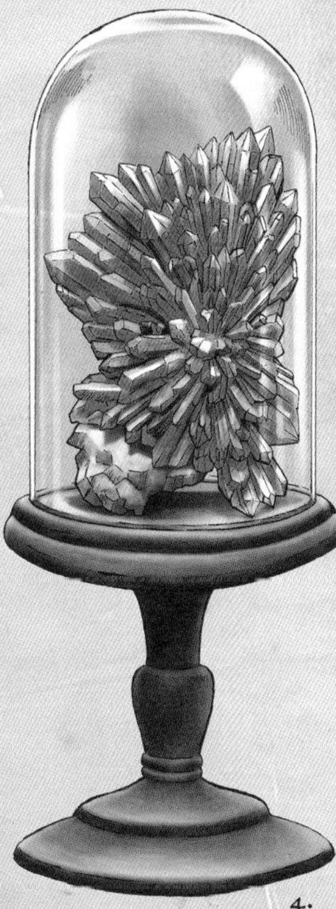

Pater omnis telesmi
totius mundi est hic.
Virtus eius integra
est si versa fuerit in terram.
Separabis terram ab igne,
subtile ab spisso,
suaviter, magno
cum ingenio.
Ascendit a terra in coelum,
iterumque descendit
in terram, et recipit
vim superiorum et inferiorum.

4.

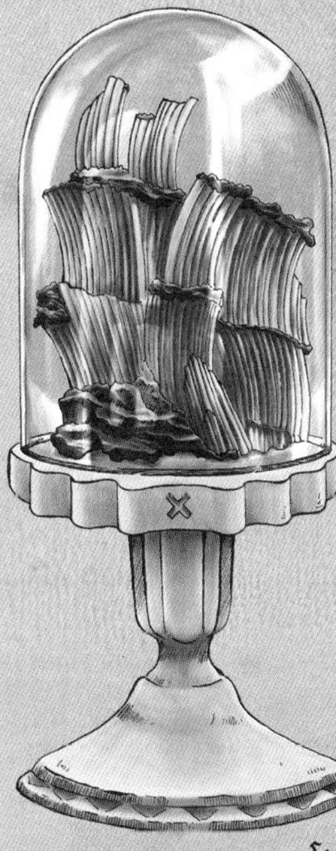

5.

1.Sulfur 2.Desert Rose 3.Shilajit 4.Realgar 5.Copper sulfate

MEDICINAL PLANTS

In addition, plants with magical roots.

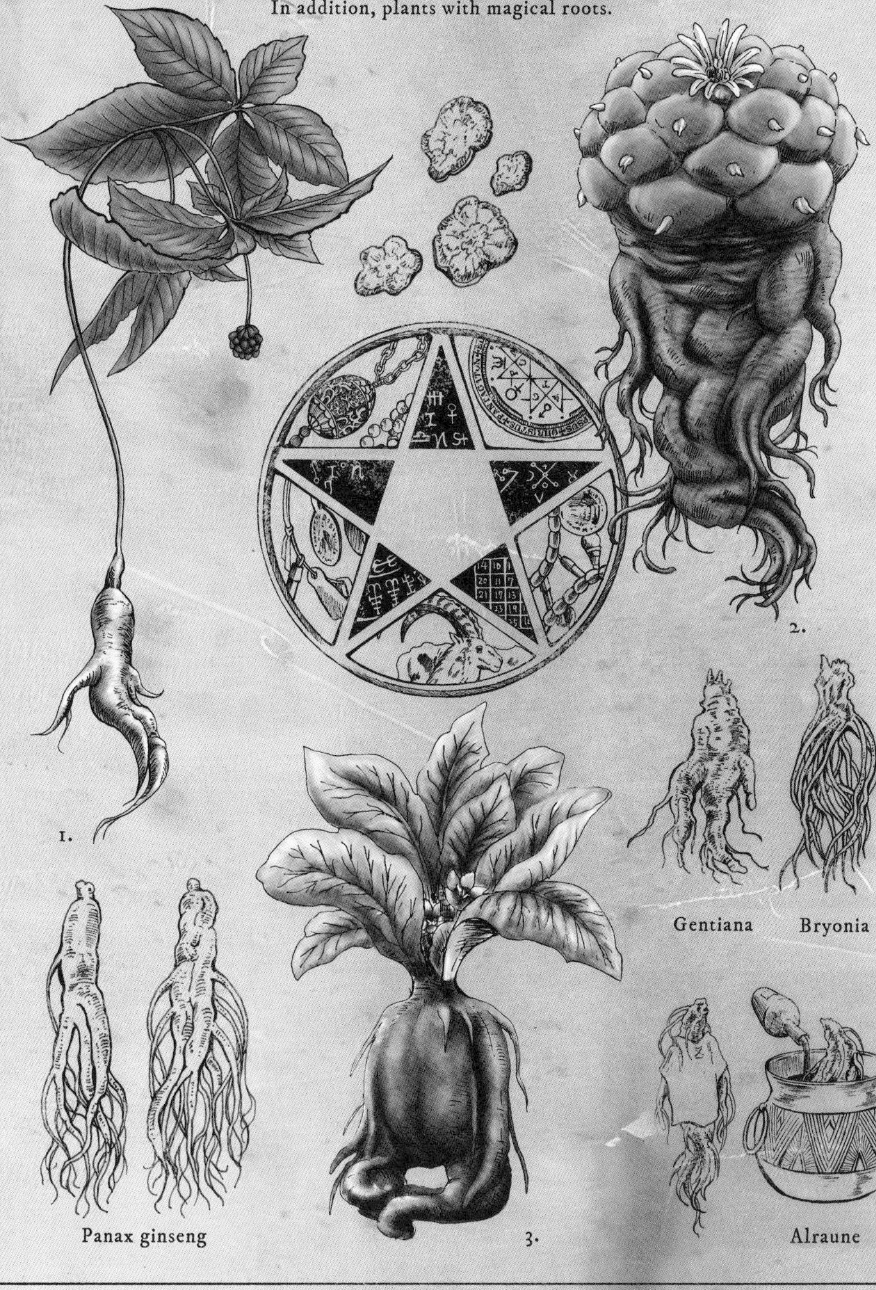

1.Panax quinquefolius 2.Lophophora williamsii 3.Mandragora officinarum

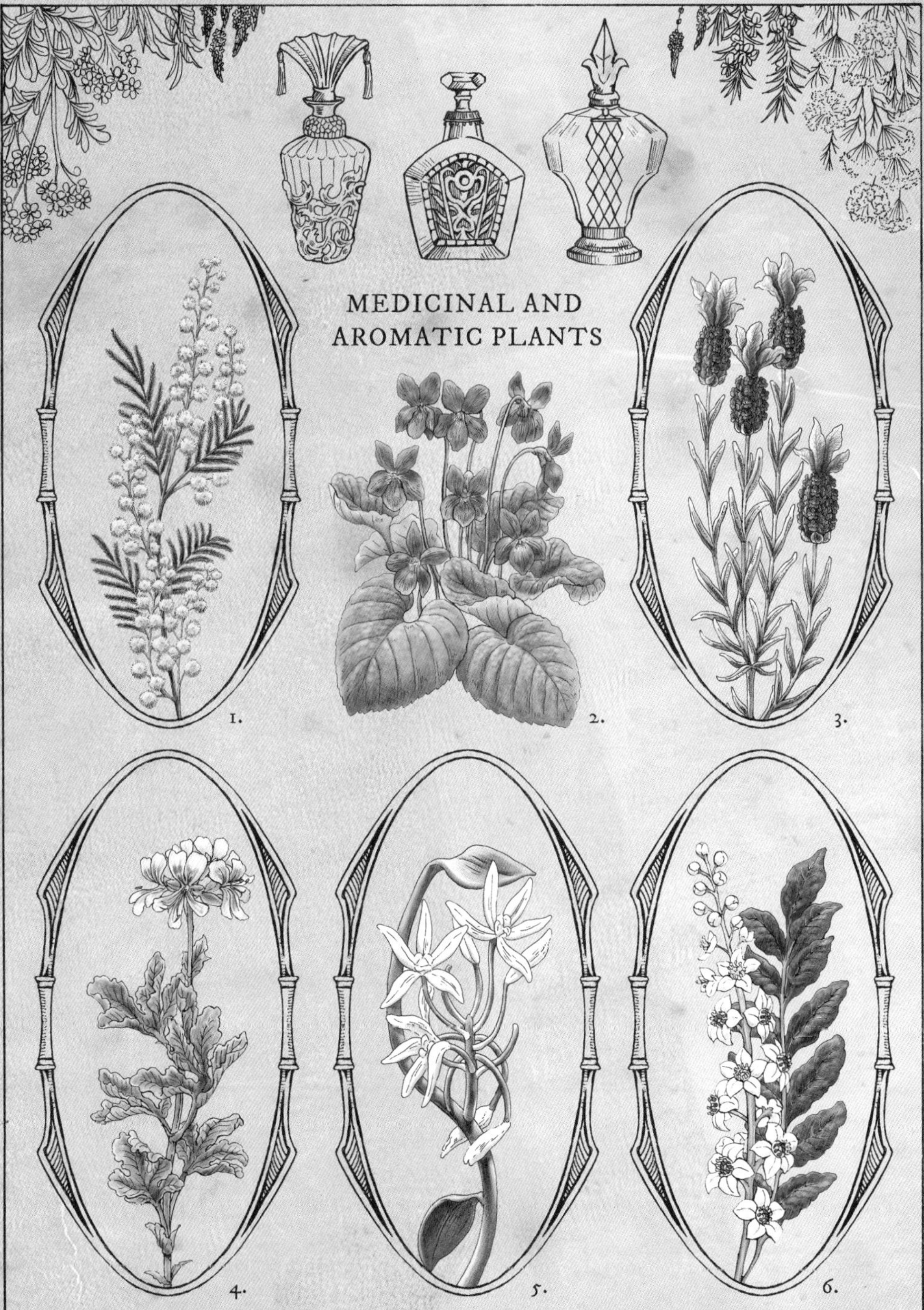

1.Acacia dealbata 2.Viola odorata 3.Lavandula stoechas 4.Pelargonium graveolens
5.Vanilla planifolia 6.Bswellia carterii

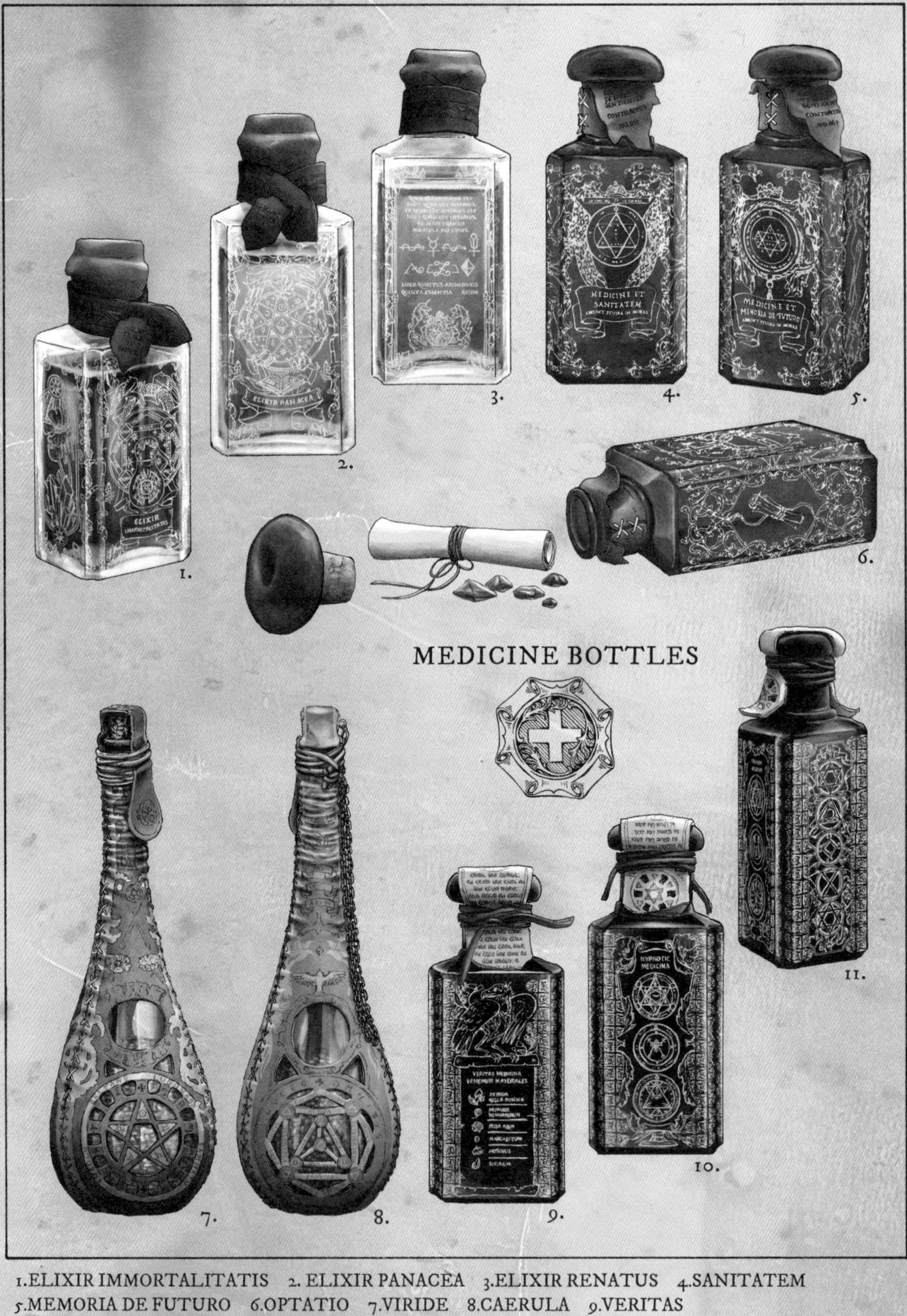

1.ELIXIR IMMORTALITATIS 2. ELIXIR PANACEA 3.ELIXIR RENATUS 4.SANITATEM 5.MEMORIA DE FUTURO 6.OPTATIO 7.VIRIDE 8.CAERULA 9.VERITAS 10.HYPNOTIC 11.OBLIVION

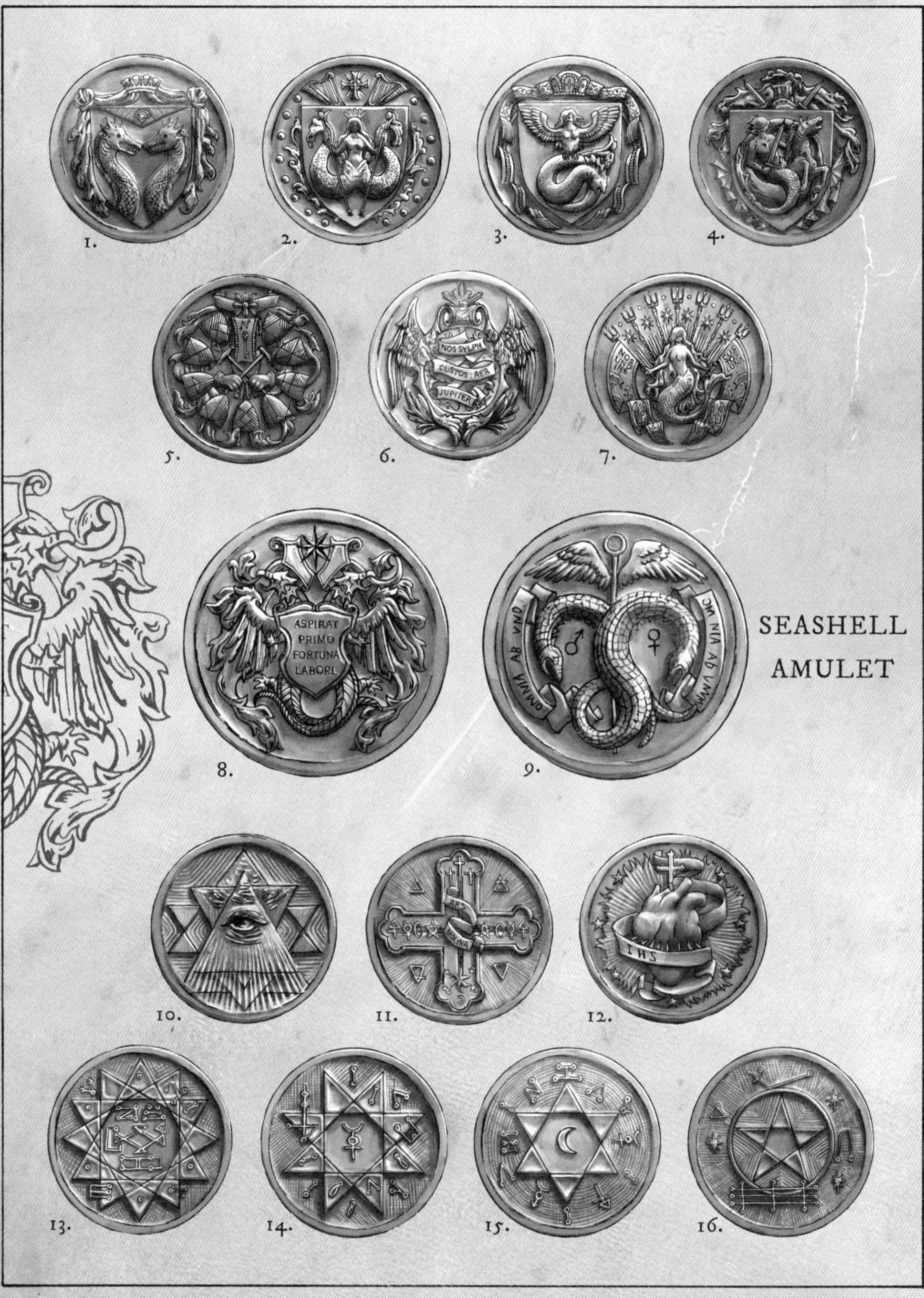

SEASHELL AMULET

1.Leviathan 2. Mermaid 3.Harpyia 4.Dagon 5.Gnome 6.Sylph 7.Undine 8.Salamander 9.Caduceus
10.Eye of Providence 11.Rosicrucian 12.Sacred Heart 13.Dodecagram 14.Octagram 15.Hexagram 16.Pentagram

CONTENTS

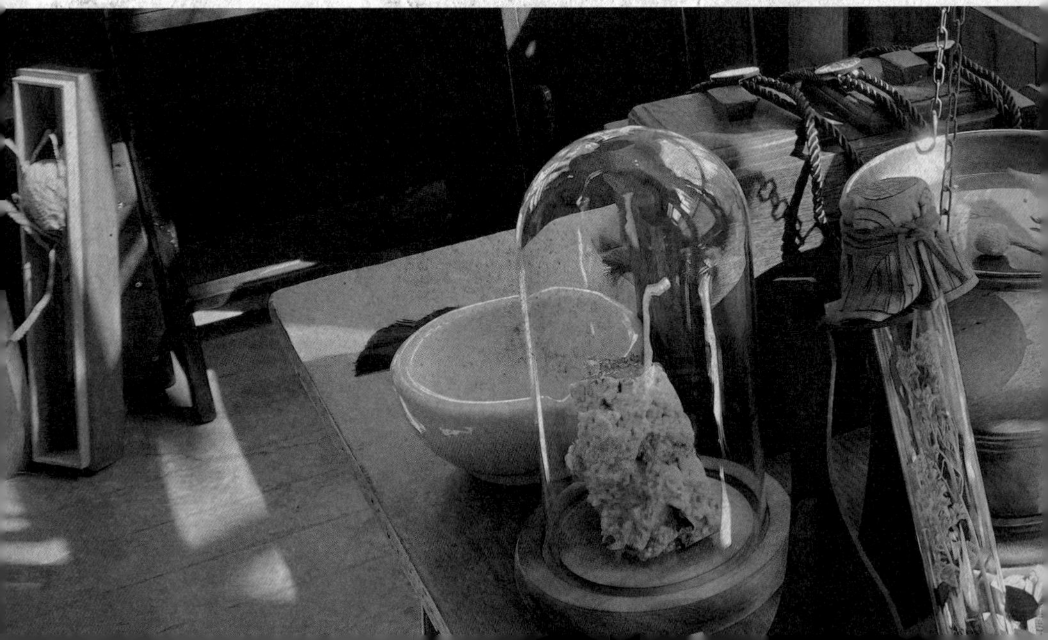

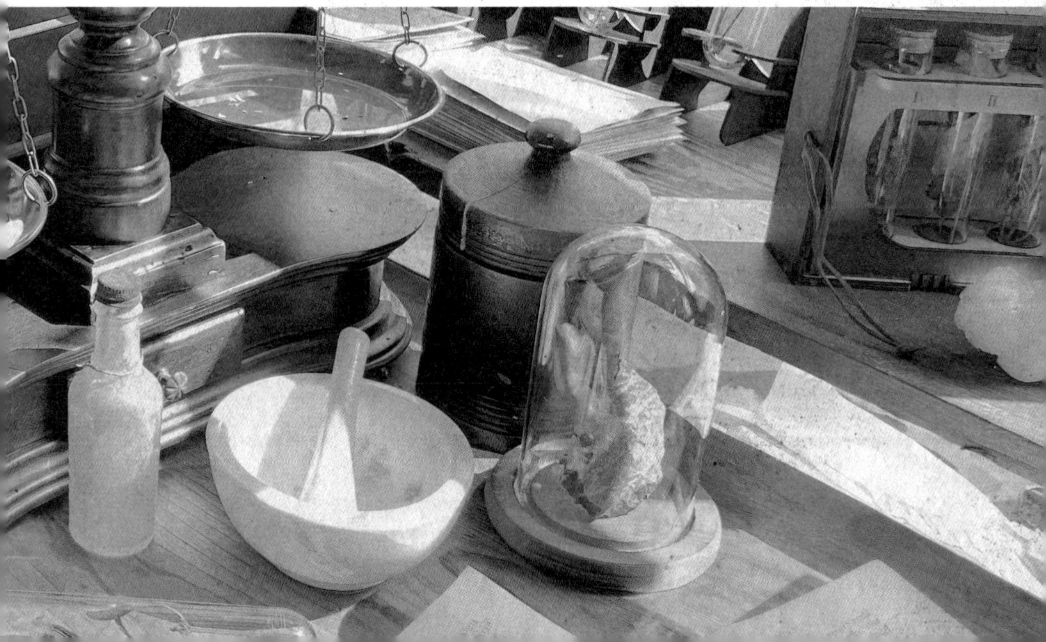

世界中の薬用原料を採集するための旅を始めて十年目になる。
長い旅路を通し、様々な出来事に思いを馳せる——。

ふと部屋に積まれた荷物を眺め、
今までの旅路を思い返し、集成してみようと思い立った。
普段は薬用原料やそれらにまつわる物事しか書き記していないのだが、
今回は、世界各国の魅惑的な品々や素晴らしい体験を、
忘れないうちに書き残せればと考えている。

内容は妻への土産話のようなものになるかもしれないが、
地道に趣味で揃えてきた蒐集物の話を書き記す良い機会と考えた。
何はともあれ、これらの思い出が色褪せる前に、筆を進めようと思う。
1909.7.10

毒と薬を探して

1901

旅支度

思い返すと最初の旅は、分からないことだらけで不慣れな旅であった。そもそも世界を巡ろうと思い立ったのは、友人の持っていた「薬草の博物誌」への憧れからだった。日本では出会うことのできない薬草の効能や、繊細な美しい挿絵で描かれた見たことのない植物たち。頁をめくるたびに興味は膨らみ、まだ見たことのない世界への旅に思いを募らせた。また、同じくらいの時期に「米欧回覧実記」に出会ったことも、旅を始める決意を強めた。米欧回覧実記とは、米欧諸国との外交の礎を築くために、1871年に米国に渡り、欧州を経て中東、東南アジアを巡った岩倉使節団の手記だ。そこには見たことのない異国の文化や慣習、地理や気候、生態系などが幅広く記録されており、私のまだ見ぬ世界旅行の空想に現実味を与えてくれた。そこに加えて、異国の土産話や、海外からの来客との会話など、気が付くと私は、黙々と旅の準備を始めていた。

出国の準備を始めたのは1900年の秋口だったろうか。とりあえず、手当たり次第、海外にいる知人に手紙を送った。どこに行くべきかも決めかねていたのもあるが、まだ見ぬ異国へ行くのは心細くもあり、誰かに縋(すが)りたい気持ちもあった。

あわよくば、現地を案内して貰ったり、美味しい食べ物を紹介してもらいたいという下心もあった。知己の親友から、眇眇(びょうびょう)たる顔見知りまで、とにかく送りつけた。

旅の準備を進めていると、荷物の量が持ちきれない程に大量なことに気付いた。一人旅は難しいという思いに至り、何人かの助手を連れて行くことにした。

私が博士として在籍している大学の教授に相談すると、幾人かを選出してくれた。その中から医学や薬学の知識があるものと、経理や庶務を補佐してくれるものを選んだ。両者とも博識で、語学に長けており心強い。とはいえ学者畑ばかりで、私を含め、体力には皆が自信がない。体力のある在学中の学生を一人含めて、4人で旅をすることにした。

そうこうしていると、いくつか手紙の返事が戻ってきた。この年はまだ11月だというのに雪が降っていたのを覚えている。いつもより早く冬支度を済ませて、火鉢の前で温まりながら手紙を読んだ。返事は社交辞令的なものも少なくなかったが、現地でのお薦めを詳しく紹介していたり、それぞれの文化的な違いや注意事項を教えてくれていたりと大変有り難かった。そんな中、米合衆国で鉱石発掘している友人から採掘現場への見学のお誘いが、近況と共に記されていた。米国は必ず訪れたい国の一つだったこともあり、有り難いお誘いだった。すぐさま、年明けには向かう旨を返信した。加えて米国にいる他の友人や隣国のカナダの知人など、さらに思い当たる人々へ便りを出した。これで最初の行き先は決まった。

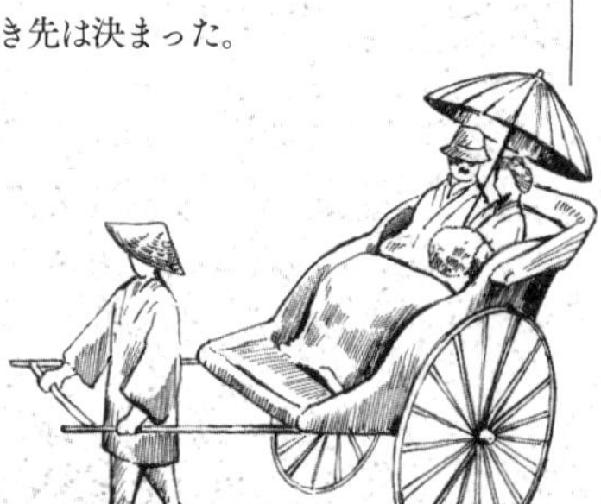

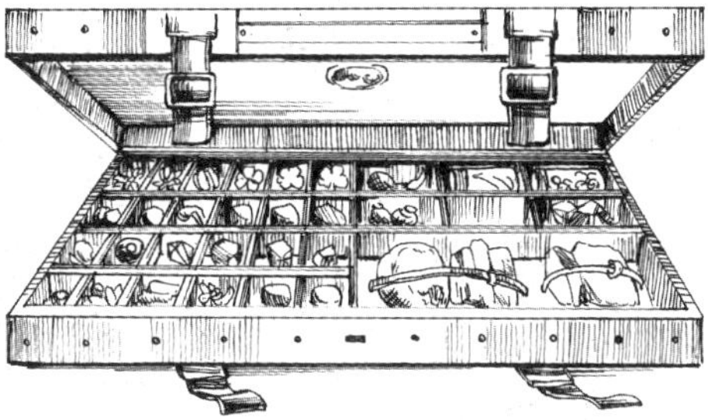

年も明けて、1901年に入った頃には出国の手続きにも見通しが立ち、少し落ち着いた時間を過ごしていた。もう少しで出立なのだと浮き足立っていた記憶がある。心を落ち着かせる為もあったが、しばらく会えなくなるのだからと妻と山形にある別荘へ行くことにした。

鉄道に乗車するため、人力車で上野へ向かった。途中、並走していた馬車鉄道が、今となっては懐かしい。ここ数年でこれらはすべて電気鉄道に変わってしまった。馬車鉄道も趣きがあって好きだったのだが、生き物相手で費用も大変だったと聞いた。今では電気鉄道が東京中に蜘蛛の巣のように広がっている。便利なものだ。電気鉄道の普及に伴い、以前は溢れるほどいた人力車も今は探しても中々見当たらない。ところが、不思議なことに、アジアでは目にする機会が増えている。中華系の人々に受けがいいようで、最近ではインドのカルカッタで使われているのを見かけた。“リクシャー”と呼ばれていたのは人力車由来だと聞き、驚いたものだ。

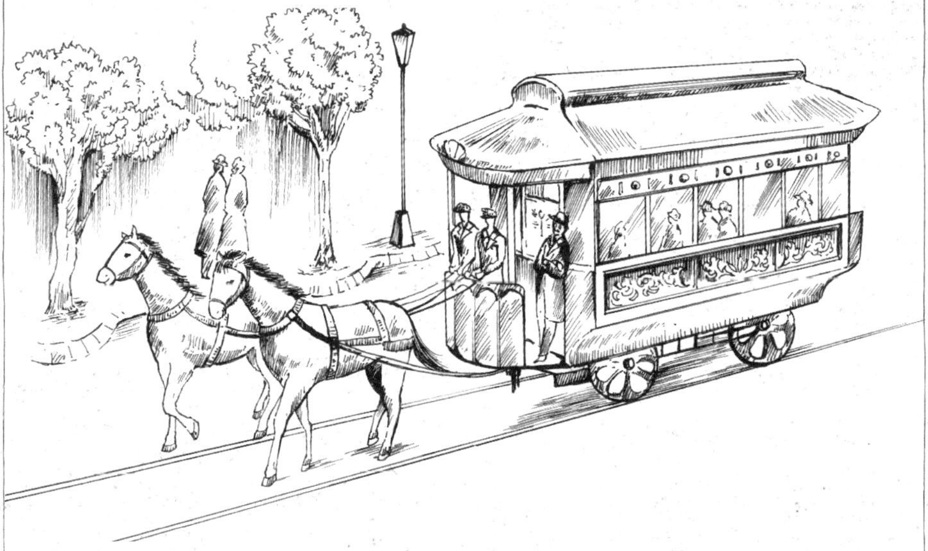

さて、鉄道に乗り山形へ到着した私は、米国で鉱石を見れるのだからと、薬用鉱石について改めて調べ直していた。西洋ではあまり鉱物を薬用原料に用いないが、漢方医学の源流である中医学では鉱物由来の生薬も少なくない。明治政府の方針で漢方医学は廃絶の一途を辿っているが、それまで培われていた医術は沢山の治療を施し、命を救ってきた。それでも救いきれなかった命を西洋医学でたくさん救った、ということなのだが、それは決して漢方医学が無意味だったという訳ではないと私は考える。この二つの医学が交わることがあるかもしれないし、その先に全く新しい医学があるかもしれない。そんなことを考えながら私は最新の中医学の資料から、最古の”本草書”といわれる「神農本草経」まで幅広く調査研究に勤しんだ。ちなみに”本草”とは、中医学で薬の原料となる植物や虫魚・玉石のことで、これらについての知識をまとめた書物が本草書である。

別荘まで来て部屋に篭っている私が滑稽だったようで、お小遣い目的で身の回りのお世話を手伝いに来ていた近所の少年が私に興味を持ったようだ。また、調べている鉱物の資料が物珍しいのか、度々話を聞きにやってきた。少年の仕事はお風呂や釜戸に使う薪の準備や井戸の水汲み、夜中に書物を読むときに使うランプの清掃などだった。私は毎日夜遅くまで書物を読んでいたので、燃やした石油から出た煤を毎日落としてもらっていた。

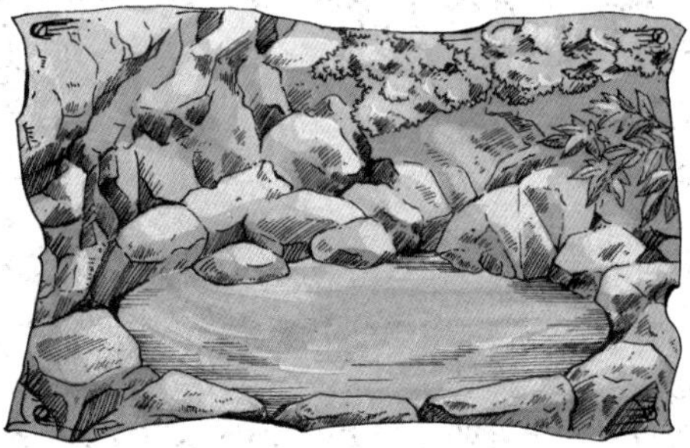

ある日、自慢気に少年が私の部屋へ入ってきた。片手には見事な“芒硝”を携えていた。それは不純物も含んではいたが、透明度は高く、とても美しかった。開きっぱなしにしていた私の資料を指差しながら同じ物か確認すると、それを「餞別だよ」と私に寄越してきた。不慣れな大人ぶった仕草が可笑しかったが、こちらも仰々しく感謝をして有り難く受け取った。図らずとも出国前に薬用原料を手に入れてしまった。どうやら近くにある温泉の外れで、毎年冬になると結晶化する場所があるらしい。この辺りは芒硝泉が多い。芒硝泉の湯の華のようなものだろうか。

芒硝泉は入浴すれば、動脈硬化や高血圧外傷に効果があり、飲めば腸を活発にし便秘や肥満、痛風など多くの効果があるらしい。この後に近くの芒硝泉に入り疲れを落とした。出発前の良い気分転換になった。

芒硝

グラウバー塩やミラビライトとも呼ばれる。
17世紀の薬剤師であり化学者のグラウバーが
大量の塩酸を生産していた際に、副産物としてできたもの。
水に非常に溶けやすく、乾燥すると風で崩れるほど脆い。
崩れると白い粉になる。白い粉薬は瀉下、利尿などの作用がある。
東大寺の正倉院では芒硝が奈良時代から保管されていると聞くが、
この脆さを踏まえると今私たちが芒硝と呼んでいる物とは
別物なのではと考えている。

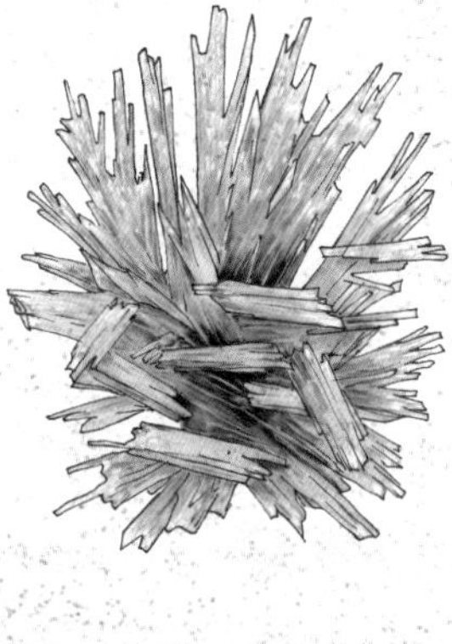

俄旅

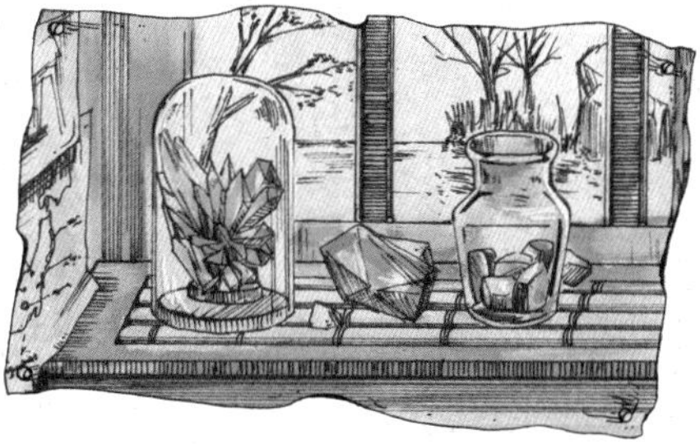

東京に戻ると、落ち着く暇もなく出国となったが、初めてで勝手も分からず、いわれるがまま船に乗った。1月に出発したにも関わらず、船上で半月ほど過ごし、もう2月になっていた。米国に到着するも、右も左も分からず、友人の紹介してくれた現地の案内人について回った。初の海外ということで、とても感動したことを覚えている。建物、風景、乗物と何もかもが大きく、広大な景色に圧倒された。しかしそんな素晴らしい景色を堪能する余裕もないまま、友人の所へ何とか辿り着いた。

着いた早々、友人に連れられ南下し、採掘現場へと赴いた。そこで、日本との地質や採掘法の違いなどを興味深く見せてもらった。折良く採掘された鉱石の中から、アメジストの結晶が目に入った。紫の色が大変美しく、気に入った物を交渉していくつか譲って貰うことができた。

アメジストの和名は紫水晶だが、本草学では“紫石英”と分類される。ややこしいのだが、和名の紫石英は紫色の蛍石に名付けられている。江戸時代に誤用されたまま広く普及し、そのまま現在に至っている。中医薬では古くから鎮静、鎮咳、止渇、強壮などに使用される。

友人宅に到着すると緊張が解けたのか、旅の疲れもあり私は疲労で倒れてしまった。

私は譲って貰ったアメジストの小さなものを、滋養強壮の効果を期待して、粉末状にして服用した。

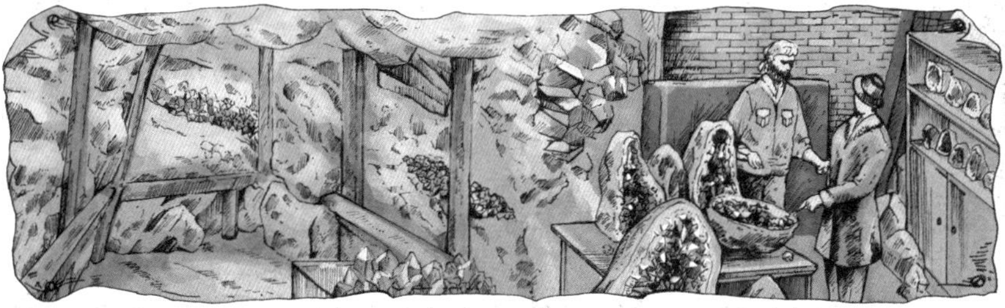

紫水晶

amethystはギリシア語のamethustos（酔わせない）から派生しており、この石を身につけていると酒に酔いにくいと信じられていた。昔、アメシストという美しい女官が、月の女神の神殿に向かう途中、酔っ払った酒神バッカスに襲われそうになる。アメシストは女神に助けを祈り、女神の加護で透明な石の結晶に変身する。石になったアメシストを見てバッカスは酔いが覚め、自分の大きな過ちを知る。バッカスは懺悔し、透明な結晶に葡萄酒を注ぐと、結晶は紫色に染まり美しい宝石になったという。そんな逸話からか、アメジストは人生の悪酔いを避けるとも称されている。効果を期待して、アメジストを携えてお酒を嗜んだが、やはり飲み過ぎは良くないようで、二日酔いで体調を崩したことも併記しておく。美しい紫色だが、この石は他の石に比べて日光に当たると褪色しやすい。この石のために私は小さな暗室を作った。

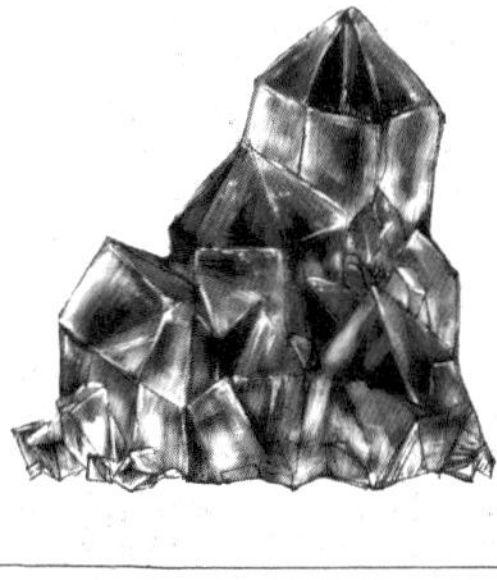

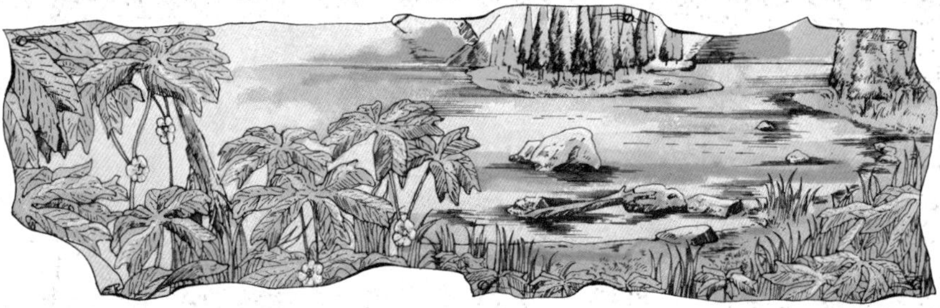

少し暖かくなってきた頃、開拓事業をしている英国人の友人から誘われカナダを訪れた。近くの湖の周辺を歩いていると、見慣れぬ何とも変わった形の植物を発見した。長い茎が二股に分かれた所に白い花が一輪咲いている。アメリカミヤオソウという多年草で、現地では5月に林檎のような花が咲くため“メイアップル”と呼ばれていた。その赤い果実は甘くて美味しいが、実以外は毒で、原住民は古くからこの根を下剤や除虫剤として使っていたと聞き、根を多めに持ち帰った。根は太く途切れることなく続くので、採集のため引き抜くのに苦労した。

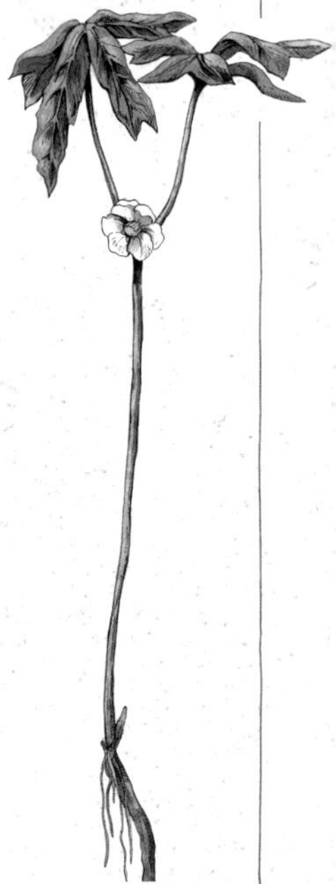

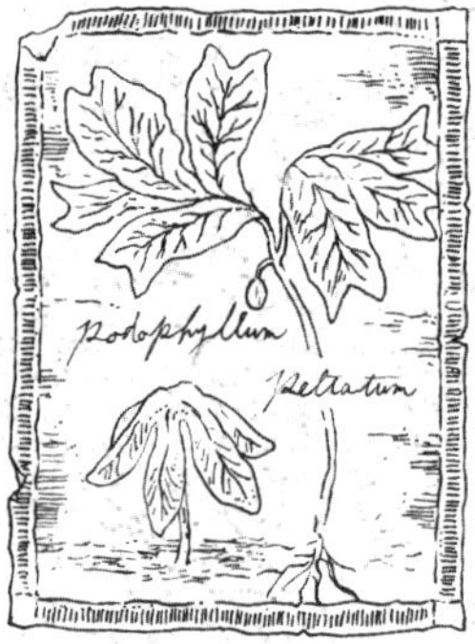

シベリア鉄道

予定していた用事が済んだので、早々にカナダを出発し日本に帰った。沢山の手紙が届いており、なかでも欧州からの返事が多かった。その中にドイツに住む友人からお招きの手紙があった。ただ忙しい男で、5月の上旬くらいまでしかベルリンの自宅にはいないという。なんとか間に合うのではと思い、帰国したばかりだが、すぐにドイツへと出立することにした。

旅路を急ぐ私たちは、シベリア鉄道が完成間近という噂を聞きつけた。

シベリア鉄道とは、ロシアのウラジオストクからユーラシア大陸を横断し欧州まで繋がる鉄道だ。当時はまだ全線開通しておらず、清国の両端にあるロシアとの国境付近と、山脈を抜けるトンネル、バイカル湖周辺は建設中だった。とはいえ、船旅よりは遥かに早く到着できるだろうと鉄道に乗り込んだが、欧州への到着は想定していたよりも遅くなってしまった。

この後、二度ほどシベリア鉄道に乗ったが、次に乗った8ヵ月後にはもうバイカル湖周辺以外は開通していた。冬のバイカル湖はとても寒く、湖面は一面凍っていた。そんな中、砕氷船で運搬される車輌で横断したのはいい思い出となった。

日露戦争時は砕氷船で砕くことができないくらい氷が厚かったらしく、湖上に線路を築いたと聞き驚いた。とはいえ、機関車では氷が耐えきれなかったらしく、馬で車輌を引いたらしい。三度目に乗車した8年後にはバイカル湖の南縁部に沿って線路が走っており、非常に快適な旅路となった。

さて、シベリア鉄道の終点チェリヤビンスクから、モスクワ、ドイツのベルリンへと列車を乗り継いだ。プロイセン東方鉄道で移動していると、バルト海を臨む港街に停車した。久しぶりに見た海に心が動き、浜辺を散策したくなり、降車した。海に沿って西へ行けば駅があることを確認し、数日かけて散策した。

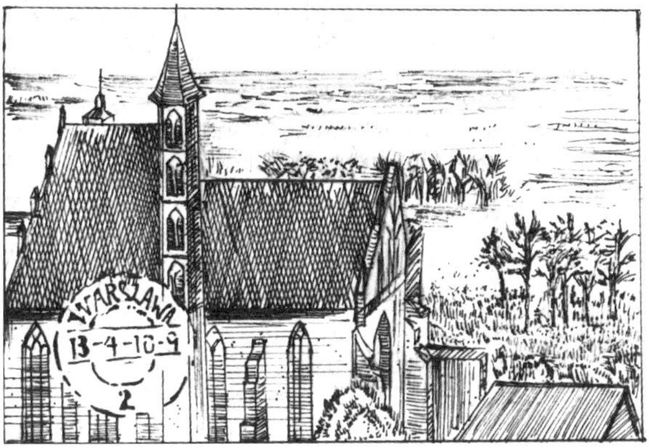

朝、まだ誰もいない浜辺を歩くと、打ち寄せられた琥珀がそこかしこにあった。日本で採れる久慈産の琥珀と比べると淡く明るい色をしている。前日の晩に宿で飲んだ麦酒の色と似ていたのを覚えている。

私は拾いきれない量に興奮しつつ、琥珀を袋一杯に詰め込んで、皆へのお土産にした。

琥珀

長い時が流れ硬化した木の樹脂。人の爪や象牙程の硬度がある。
砕き、薬用として用いると心が安定するようだ。
プロイセンでは酒に溶かして服用したり、お香として燃やした煙に殺菌効果があるとされている。

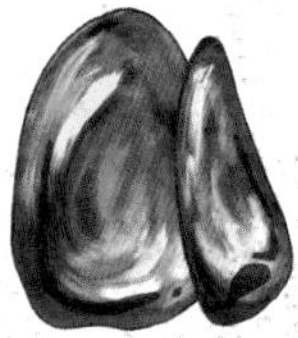

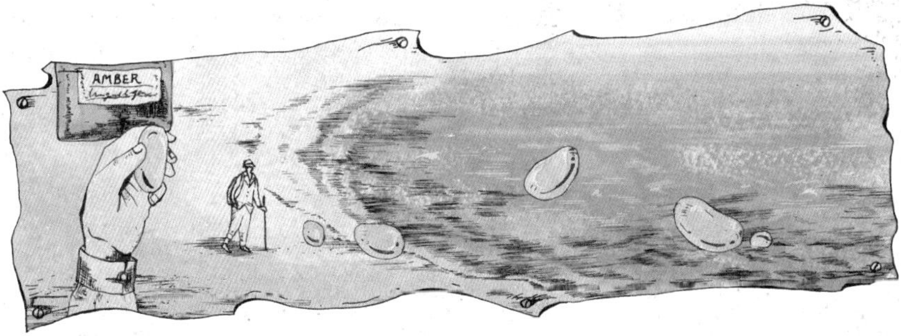

ベルリンに着いたのは暖かくなってきた5月の中頃だった。ドイツの友人宅へ赴くが、到着が遅れてしまった。友人はすでに遠方へ仕事のため出掛けてしまった後で会うことは叶わなかった。とはいえ、しばらく宿泊をしてよいというので、ドイツをゆっくり観光することにした。数週間かけて図書館や博物館、植物園などを見て回った。

ふと立ち寄った博物館横の古物店で面白い版画を見つけた。その版画には錬金術に縁深い「賢者の石」や「オリハルコン」を題材にしたものが描かれており、細かな意匠も興味深い。それらがすっかり気に入った私は結構な量を買い込んだ。

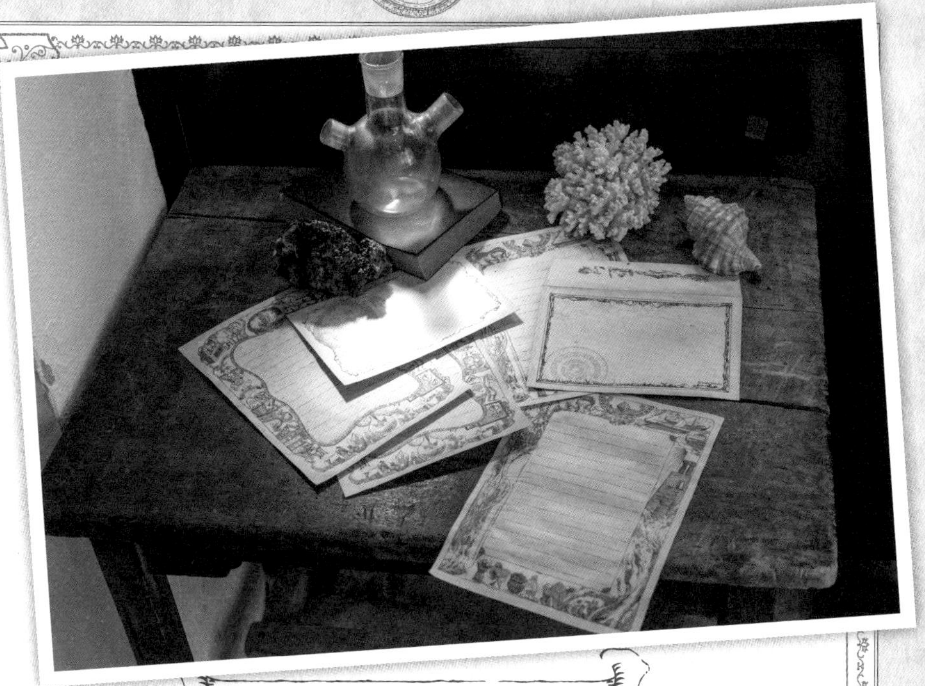

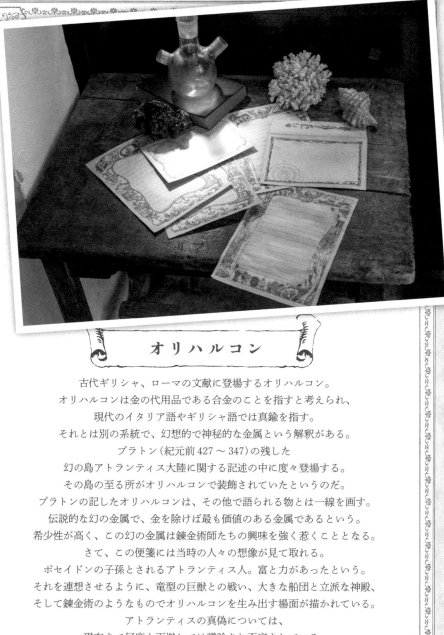

オリハルコン

古代ギリシャ、ローマの文献に登場するオリハルコン。
オリハルコンは金の代用品である合金のことを指すと考えられ、
現代のイタリア語やギリシャ語では真鍮を指す。
それとは別の系統で、幻想的で神秘的な金属という解釈がある。
プラトン(紀元前427～347)の残した
幻の島アトランティス大陸に関する記述の中に度々登場する。
その島の至る所がオリハルコンで装飾されていたというのだ。
プラトンの記したオリハルコンは、その他で語られる物とは一線を画す。
伝説的な幻の金属で、金を除けば最も価値のある金属であるという。
希少性が高く、この幻の金属は錬金術師たちの興味を強く惹くこととなる。
さて、この便箋には当時の人々の想像が見て取れる。
ポセイドンの子孫とされるアトランティス人。富と力があったという。
それを連想させるように、竜型の巨獣との戦い、大きな船団と立派な神殿、
そして錬金術のようなものでオリハルコンを生み出す場面が描かれている。
アトランティスの真偽については、
現在まで何度も再燃しては議論され否定されている。
中世の錬金術師などに向けた夢や憧れの詰まった品物と思われる。

賢者の石

化学の前身であり、古代より続く創造の学問だった錬金術。
オリハルコンの項でも触れたが、美しく輝く合金は金の代用として重宝された。
合金の技術を高めれば、いつか金そのものも錬成できると考え発展した錬金術。
当時は金が最も「完成された」金属であり、銅や鉄などの他の卑金属は
土の中で金へと成長する過程の姿だと解釈されていた。
やがて長い年月を掛け銀に変わり、最終的に金に至ると。
つまり卑金属は未熟であり、何らかの障害や病のようなものを含んでいるとされた。
金属の未熟な部分を取り除く術は、金属以外の様々なことに応用でき、
それを人体に適応したならば、
あらゆる病気を治し、不老不死の効果を得られると考えられていた。
それは神の御業に近づくことができる至高の学問とされ、
同時に神の力を解読しようとする不届きな学問と
キリスト教から弾圧されることとなった。
卑金属を金にする物質、すべてを完全にする物質を「賢者の石」と考え、
錬金術師たちはこれを創出することを一つの大きな目的としていた。
“石”と名称についているが、広義であり
実際は液体個体と形を変えられると考えられている。
これは別名で賢者の石と呼ばれることもある赤い鉱物、辰砂の影響が
少なからずあるといえる。辰砂は水銀の結晶で、個体、液体、気体と形を変える。
血液のように赤い物質が織りなすこの現象はとても神秘的で、
昔の人々に死と再生や万能感を連想させた。錬成には欠かせない材料の一つであった。
この賢者の石を題材にした便箋には、
錬金術師の困難極める錬成の様子がよく描かれている。
錬成資金を稼ぐため、昼間は錬成研究で得た知識を活かし、医者や鍛冶屋を営んでいた。
大っぴらに錬金術師と名乗ることはなく、教会の弾圧や、
富を得ようと目論む貴族に捕まることを避けていた。
そのため、揃えた道具を地下などの外から見えない場所に配し、
夜な夜な錬成を繰り返す者もいたという。
秘密の錬成方法は書物に残されたが、その内容は秘匿性が高く、
「錬金術師にしか解けない」記号や文言を使ったものがほとんどだった。
さながら暗号解読のように書を読み漁り実験を繰り返す中で、
後世に大きな影響を及ぼす様々なものを発明した。
貴金属も溶かせる王水、白磁を作る技術、
アルコール製造に欠かせない蒸留技術や火薬の開発など、数えきれない。

ケシの花

さて、図書館では薬史を中心に調べた。ヒポクラテス、ディオスコリデス、ガレノスと医学の礎を築いた人々はギリシャ、アナトリアなどの地中海北西部と関わりが深く、著作された書物は現地の植物相と縁深かった。実際に現地を見てみたいと思い立ち、旅程を立てた。

また、エジプト博物館での展示が非常に興味深く、足繁く通っていると館内で声を掛けられた。エジプト考古学の研究者らしく、調査隊を紹介してくれるというので、旅程はギリシャから地中海沿岸をぐるりと巡って、エジプトへ行くことにした。

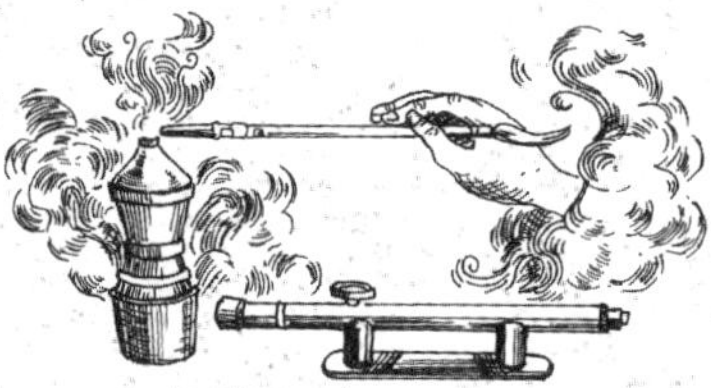

ベルリンから列車で南下し、ブダペスト、セルビア、ブルガリアを越え、ギリシャに入ったところで、自生しているたくさんのケシ畑に遭遇した。初めて見る大規模な群生に驚いたが、この植物に対してのいい噂はなかった。

どうやらアツミゲシのようで、アヘン採取用ではない小型種だが、含量が多いのでアヘンの抽出は可能だ。

ケシの花の歴史はかなり古い。古過ぎて原種が未だ確認できないほどだ。非常に美しいこの花は一日しか咲かないという。今では薬用として栽培されているが、野生のものは非常に入手が困難である。

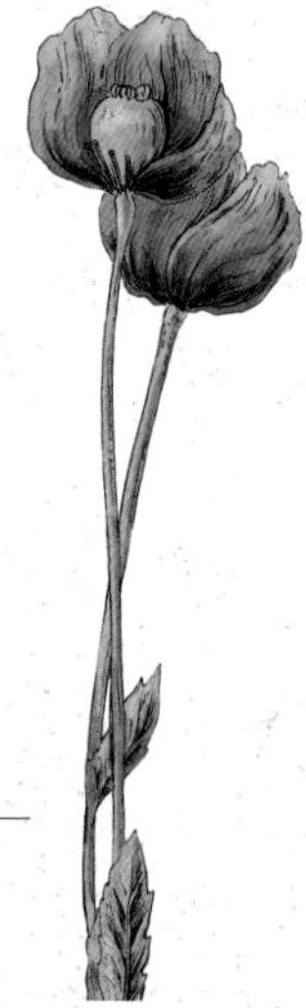

アツミゲシ

古代から鎮痛、鎮静に使用されていたが麻薬性があり依存性が強く悪影響が強い。アヘンから分離されたモルヒネは用法を守っていれば中毒になることは少ないが、適切でなければ強い中毒性、常習性を持つことに変わりない。

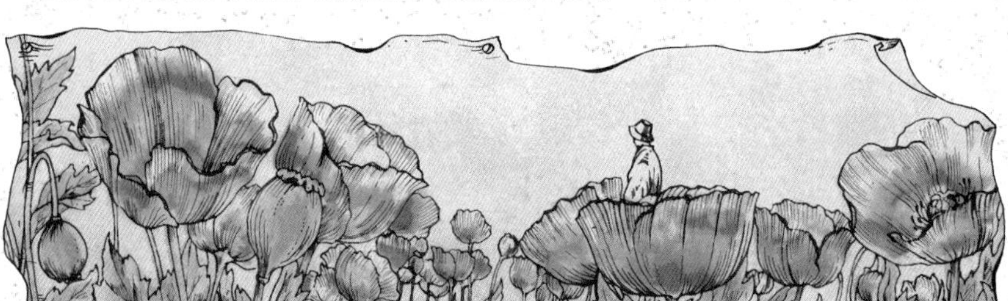

ギリシャでは古都を中心に廻り、古代ギリシャの文明に思いを巡らせた。再び鉄道に乗りセルビアを経由してオリエント急行で東へと移動。アナトリア（小アジア）に近づくにつれてイスラム教の影響が強くなる。

終点のコンスタンティノープルに着くとラクダたちがたくさん待ち構えていた。イスラム圏では遊牧民が多く、陸路貿易が盛んでラクダに荷積みをし、隊商を組んで移動する人々が沢山いる。海運が発達したため、役を取って代わられ、物流の減少は続いているようだ。隊商と同行し、聖地へ巡礼する人たちもおり、大事な役割があるという。巡礼者は聖地に近づくにつれ膨れ上がり、十万人を越えることも珍しくないらしい。

1901

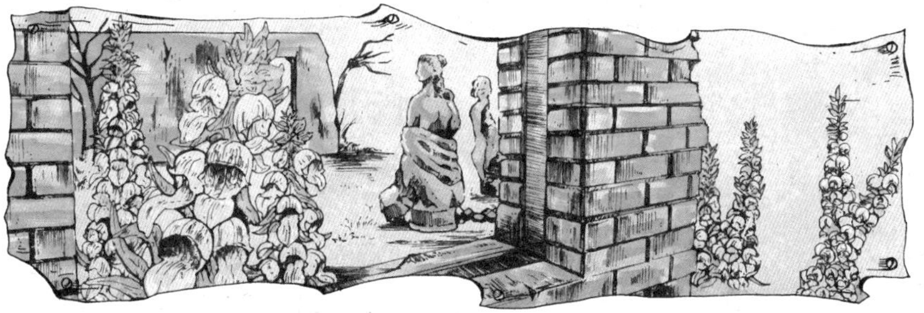

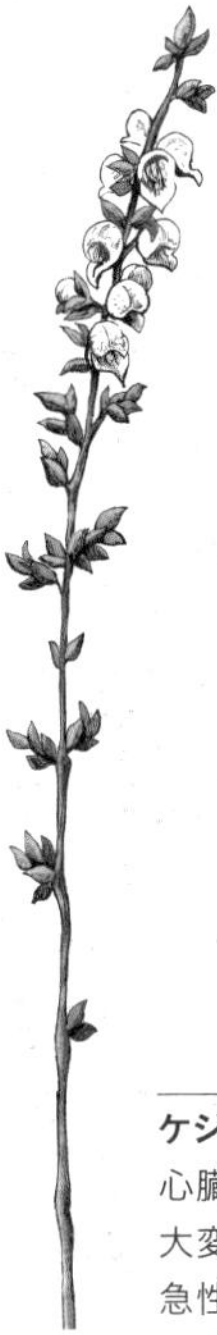

私も同行をと準備をしたが、まだ鉄道で移動できるというので、乗り継いで移動した。

ギリシャからオスマンへ入ろうという所で、ケジキタリスに出会った。ジキタリス系に属し、茎や葉の裏側に産毛のような毛が生えている。卵型の花は交互に生えていて特徴的だ。ジキタリス同様全草有毒だ。嘔吐、頭痛、痙攣を引き起こす。

この花は、古くから民間医療で使われる魔女の秘薬の一つだという。暗く寂れた場所に好んで繁茂していることからして頷ける。

鉄道の終点コニヤに到着。州都らしく活気がある街で歴史も深く、見所も多い。イスラム神秘主義のメヴレヴィー教団の発祥の地でもあり、街の中心にある創始者の墓廟は立派で美しく、信者達の修道場となっている。オスマン国に庇護され発展した教団だ。信者たちが白い衣装を旋回させながら踊る祈りに目を奪われた。

ケジキタリス
心臓に影響する作用を持つジゴキシンを含む。大変な効能を持つが、適量でも連続投与で急性中毒と同様の症状が現れる。

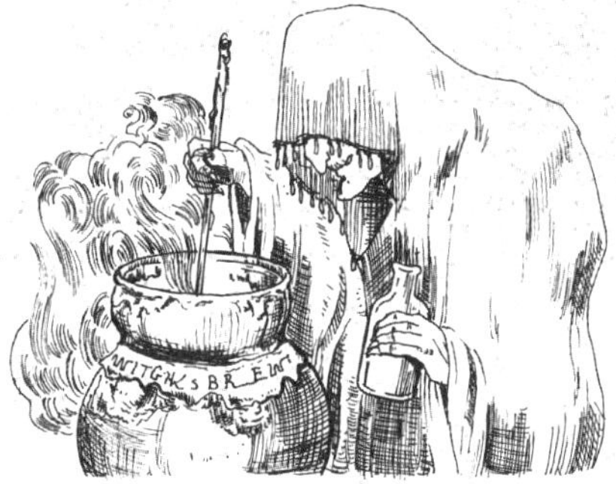

さて、ここから先は隊商に同行しての移動となった。永遠と続くひたすら暑い砂漠――。時には砂嵐で先が見えなかったりと大変だった。そんな過酷な砂漠に点在する隊商宿。厳しい環境下で賊から身を守る必要があり、砦のような宿だ。

大きな隊商宿には商店や浴場などもあり、バザーのように商取引を行っている所もあった。各地からやってきた隊商がやりとりする品々は珍しい物が多く、面白かった。

古道具を扱う隊商を覗くと、興味深いものがあったので数点交渉して入手する。その中にあった小さな皮の手帳は、表紙と裏表紙、背表紙と三面に彫刻が入っている。黒と青と二種類あり、黒には“治癒の書”、青には“知識の書”という題が刻まれていた。また、刻まれた意匠が違っており面白い。お気に入りの一品となった。

治癒の書

黒革の表紙には六芒星のペンタクルと
様々な要素を組み合わせた彫刻が細かく入っている。
上部にはユダヤ教に関連する９本枝の燭台（Hanukia）が描かれている。
中央に刻まれている六芒星はソロモン王のものだ。
下部には世界樹と思われる大木の根が張っている。
背表紙には骨や剣、
下部にある聖心の印章もあることからキリスト教の影響が見られる。
中背表紙には呪い札のようなものが黒紙に刷られている。
何か研究の成果などを書き込むものなのかもしれない。
ソロモン王は絶大な力を誇った古代イスラエルの王で、
不確実だが実在したと考えられている。
神より知恵を与えられ、
様々な問題を解決し巨大な宮殿を建て、国を繁栄させたという。
しかし、権力の中枢に長くつき過ぎたせいで
晩年は没落したという説がある。
彼が残したとされる書物が現代でもいくつかあるが、
考古学的には実在性および正確性は疑問視されている。
魔術書や悪魔を使役するような仄暗い内容が含まれており、そういった信望者は多い。
魔法円という記号や文言と、多角形を組み合わせた意匠で特異な空間を作り、
自身を守ったり何かを呼び出したりする内容が多い。
神の知恵をもって悪魔をも使役するという概念は
古くからあったのだと考えられる。

この小さな黒革の本に関する事柄をいくつかまとめて、
本の表紙の裏に忍ばせた。
ペンタクルの意匠となっている五芒星について、
古代から中世で重要視されてきた占星と魔術の関わり、
日本のことにも触れてまとめたものを徒然と書いた。
裏表紙の裏には、魔術に使う道具を簡単にだが記した。

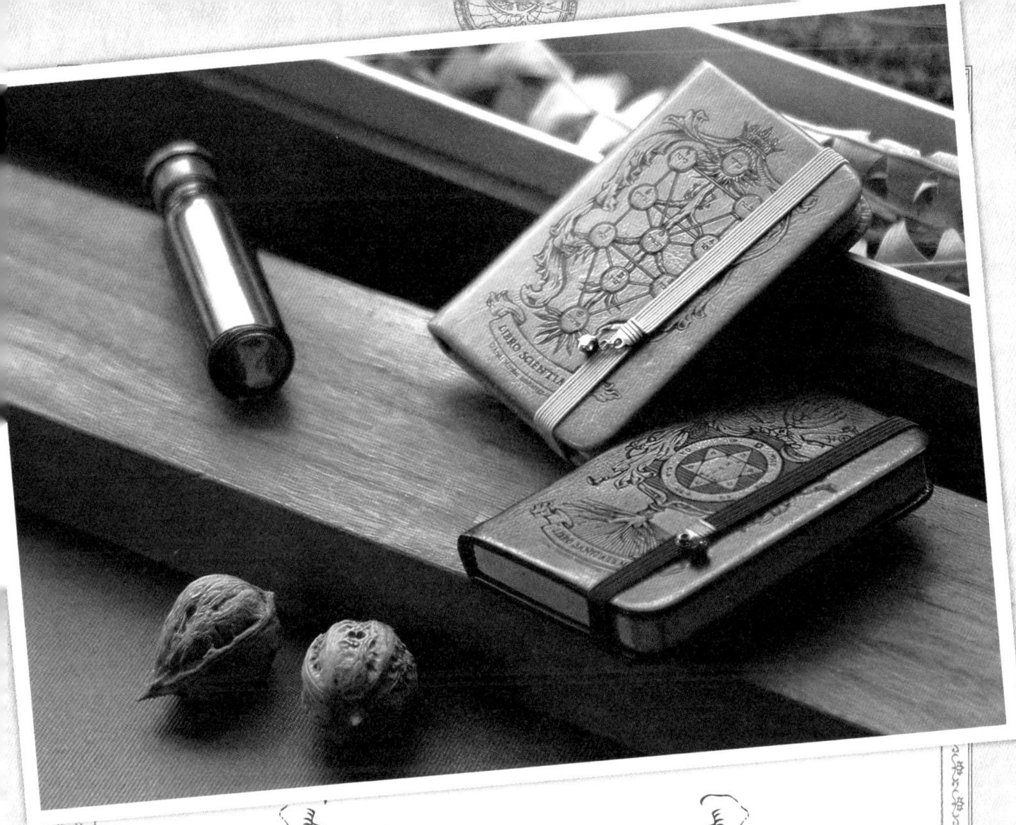

知識の書

染色された、目の覚めるような青い革。
表紙には生命の樹の意匠が刻まれている。別名「セフィロトの樹」だ。
生命の樹は各神話や宗教に登場するが、これは旧約聖書に登場するものだ。
ユダヤ教には“カバラ”という神秘思想がある。
これは仏教における密教のようなもので表向きは秘匿とされている。
現在となっては元々はどのような教義なのか不明となっている。
また、古い教義を含んでいるとはいえ、12世紀以降に成立したものと考えられる。
タルムード期のユダヤ教を骨子としているが、
グノーシス主義や新プラトン主義、キリスト教の影響も見受けられる。
セフィロトの樹は地図のようなものと解釈されており、
神とその聖性、そして物質界とのつながりを表している。
聖性である10球（セフィラ）は便宜上、人間の言葉に置き換えられている。
黒革の本と同様、この青い表紙の本もいくつかの事柄をまとめて本の表紙裏に忍ばせた。
生命の樹と、隠れた11番目のセフィラについて記した。

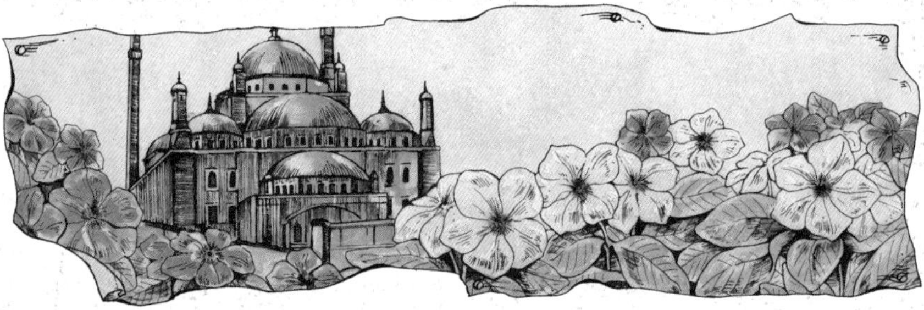

発掘調査

地中海に沿ってシリアを南下し、エジプトに入る。7月の頃だった。雨は降らず乾燥した空気、日差しが強く暑い日が続いていた。

ふと道端に目を落とすと、日本でも見たことがある花が咲いていた。ニチニチソウだ。咄嗟に友人の庭を思い出した。可憐な花なので園芸用かと思っていたが、こんな所に自生しているとは驚いた。

この辺りでは霊草と呼ばれ、呪（まじな）い道具の一種として使われるらしい。糖尿病にも良いと、民間薬としても使われているそうだ。

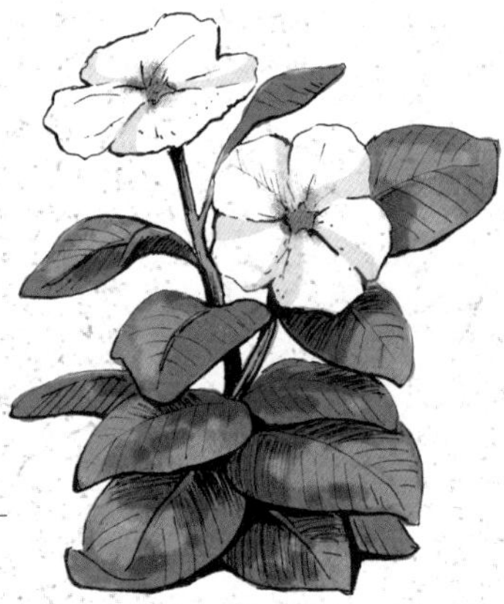

ニチニチソウ
古代メソポタミアから薬として活用されている。

ベルリンで紹介された発掘隊を訪ねるためカイロへ。少し見学をさせて貰うつもりだったが、暫く発掘の手伝いをすることになった。

エジプトにも考古学博物館があるというので、休みの日に赴いた。館内の椅子で休んでいると、バルチスタンより立ち寄ったという英国人と隣り合った。思いのほか話は弾み、道中手に入れた蒐集品の話になった。私が持ち歩いていた琥珀を見せると、手持ちの袋の中身を広げ交換を願い出てきた。石膏の塊と何に使うか分からない券を選んで交換した、綺麗な図案や絵柄が素敵で気に入っている。

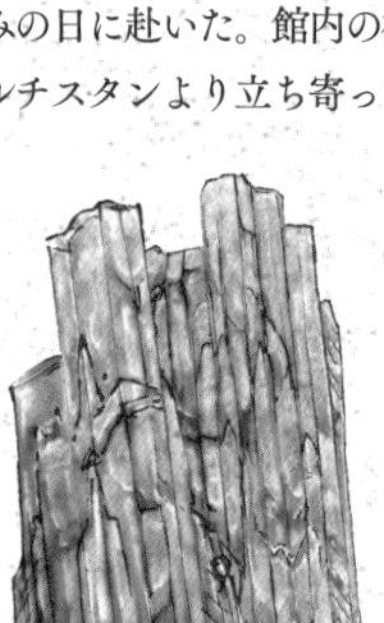

石膏
硫酸カルシウムが主成分。
日本のほぼ全土で産出する資源の豊富な生薬の原材料。
生薬には天然物を使用し、ケイボ、アルミニウム、
鉄などの化合物が少量含まれる。
石膏の面白いところは、自身の薬効とは別に他成分の影響で
全体の薬効を変化させることだ。
解熱鎮痛剤をはじめ、熱をとる作用が強く、寒性薬の代表ともいえる。

まだまだ暑い日が続く9月。発掘調査のお手伝いがひと段落を迎えた。年内に帰国しようと旅程を組み、支度を始めた。

そろそろ移動しようかという時に、宿の外で美しい花を発見した。サフランに似ているが、そうではなくコルチカムだと宿の主人から教わった。サフランであれば香辛料となるので土産にと思ったが、こちらは有毒で死亡することもあるという。危なく中毒になるところだった。

古来より痛風の秘薬として球根や種子に薬効があるという。これもまた気になる植物なので取り扱いに注意しながら採集した。

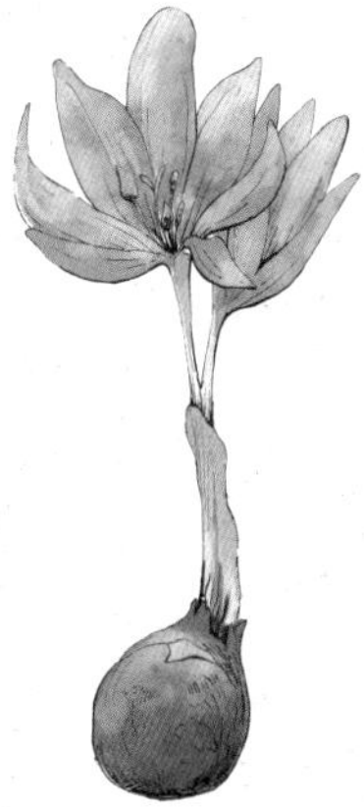

コルチカム（イヌサフラン）

球根部分はコルヒチンというアルカロイドを含む。
3000年以上前に書かれたエジプトの医学書では、
痛みや腫れに効くと記されている。魔女の毒薬としても有名。
美しい花は毒にも薬にもなるのだ。

エジプトを出発し、スエズ運河を通って紅海を南下。アラビア海を横断してインドのボンベイへ。雨季が終わった時期で晴天が続いていた。

ボンベイから鉄道に乗り、気になる駅で途中下車しながら東へと移動。蛇を崇拝している村があるというので興味本位で立ち寄ったのだが、到着してすぐ小さな蛇に噛まれてしまった。想像以上に彼方此方に蛇が潜んでいる恐ろしい村だった。

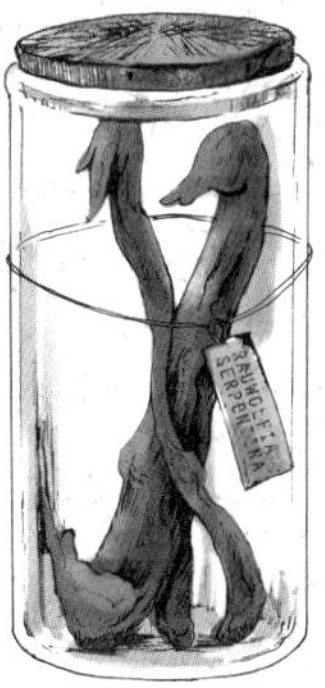

結構強力な毒を持つ蛇だったようで、夜中に熱が上がった。宿の主人がラウオルフィアの根を使った薬を用意してくれた。古来から蛇の噛み傷にも効くとされる民間薬だ。精神病、高血圧、不眠症、高熱、老化などにも使用されていた。副作用なのか酷く帰郷したい思いに駆られたのを覚えている。

ラウオルフィア

可憐な淡紅色を含む白色の花の咲く低木。別名をインドジャボクという。
根が名称の通り蛇のようにくねった形をしている。
薬用成分があり、精神安定の効果が見られたが、副作用の危険があった。

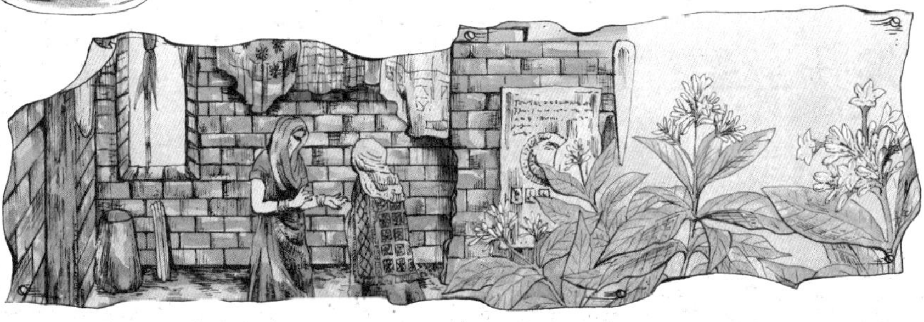

1901

インドからさらに東へ。11月の終わりにようやく清の雲南へ到着した。カルカッタから東へは鉄道はなく、移動するのにかなりの時間を要した。山越えや悪路が続き、かなり疲弊した。途中カイロで英国人と引き換えた通行証のようなものが非常に役立ち、馬やラクダを充分活用できたのは不幸中の幸いだった。

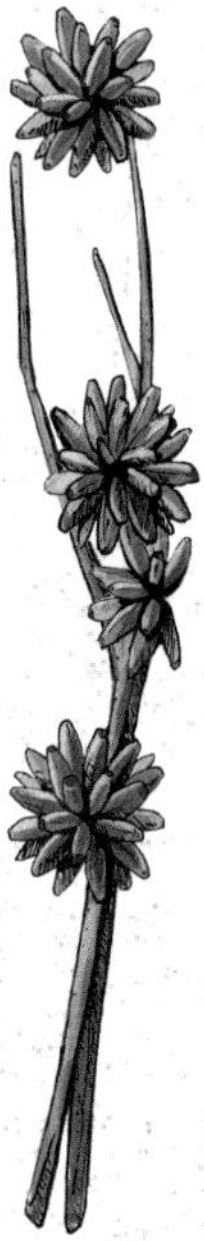

雲南は緑豊かな上に地形が多様で、動植物相が豊富だ。現地の案内人が鉱物も豊富だというのだが、時間的余裕がなく、思うように蒐集できなかったが、途中、背の高い樹木の下にまるで小さなバナナのような実が落ちているのを発見した。面白い実の形が気に入ったので観賞用にと蒐集した。

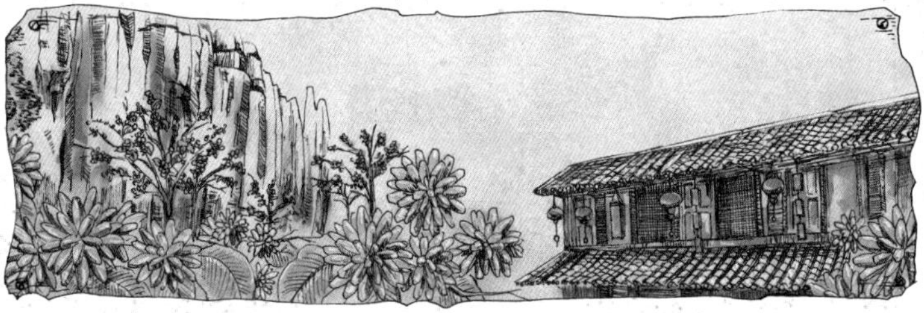

カンレンボク

現地では、実の多さから強い生命力や子孫繁栄に例えられ喜樹と呼ばれていた。
痰の出る重い病気などを治療することからという説もある。
雲南から東に進んだ所で出会った民族は、この植物を治療に使用していた。
若葉と果実を擦り潰し、乾燥した幹の粉末と酒を混ぜた物が皮膚病に効くという。

寒さも厳しくなってきた12月。陸路での移動が厳しくなった。湖南から北上する計画だったが、海路に変更するため、南下して香港を目指した。そんな折、市場にて“辰砂”の塊を見つける。土産にと琥珀と交換した。日本では辰砂は採掘し尽くされたため、最近では清国産が主流となっている。

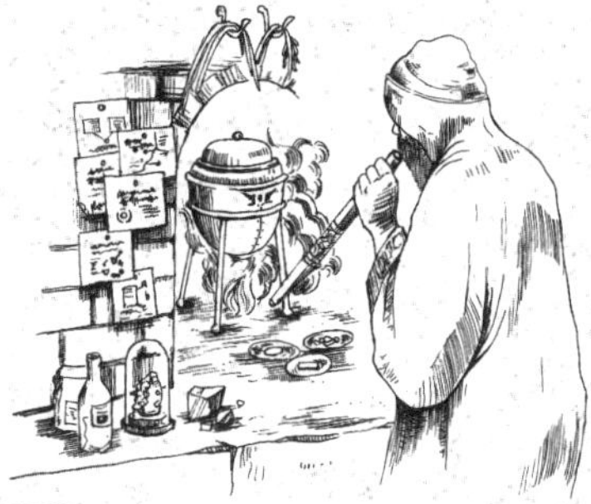

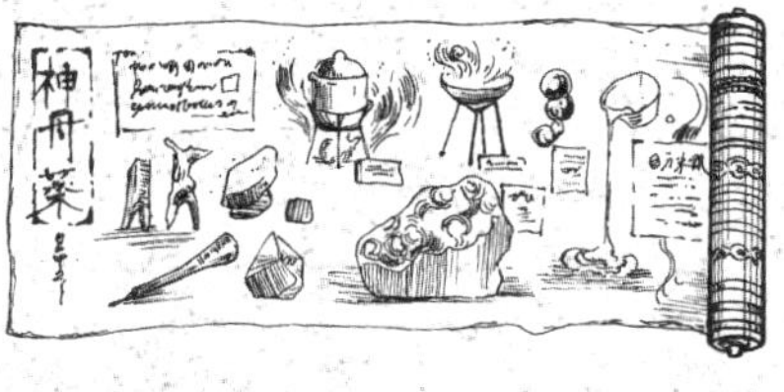

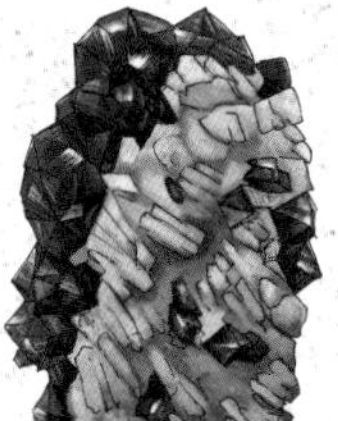

辰砂

別名“賢者の石”とも呼ばれ、練丹術の代表的な材料としても有名。
赤色の顔料としても、神社の鳥居、ポンペイの遺跡の壁画などにも広く使われている。
キリスト教初期に書かれた死海文書も、この赤色で記されているらしい。
また、解熱の効能があるが、水銀なので多量の服用や長期間の服用は厳禁。

香港から船に乗り、長崎へ。そこからは鉄道で東京を目指した。途中、広島で友人と久々に再会し、そのまま宅でお世話になり、新年を迎えた。

近くの海岸を散歩していると、牡蠣の殻がいくつも落ちていた。左殻を中心に集め生薬の材料として使うことにした。蒐集していると隙間が煌めいたので、よく見ると真珠が挟まっていた。日本は古来より真珠の産地として富を得て来たが、5年程前に真円真珠の養殖に成功してからは価値の暴落が危ぶまれている。

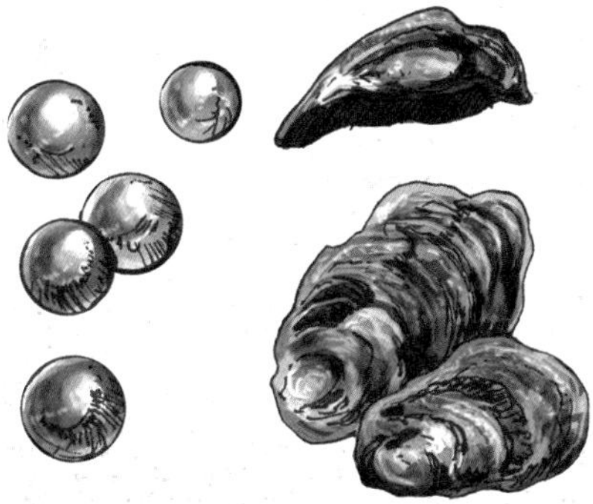

牡蠣
殻と真珠には鎮静効果があり、疲れからくる頭痛、
目眩、不眠に効果がある。胃痛や胸焼け、多汗にも効く。
実際、処方するとなると殻は使えたが、
真珠はもったいなくて使うことはできなかった。

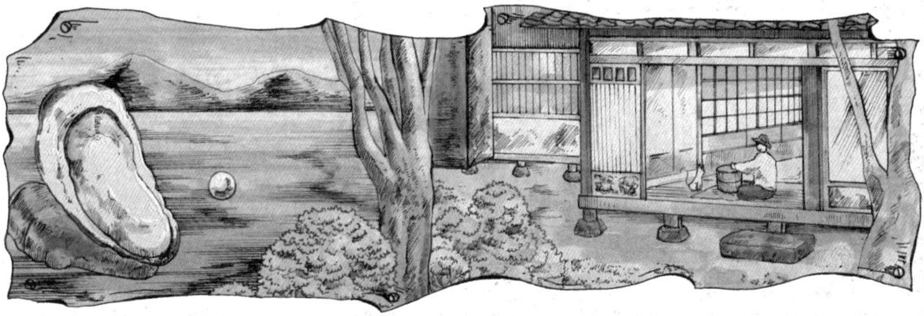

ようやく東京の自宅に到着し、旅の荷物整理をした。一年かけて集めた蒐集品を改めて眺めてみると多いような気もするし少ないような気もしていた。大きくて持ち歩くのに苦労した蒐集品も、部屋に納めてみると、なんだか物足りなく感じた。いくつかの原料は後日、研究所に持ち込んだ。

溜め込まれていた手紙の中から、ベルリンで会えなかった友人からの手紙を見つけた。1月中なら会えるとのことで、休む間もなく出国の準備を整えた。同行してくれる助手たちはまだ休み足りないようで申し訳なかった。

一年の旅を終えて、採集物や素描をまとめた手帳ができた。

「薬用原料採集旅行の記録」として、毎年まとめていこうと思う。表紙は素描の絵を使ってみた。毎月採集した薬用原料と、現地の記録を載せていく。また、巻末には調べたことを書き残した。

この年は芥子と阿片、辰砂と錬丹術、ラウオルフィア根とアーユルヴェーダ、ニチニチソウと霊草、民間秘薬から医学へ、真珠とその種類などについて記した。

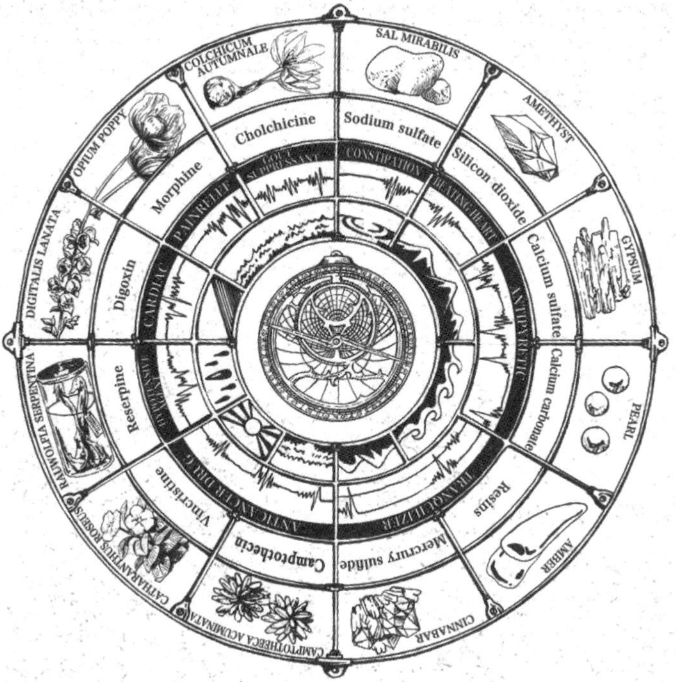

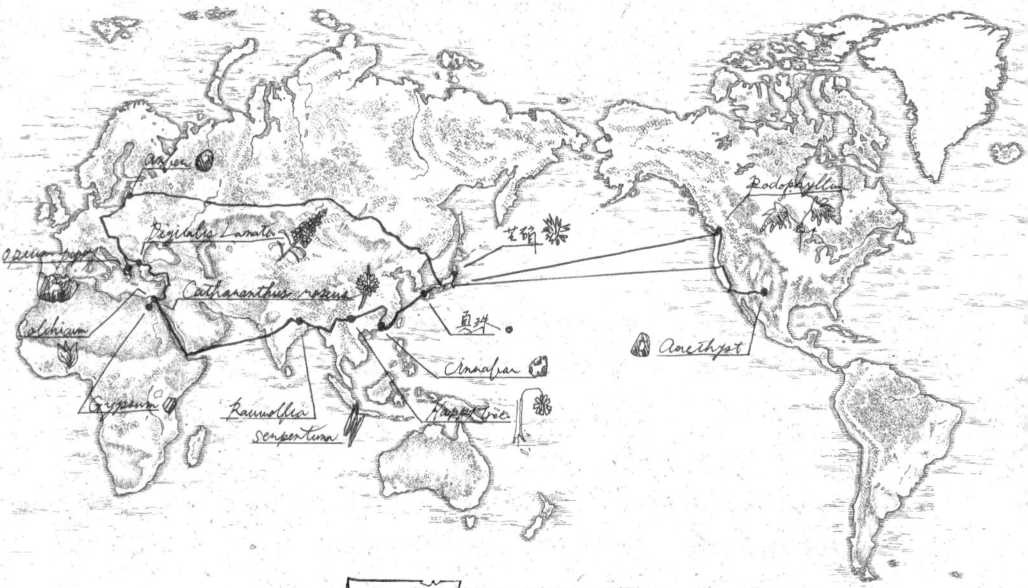

1901年
毒と薬を探して

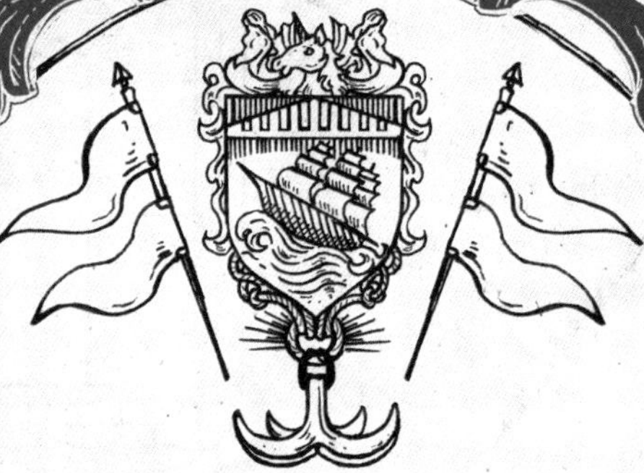

魔女の気配

1902

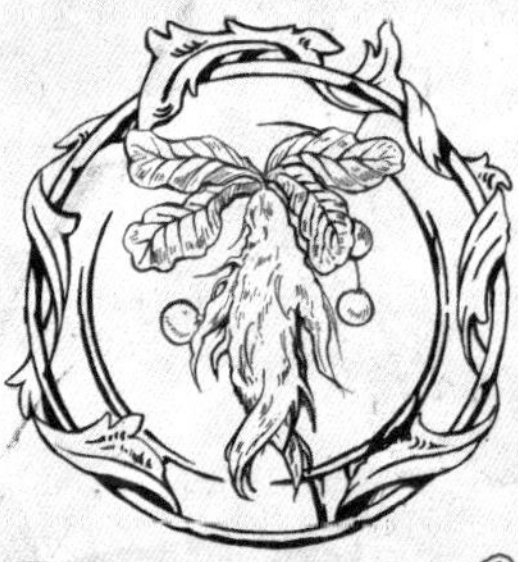

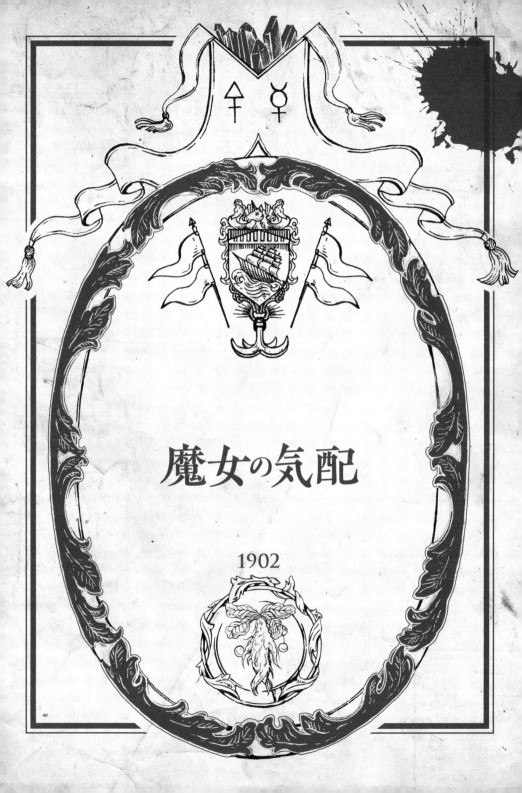

ヴンダーカンマー

昨年と同じ経路でベルリンを目指す。シベリア鉄道も一年前に比べ開通が進んでおり、快適な旅路となった。急いだ甲斐もあり、2月になる前にベルリンに到着した。石畳には雪が積もり、想像以上に厳しい冬だった。友人宅に到着すると、自慢の書斎に通された。そこには動植物、鉱物、貝殻や古美術と様々な物が蒐集されており、所狭しと並べられていた。ふと印象的な角が目に止まった。淡い桃色でねじれた形が貝殻のようだ。好奇心や探究心のようなものが刺激され、自分でもこうした部屋を持ちたくなった。この頃から私の蒐集癖が強くなったのは間違いない。

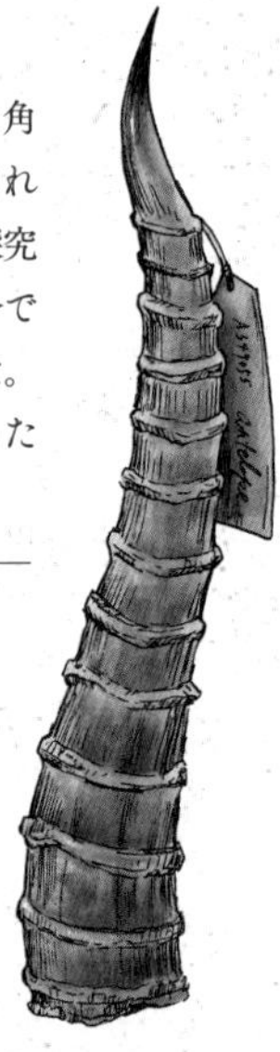

羚羊角

羚羊とは、牛科の牛族とヤギ亜種を除いた大部分の動物を指す。
アンテロープやカモシカとも呼称される。羚羊角はその中でも“サイガ”という動物の角を指す。
サイガは、大きな筒状の鼻が垂れ下がったような特徴的な顔をしている。
角を目的に乱獲が続き、最近絶滅が危ぶまれている。
北半球に広く分布していたが、今ではロシア、清近辺にのみ生息している。
手に入れるのはなかなか難しい。中医薬で沈静、解熱、抗炎症薬として用いられる。
頭の中がこんがらがっている時に服用するとすっきりするらしい。
頻繁に服用すると目眩などの副作用がある。

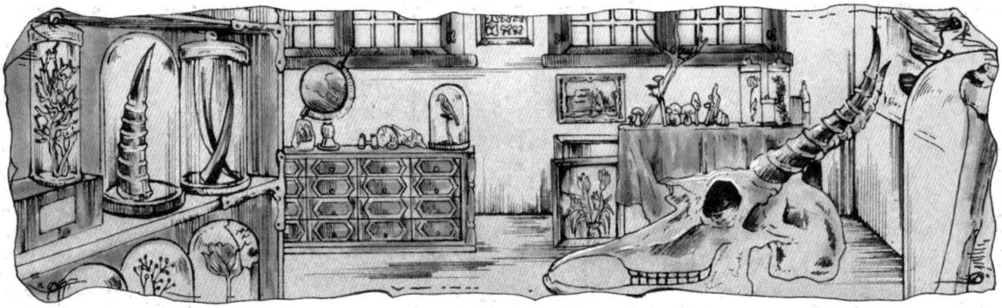

友人宅にしばらく宿泊させてもらえることになったので、ドイツの街をゆっくり探索することにした。ドイツは大きな街が離れて点在しているが、ベルリンは中心にあって交通の便がとても良い。この辺りの教会や修道院は繊細な細工が施されている建物が多く見応えがある。伝統的なハーブの調合に詳しい修道院が多く、色々なところを見て回った。

修道院はキリスト教の敬虔な信者が暮らし、活動する場所らしい。はじめは教会と区別がつかなかったが、教会は信者の集合場所のようなもので、俗世人にも身近な場所だ。週末の朝などに礼拝に誘われて同行してみると、我らのような旅人の礼拝も快く受け入れ、歓迎してくれた。

修道院という場所は、古くから俗世に対して慈善事業を中心に関わってきたという。民衆の貧困や病の受け皿として古くから機能していた。困った時の駆け込み寺だ。

修道院内では薬草園もあり、薬も作られていた。信仰や神への祈りが病を遠ざけると長く信じられてきたが、軽い症状などはハーブを使った薬で改善する。このためハーブは民間利用も活発で勉強になることが多い。栗の実もハーブの一種で、体に良いという。我が家の栗御飯を懐かしく思い出したことを覚えている。

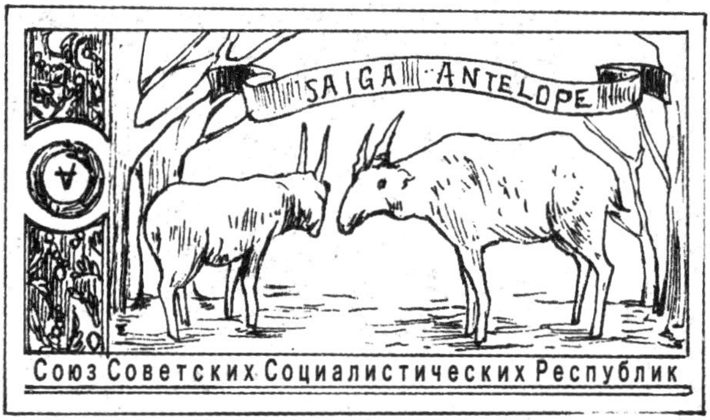

教会からの帰りが思った以上に遅くなり、その近場で宿を取ることがあった。近くには小さな村しかなかったので、宿はなく、民家にお願いして泊まらせてもらった。異国の訪問者は遠巻きにされるかもと思ったが、小さな村なので、私たちが教会に立ち寄っていたことがちょっとした噂になっており、少し緊張が取れていたようだった。それに司祭からの紹介があったようだ。ありがたい。

民家の子供らが興味津々で助手の荷物を見たり、構って欲しそうにしていた。もう時間が遅い、と一喝され部屋へ向かう彼ら。いつもなら、子供らはすでに寝ている穏やかな時間だったろうに、主人夫婦に申し訳なさを感じた。

案内された部屋は心地よく、しばらく暖炉のそばで明日からの予定を確認した。前年は駆け抜けるように移動したので、この年は移動距離を減らしてじっくりと見て回ることとした。

また、一年目の「薬用原料採集旅行の記録」が、仕上がってきた時期だった。旅程や蒐集物を分かりやすく整然とまとめたのだが、削ぎ落とされてしまった事柄たちが非常にもったいなく感じた。そこで助手たちに、旅の記録以外にも主題を決め、調べまとめた事柄を「薬用原料採集補完記録」と題して冊子にしたいことを伝えると、皆が協力してくれることとなった。

第一巻は「魔術と呪術」を主題にすることにした。最初、魔女を主題にしようか迷ったが、地域の偏りや狭さが気になった。せっかく世界を見て回っているのだから、もっと広義で各地で比べられる題材とした。

西洋の魔術（魔女）に関わる植物についてまとめ、その後南部のシャーマンが呪術に使う植物などをまとめた。私は医療の歴史に関わりのある視点で、「薬用原料」を主軸に書き記した。それが、既存の書物との差別化となり独自性となって意味のあるものになればと思っている。

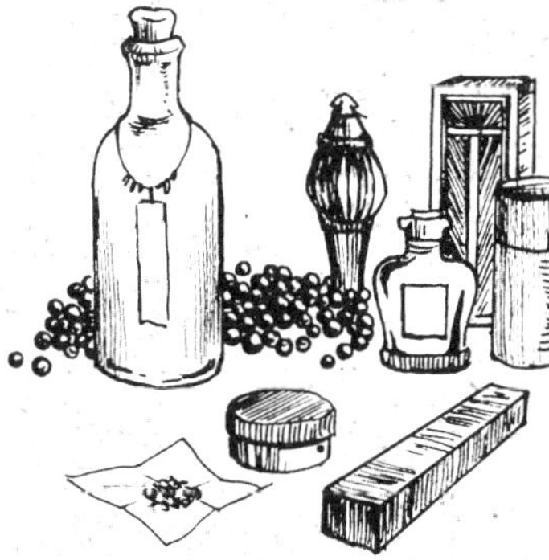

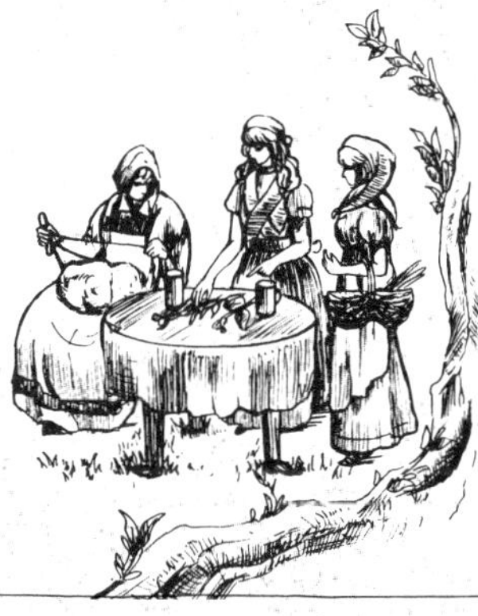

魔術薬草教本複写版　便箋帳

ドイツの修道院の地下室で放置されていた書物の欠片。
埃をかぶっていたが、それらが気になり手に取らせてもらう。
１枚目は魔女の植物について書いてあるようだ。なんとも味のある絵柄で、
ケシにマンドラゴラ、ベラドンナにイヌサフランなど
魔女と関わりの深い植物が羅列されている。
２枚目はマンドラゴラに関しての情報が載っている。迷信も多い。
３枚目は魔女の空飛ぶ軟膏の作り方だ。
すべて魔女に関係のある書物のようだ。
なぜこのようなものが教会にあるのかと思い尋ねると、
古い時代に魔女狩りをしていた時代があり、"禁書"として蒐集していたものだという。
魔女とは、もともとゲルマン系の民族にいた産婆の女性が原型とされている。
ゲルマン民族には様々な知識を持つ森の民の賢者"ドルイド"がおり、
男たちは森に入り、俗世から離れ、ドルイドの元で長い間修行する。
そのため実際に村の看護や治療などを行っていたのは、産婆たちだった。
彼女たちは様々な植物に精通しており、"賢い女"と呼ばれていた。
大陸にキリスト教が広まると、ゲルマン民族の神々は聖人に書き換えられ、
教会の司祭たちの権威を損なう賢い女は"魔女"と見なされた。
なぜ賢い女たちが目の敵にされたのか。
キリスト教社会では貧困層向けの医者は希少で、
修道院や教会に相談に行くことが「治療」であった。
そのため教会は大多数を占める貧困層の拠り所となり、
教会の権威を強くする構造になっていた。
賢い女は貧困層に向けた医療知識を持っていたため、もしも貧困層が
賢い女たちの医術で改善し、彼女らに羨望が集まれば、
教会の権威が失墜する恐れがあった。そこで彼女らの立場が悪の象徴となるよう、
"魔女"として弾圧が始まった。
魔女というと女性に限られたように聞こえるが、
性別に関係なく、ドルイド、異端者、異教者も対象となった。
いわゆる、江戸時代の日本の五人組制度に近いことが行われていたと思われる。
教会だけでは目が行き届かない部分を、隣同士で見張らせたのだ。
ここへ、ペストの流行がさらに人々を疑心暗鬼にさせ、
「得体の知れないもの」への恐怖が「異端の人」への弾圧を加速させた。
このような"魔女狩り"が行われた歴史の中で、魔女の印象は
賢い女とはかけ離れた、奇怪で妖しげな異界の住人のように変化していった。

一人歩きした魔女はやがて実体を帯び、書物も作られた。
毒草や怪しい呪い（まじない）を載せた本は、
迷信深い人々によって秘密裏に人気となった。
この紙片はそういった書籍の一片だろう。
魔女は空飛ぶ軟膏を塗って、夜な夜な山頂へ飛び、
悪魔と交わる怪しげなサバトを開催するという。
軟膏の正体はケシなどの幻覚剤で、
果たして本当に自ら塗ったのか怪しいところである。
いろいろと思い巡らせていると、余程気に入ったと思ったのだろう、
先ほど渡した希少な薬草のお礼にと進呈された。とても良い雰囲気なので、
版屋に頼んで複製してもらうと面白いかも知れない。

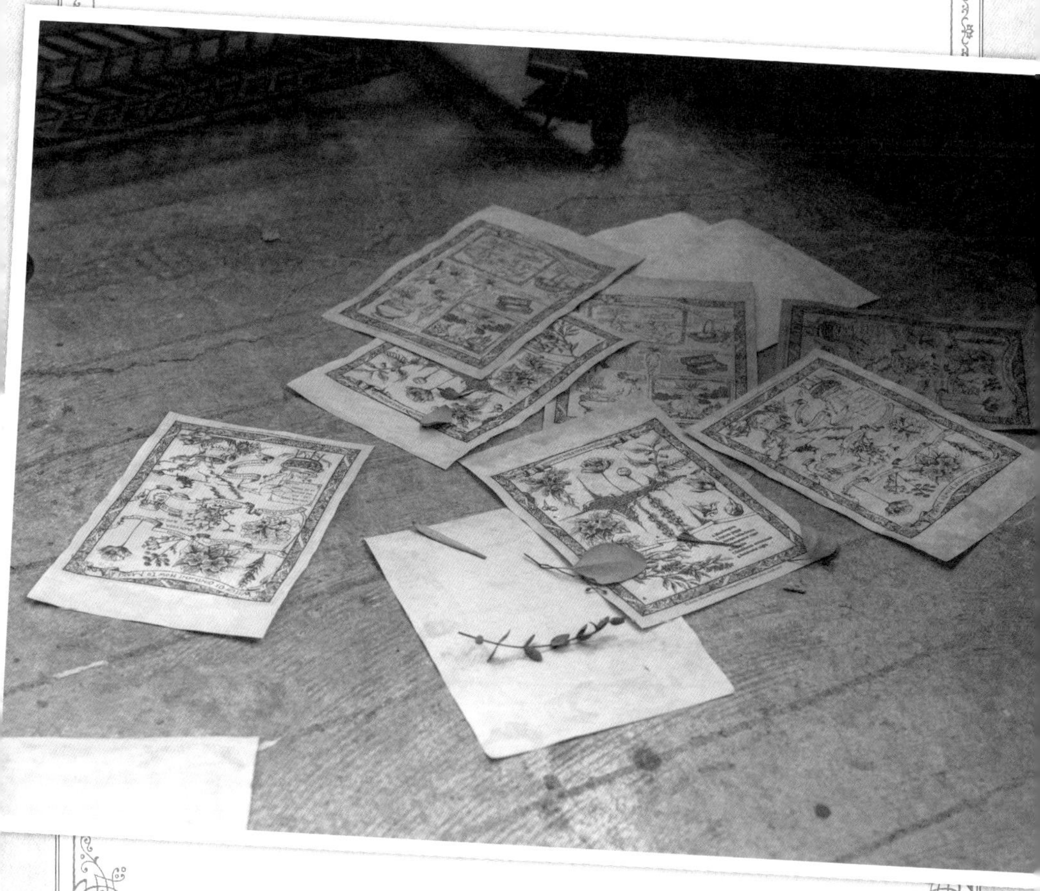

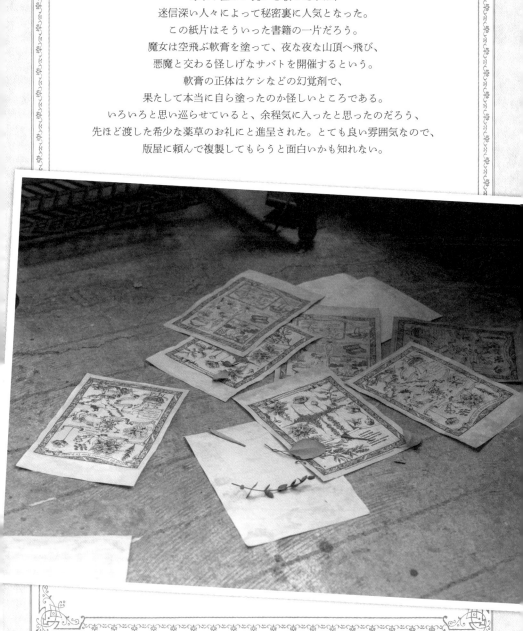

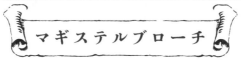

マギステルブローチ

友人の家に帰ると、疲れているというのにまたも蒐集品を見せられた。
大きなものを飾っていた部屋の奥から、次々と箱を抱えてくる。
この日は小さな蒐集品をたくさん見せてもらった。
装飾品などの希少な鉱物が多いのだが、一風変わった木の札に目がいった。
私には小さなお札に見えたが、それは身につけるもののようだった。
10 種類ほどあるそれらは「役職」「管理」「師」を示すものらしく、
それぞれに文字や図柄が刻まれていた。
図柄は魔術や錬金術、占星術などに関わるものが多く、
現実的な役職に関わるものというよりは、遊興的な面が見られる。
大人の遊び心というものか。
前時代のサロンで使われていたのだろうか。
そう思うと少し珍妙に思えた。
マンドラゴラ育成者などは特に可愛らしかった。

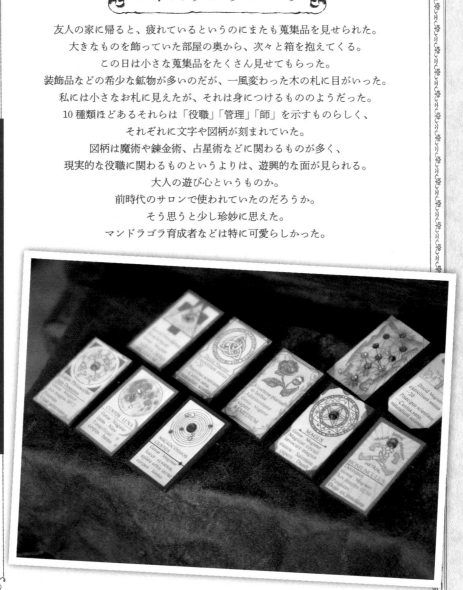

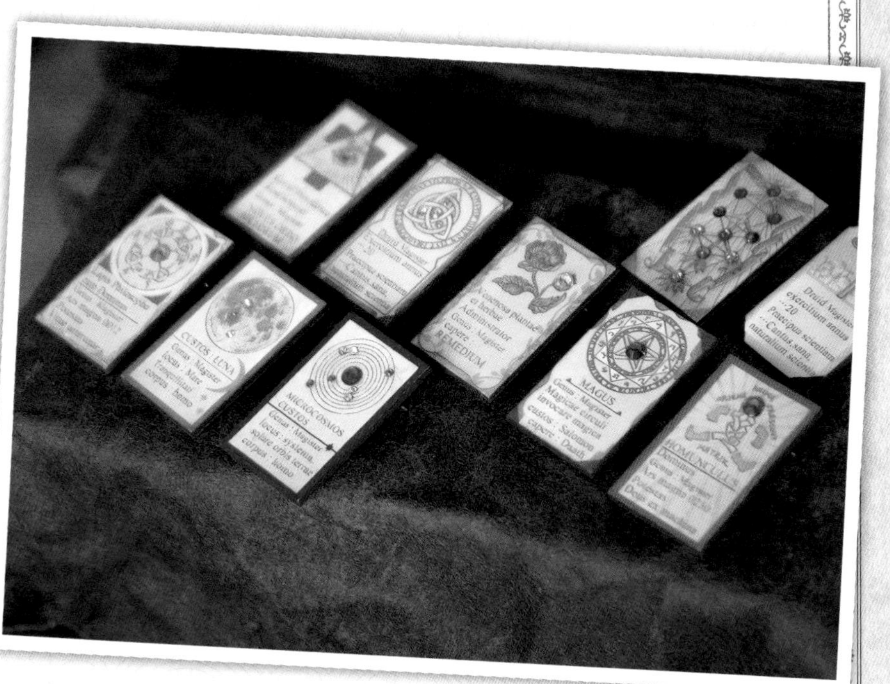

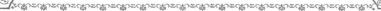

ドイツの友人宅を出発し、南下してイタリアを目指す。オーストリアを経由してアルプス横断鉄道に乗ってブレナー峠を横断した。もともと観光地だったようで、街並みは美しく、時期が時期だけに、雪化粧は最高だった。

アルプス山脈は普段見慣れない動植物が多く、非常に興味深かった。アルプス山脈にしては比較的低い谷（とはいえ富士山より高い）を渡ったのだが、標高が高くなれば、また別の希少な動植物に出会えると聞いた。鉱物も辰砂、アメジスト、クオーツなど、他にも豊富な種類が産出するらしい。調査も含めてアルプス山脈の南側に沿って移動することにした。貴族らの保養所も多く、薬用原料についても何か手がかりがあるかもしれない。古代ローマ時代から続く湯治場もあると聞いて行きたくなったのは助手たちには内緒だ。

イタリアへ入る途中の山の麓で、薄青色の美しい滑石を見つけた。光沢があり、やや透けた色合いが美しい。薬用原料としては期待できないが、美しいので観賞用として持ち帰ることにした。

綺麗な石を手に入れ上機嫌だったが、さらに南下し海近くの“魔女の村”と呼ばれる地域に着く頃、残念なことに石は2つに割れていた。滑石は脆いので保存が大変だ。

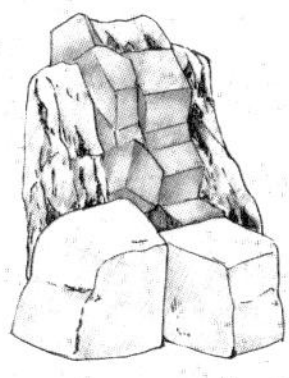

滑石

滑石は鉱石の中でも一番柔らかい種類に分類される。
通常は白色の鉱石だが、不純物が入ると色づく。
利尿、消炎作用があるという。

イタリアに入ると、ドイツの寒さに比べ少し穏やかな気候だったのを覚えている。2月頃で日差しは暖かいのだが日陰に入ると途端に寒く、石畳がさらに底冷えさせた。この頃は、「薬用原料採集補完記録」の取材も兼ねて、現地に根付く習慣や宗教について調べて回っていた。そこから医薬に紐づくことも少なくなく、重要な作業の一つだった。

イタリアの北部を回っている時、伝統や歴史について調べている私たちに、現地の人から良い所があると紹介された。そこは個人民家が営んでいる小さな資料館で、狭い室内には細かな紙片が所狭しと並び、ガラスに挟まれ丁寧に保管されているものもあれば、引き出しに雑然と入れられているものもあった。中には一緒に香り袋が入っており、薄荷の爽やかな香りが部屋中を包んでいた。よく取り替えているのだろう。紙片にも滲む香りやガラスに埃がかぶっていない様から大切に管理されていると感じた。その割には見ず知らずの旅行客に、「好きに見て良い、何かあれば裏に来て」と一言だけ言い残し出て行ってしまったのだから、なんともおおらかだ。

私たちは室内の紙片をゆっくりと鑑賞させてもらった。展示されているものは旅行の際に手に入る物が多く、乗り物の切符が一番多かった。また、旅先の催事や、資料館、博物館、美術館などの入場券も幅広く揃っていた。入手が難しそうなものや遠い土地のものも少なくない。小さな街の一般の人が集められるものではなさそうだ。旅先や近くの貴族の館を訪問した際に、譲り受けていたのかもしれない。それらには絵や文字など色々な情報が載っていた。そこから得られるものは多く、夢中になってしまった。たくさんの紙片を見すぎてやや目が痛くなった。助手たちはまだ若いので、彼らに任せ、私は窓から緑を眺めて目の疲れを癒すことにした。

室内の行き届いた手入れに比べ、庭は自然そのままに、緑が元気いっぱいに生い茂っていた。ローズマリーが育ちすぎて、窓の半分を覆っていた。

しばらくすると、助手たちがいくつかの紙片を見せてきた。紙片だけの資料館なのに多岐にわたる蒐集物は本当に飽きることがない。

イタリアの小さな資料館で出会った興味深かった紙片をいくつか紹介したい。

疫病研究センター・ギャラリー入館証

中でも一際怪しい雰囲気を纏っていた紙片。
黒地に金色のインキでペストマスクの人々が描かれている。
疫病研究所併設の資料館の入館証らしい。その施設では、
中世西洋で大きな被害を出したペストを大きく取り扱っているのだ。

ペストは黒死病といい、
体内で内出血を起こし患者の肌が黒くなるのが特徴だ。
主に鼠が菌の媒介となり広がる病気で、
近年まで原因がわからず、何度も世界的に流行した。
日本では幕府の時代、罹患した記録はなく、
明治になってから流行した病気なので、私にとっては比較的新しい話題である。

この入館証に描かれたペストマスクは、中世の時代、
まだ細菌の存在を知らなかった人々が使用していた道具の一つだ。
細菌の存在は知らなかったが、
空気中に何かよくないものが混じっているということは感じ取っていた。
瘴気（悪い空気）を体内に取り込まないように払って散らしたり、
ハーブを敷いたり、お香を炊いたりすることで、
清浄な空気を手に入れられると信じられていた。
ペストマスクの嘴のようなものの先にはハーブが詰まっており、
瘴気の悪い部分を取り除いてくれると考えられていた。
また、患者に直接触れないように、木の棒を手にしていた。
まったく完璧ではないが、それなりに理に適った対策ともいえる。
しかし、瘴気は毛穴からも侵入すると思われていたので、
それを防ぐため風呂に入らずに皮膚に垢の層を作っていたのだから驚きだ。
現代では考えられない不潔な状態を「健康的」だと信じて実践していた。
鳥頭の出立ちは非常に興味深く、まるで仮装のように奇妙に映る。
歴史的には暗い雰囲気を纏った衣装ではあるが、
違和感がありとても目を惹く。

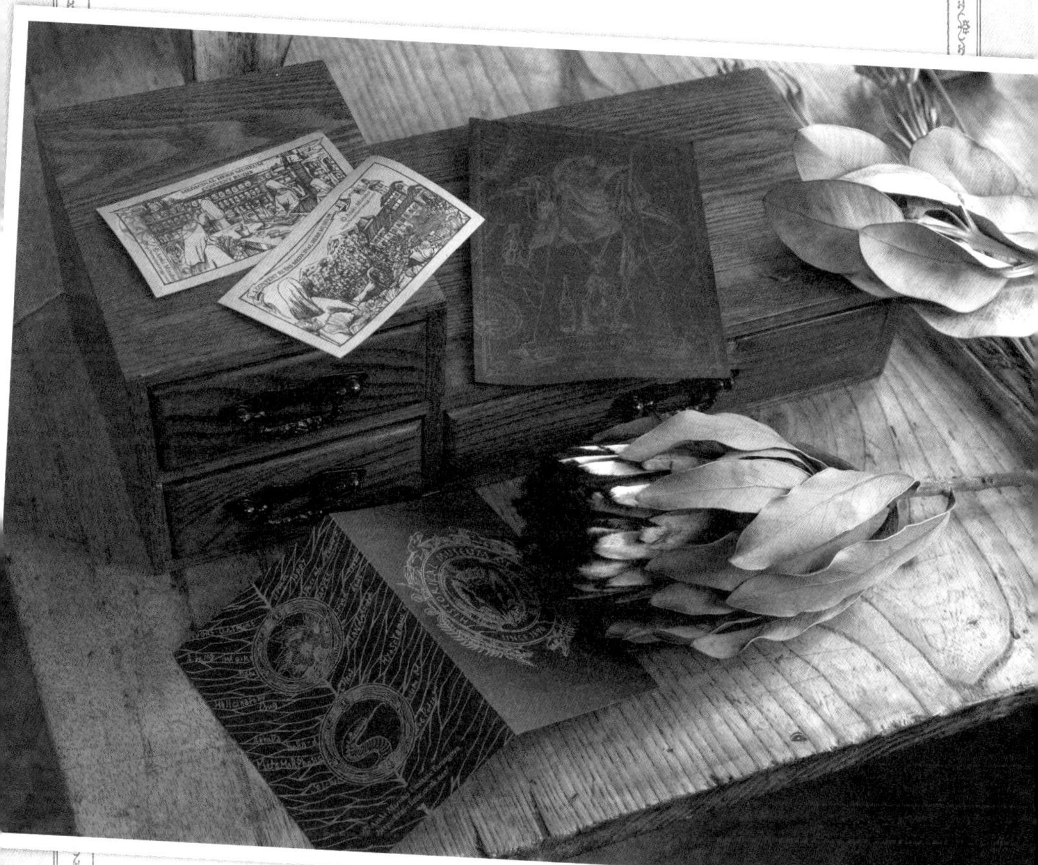

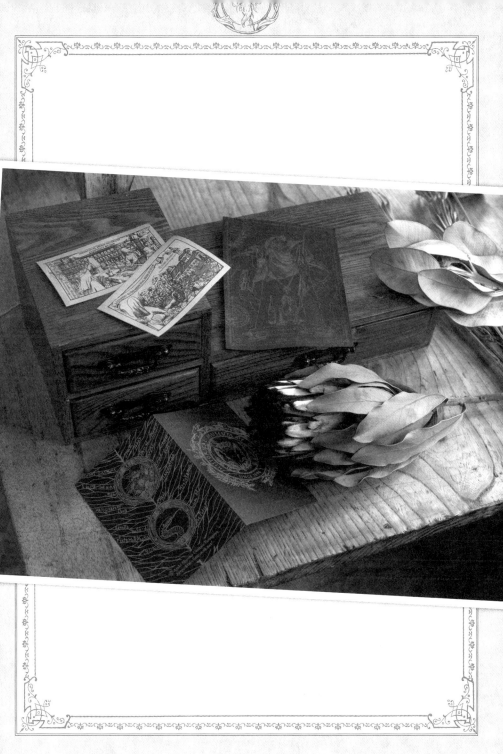

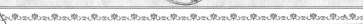

魔女歴史資料館リーフレット

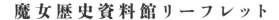

部屋の片隅にある棚の中には、
魔女に関わる紙片が多く集められていた。
その中で特に惹きつけられたのが、小型の厚紙を２つ折りにした黒い券。
魔女歴史資料館の入場券だという。

表紙には山羊の頭骨と蛇の骨が描かれており、禍々しい雰囲気だ。
中には薬草を調合する老婆と、
山羊に跨り夜空を駆け、山へ消えていく魔女たちの絵。
魔女といえば箒だが、中世の版画や絵には
「山羊に後ろ向きで跨る魔女」がよく描かれている。
中でも、デューラーの絵はよく知られており、
山のサバトに参加した魔女たちの中心に、山羊頭の悪魔がいる絵は有名だ。
「悪魔と交わり、人肉を食う」というのが人々の魔女に対する認識だった。

さて、なぜ悪魔の頭は山羊なのか。
忌み嫌われる理由は何なのか。
本来、山羊頭の神は古代の各地域の多神教によく見られていたものだ。
代表的なものに、ギリシャ神話の牧神パーン、エジプト神話の太陽神アモンなど。
後にキリスト教などの一神教が広まると、
多神教の神々は聖人に置き換えられたり、異形の神は邪神として貶められたりした。
野生的で野蛮な山羊頭の神は、都市を持たぬ地方民族の象徴でもあった。
こうして山羊頭の神は堕落の象徴、悪魔バフォメットとなった。

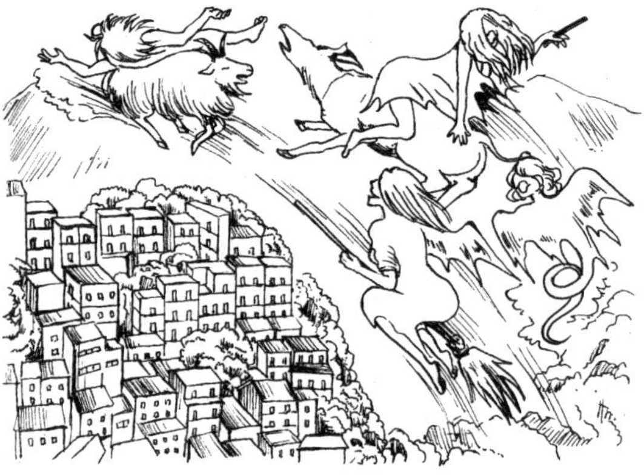

修道院ミニチケット

助手たちが持ってきたいくつかの紙片の中から、
シガレットカード（紙巻タバコについてくるおまけの絵札）のような
小さなものが目に止まった。修道院の生活を絵にしたものだった。
修道院の薬草園の風景、院内でハーブの調合をしている様子の２枚がある。
薬草園のハーブを調合し、民衆の医薬を担っていた。
日本で庶民のための医薬を担っていたのは、奈良時代に設立された施薬院だ。
この施薬院は宗教とは関わりなく、天皇や当時の政治家が管理していた。
鎌倉時代の頃には形骸化してしまったが、戦国時代の終わり頃に復興した。
その後幕府の時代には幕府主体の御薬園、小石川養生所が作られた。
明治時代に入ると医学校や製薬会社などが薬草園を運営した。

西洋では中世初期は教会の権力が強い時期だったこともあり、
各地で納められたハーブの知識は修道院に集約され管理された。
教会が薬を管理することにより、信仰とは別に医療についても権威を持ち始めた。
これは民間の産婆や医者の技術や知識の向上を阻害し、
暗黒時代と呼ばれる教会管理の原始的な生活が生まれる原因にもなった。
しかしながら薬草の知識が修道院によって守られた面も大きい。
現在では医者が医療を担い、最新の薬は研究により誕生しているが、
昔ながらのハーバルエッセンスを取り入れたものを好む人々も多い。
修道院では治療所は閉じても、薬局はそのまま運営するところがあり、
リキュール、オリーブオイル、チーズ、
チョコレイト、キャンドル、化粧品などが売られている。
ハーブを活かした良い香りのものが多いので、私もいくつかお土産に購入した。

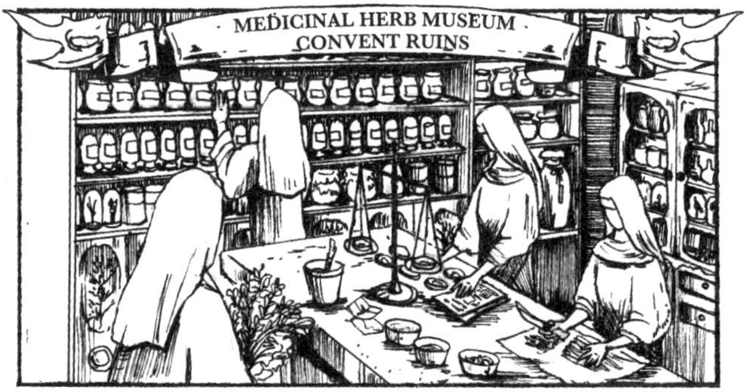

マーメイドショー・チケット

小さな紙片が密集する場所を探っていると、
美しい人魚が描かれた紙片に目がいった。
よく見ると、人魚たちは船が沈むのを眺めている。
この人魚たちが沈めたのか、
ただ沈んでいく船を見ているだけなのか。気になる構図だ。
日本でも人魚が登場する伝承は古くからある。
特に有名なのは八尾比丘尼伝説で、
人魚の肉を食べた少女が800歳まで生きたという話だ。
古い文献では人面の魚を人魚と呼んでおり、
私見では深海に住むリュウグウノツカイが海面に上がってきた際に、
見間違えたのではないかと思っている。
幕府政治の時代になると、西洋と同じく上半身が人で下半身が魚という記述が増え、
主流になった。これは西洋文化の流入による影響だろう。

興行の内容はわからないが、日本では過去に
猿の上半身と魚の下半身を合わせた人魚のミイラを輸出していた時期があり、
西洋では大変な人気だったらしい。
もしかしたら、美しい人魚は登場せずに、
人魚のミイラが公開されていたのかもしれない。

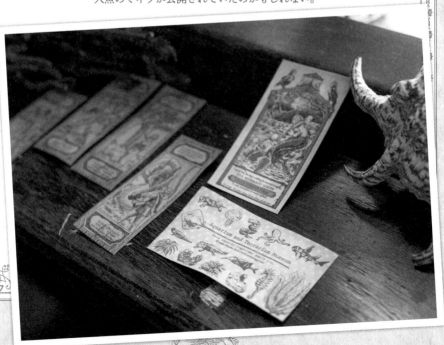

アクアリウム＆テラリウムミュージアムチケット

最近、西洋で人気を博しているアクアリウムの展示チケットを見つけた。
アクアリウムとは、ガラスの容器で水中の動植物を育てることをいう。
その歴史は浅く、もともとはテラリウムからきている。
テラリウムとは、ガラスの容器で植物や小動物を飼育、栽培することだ。
そもそもテラリウムの始まりはウォーディアン・ケースからだという。
ウォーディアン・ケースとはガラスで作られた大きめのケースで、
ウォード氏が開発したのでその名前がついた。
当時、海外で採取した若葉などを運ぶ際、
船旅に耐えることができず、枯らしてしまっていた。
これを解決するため、ウォード氏はシダを使った実験を行った。
専用のガラスの容器を作成し、そこにシダを保管して船旅を続けた。
数ヶ月の船旅の後もシダは元気だった。
実験は成功し、採取箱としてウォーディアン・ケースが広まっていった。
その後、ガラスに掛けられていた税金が撤廃されたことで、家庭にも普及していった。
やがて様々な植物を育てることが流行り、ケースは大きくなりテラリウムと呼ばれた。
採取して室内で育てようという風潮は加速し、人々の興味は水中にも向けられた。
こうして水中のものを育てるアクアリウムも同時に広がった。
現在ではアクアリウムを集めた水族館なる見せ物もあるらしい。
行ってみたいものだ。

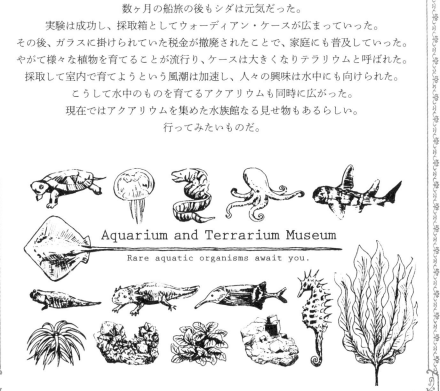

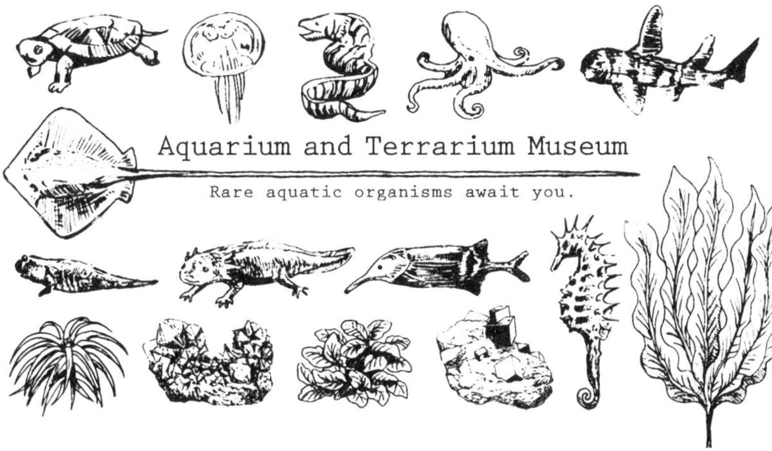

Aquarium and Terrarium Museum
Rare aquatic organisms await you.

ケルトチケット

紙片の中には観劇の入場券もいくつかあった。
図柄は近頃流行っているアール・ヌーヴォー調のものが多く感じる。
特に人気のあるアルフォンス・ミュシャの作風は、よく流用されており
そっくり真似た図案がいくつもあった。
そういえば、リエージュエキスポの貼出し広告も正にその一例だった。
そんな中、少し作風の違う絵柄の入場券があり目に止まった。観劇の入場券だった。
入場券は４種あり、それぞれケルト神話や北欧神話を題材とした劇のようだ。

１枚目はケルト神話に登場する女神ブリギットが描かれている。
２月上旬に催される春の祭り“インボルク”で祀られている豊穣の神であり、
地母神のような存在だ。三体で描かれているのは、
三相一体を表している。乙女・母・老婆や、
火・豊穣・生命、または医術・鍛冶・工芸の技術など三つの性質を併せ持つことで、
単一にしてすべてを司ることを意味している。
ブリギッドはあまりにも多能なので複数人説があるほど有能な女神だ。

２枚目はケルト神話に登場する光の神ルーと巨人バロールが描かれている。
ケルト神話は、巨人の先住民がいるところから話は始まる。
巨人バロールは先住民フォモール族の軍人で、
彼の眼はすべてを焼き尽くし塵と化す災いを起こすという。
そのため“魔眼バロール”と恐れられていた。
その強大な力を持つ眼は、力を抑えるために幾重にも重ねた革の盾で覆い隠されていた。
彼が眼を開くためには４人掛で開く必要があり、時間を要した。
一方、光の神ルーはダーナ神族の血筋でありながら、巨人バロールの孫だった。
ダーナ神族とフォモール族は戦争を繰り返しており、
ルーが隊長として赴いた戦場で巨人バロールは対峙する。
券に描かれているのは、バロールの眼が解放された瞬間を狙って
ルーが槍を打ち込もうとしている場面だろうか。
文献では投石機でバロールの眼を打ち抜く描写が多いが、この劇では槍で打ち抜くようだ。
ルーの槍は四秘宝の一つに数えられ、不敗の槍として有名だ。
バロールの頭部は目玉ごと突き破られ、
落ちた目玉はフォモール族に壊滅的な影響を及ぼした。
バロールは死に、フォモール族は敗走することになる。
実はバロールは自分の孫に殺されると予言されていた。

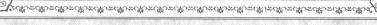

その予言を回避するために娘を幽閉していたが、
ダーナ神族のキアンと通じ、子供（ルー）ができてしまう。
ルーは生まれてすぐ別の場所で養育されたので、
バロールは自身に孫がいると知らずに死んでいったのだった。
ちなみにバロールは干ばつなどの悪影響を及ぼす古い太陽神で、
ルーは恵みを齎す若い太陽神だとされ、太陽神の世代交代が描かれているという説がある。

3枚目は北欧神話より、林檎を摘む女神イズン。
北欧神話の神々は、アース神族とヴァン神族、そしてヨトゥンと3つの氏族がある。
アース神族とヴァン神族は始まりの時代こそ互いに争っていたが、
アース神族が勝利すると歪ながらも共存関係になった。
その二つの神族に対して、ヨトゥンは常に争い続けている。
ヨトゥンとは霜の巨人であり、大自然的な原始の強大な力であり混沌を象徴している。
対して二つの神族は、秩序を象徴しているといえる。
北欧神話の面白いところは、他の神話でよくある善と悪の戦いではなく、
秩序と混沌の戦いになっている所だ。
また、3つの氏族は混ざり合っているし、血縁関係も入り組んでいる。
それこそオーディン、トール、ロキは、ヨトゥンの子孫であり、
混沌から生まれた秩序であり、秩序に含まれる混沌とも言える。
アース神族は黄金の林檎を食べることで若々しい体と永遠の命を維持していた。
黄金のりんごを摘むことは、春の女神であるイズンだけが許されていた。
そんな重要な果実を儚げで華奢な女神に任せて大丈夫なのかと思うのだが、
アース神族が住むアスガルドの地は安全に守られているため問題は起こりえなかった。
しかし、一度だけヨトゥンの策略に陥ったロキによって、
イズンはアスガルドの外へ攫われてしまい、
黄金の林檎を失った神々は年を取り、力が衰えた。
結局は、悪行のばれたロキが落とし前として、イズンをアスガルドに連れ戻す。
再び黄金の林檎を食べた神々は、若々しい体を取り戻すのだが、
イズンに黄金の林檎を任せるのはいささか腑に落ちない話である。

4枚目は北欧神話のトールだ。
トールは雷と農耕の神で、最強の戦神ともいわれる。
彼は荒々しい性格で、ミョルニルという稲妻を象徴するハンマーを使って戦う。
この絵には、トールとその前に立ちはだかる大蛇「ヨルムンガンド」が描かれている。
多くの敵と戦ったトールだが、まだ幼獣だったヨルムンガンドを逃してしまった彼は、
ラグナロク（世界の週末の日）に決着をつけることになるのだ。
なんとも劇的な1枚で、私はこれが一番気に入った。

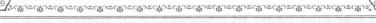

魔女の家

アルプス山脈に沿ってそのまま西へ向かい、フランスへ入る。日本が食の近代化の手本としている国のひとつで、公式な正餐や晩餐会でも提供されており、高級料理の代名詞となっている。本場の最高級の料理を食べてみたいものだが、値段も然ることながら1ヶ月以上も予約でいっぱいらしくなかなかそういった機会には恵まれなさそうだ。とはいえ、宮廷料理人たちが仏革命後に宮廷を離れ、街角で営業を始めた歴史があり、やはり街中でも美味しい料理店が多い。

地元の案内人に手軽でおすすめのお店を紹介してもらった。落ち着いた雰囲気ながらも、そこまで肩肘張らずにゆっくりできる良い店だった。私は名物のブイヤベースを頂いた。海鮮の旨みが凝縮されたとても美味しいスープだった。同行者はパスタを頼んだのだが、ソースには見慣れない白い茸が入っていた。コプリーヌという茸で、一見鬼白茸に似ていたため躊躇したが、食べてみるととても美味しかった。

つくし茸（コプリーヌ）
まるで大きな土筆のような茸で可愛い外見をしているが、
採取の機会を逃すと一晩で真っ黒くドロドロに溶けるという。
それを聞き、この茸がササクレヒトヨタケだと見当がつく。
清国で見た際に、不老不死の妙薬として清朝の皇帝に重宝された茸だと教わった。
抗酸化作用からくる老化防止、美肌維持などの効果があるという。

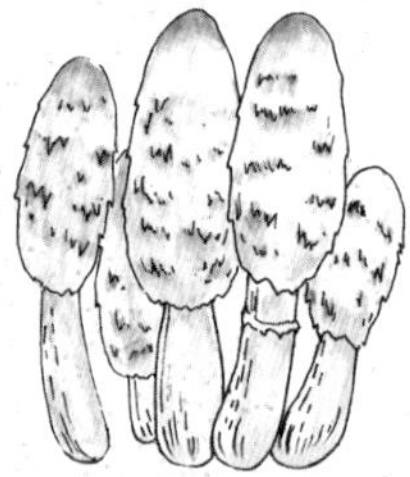

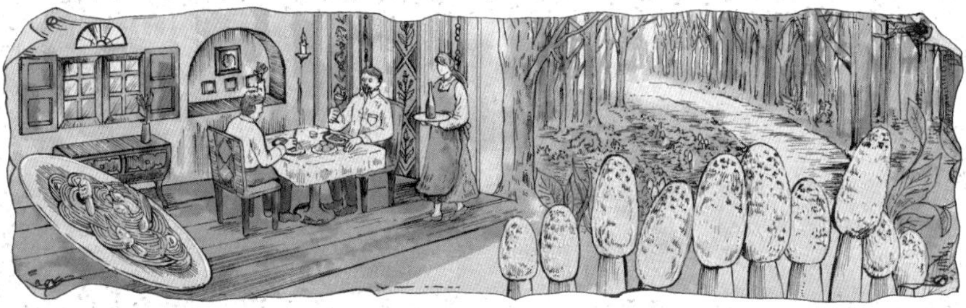

レストランでお腹を満たした後、近場の宿へ。店主の妻が陽気な人で、話が弾んだ。私たちの旅の目的を理解するやいなや、おすすめの場所があると悪戯な表情で微笑んできた。なんでも「魔女の家」があるという。

次の日にちょうど用事があり赴くというので、同行させてもらう約束を取り付けてその日は就寝した。次の日、宿からそう遠くない場所にある“魔女の家”に案内してもらった。そこには、数世代前にイングランドの方から越してきた家族が住んでおり、そこのおばあさんが魔女（薬師）として小ハーブ園を管理していた。すぐそばに小さな調合室が併設されており、そこでおばあさんに話を聞くことができた。おばあさんは耳が聞こえづらいようで、孫娘が会話のために付き添ってくれた。

ハーブ園はちょうど春を迎えようと少しずつ花が咲き始めていた。天井から吊り下げられたハーブのスワッグの香りが、より一層の華やかさを出している。古いが手入れの行き届いた研究室のような空間で、ずっとここに居たくなる場所だった。薬棚は年季の入った引き出しを幾つも重ねて一つの棚のようにしている。これらの棚は、故郷のイングランドから遥々運んできたものだという。棚の中には、昔薬局を開いていた時に使っていたという薬瓶や白い陶器のハーブポットが並んでいた。薬瓶はだいぶ古く、欠けていたり使用に堪えない物もあるが、小さいながらも装飾が美しいものばかりだ。中世から脈々と生業を続けているらしく、お婆さんの年齢よりも古いものが多く、出自が分からないものもあるという。

いくつかの瓶がとても気に入り譲って欲しいと願い出ると、ある程度数に余裕のあるものは譲ってもらえた。お婆さんにとっても思い入れのある物とのことで大切に扱おうと心に決めた。

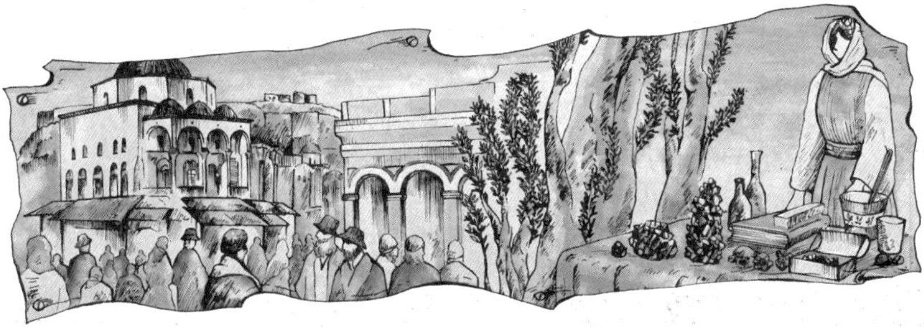

フランスはマルセイユの港から船に乗り、イタリアを越えてギリシャのアテネへ入る。街中に入ると、ちょうど大きな蚤の市が開催されていた。春の陽気に包まれ心地よく、見て回るにはおあつらえ向きだ。掘り出し物があるかもしれないと、我々も早々に宿に荷を下ろして蚤の市に向かった。大半が生活用品だが、多種多様な品々で溢れている。中には売主ですら理解していない品物も売りに出されている。あまりにも数が多いので、鉱物関連と錬金術に関わるものを集めることにした。

蚤の市を見て回っていたところ、店主から話しかけられる。魔法の石だといって指差した先にあったのは黒い石だった。黒く変色した石かと思ったが、金属のような感触がある。どうやら磁鉄鉱、マグネタイトのようだ。この辺りで良く採れるらしい。

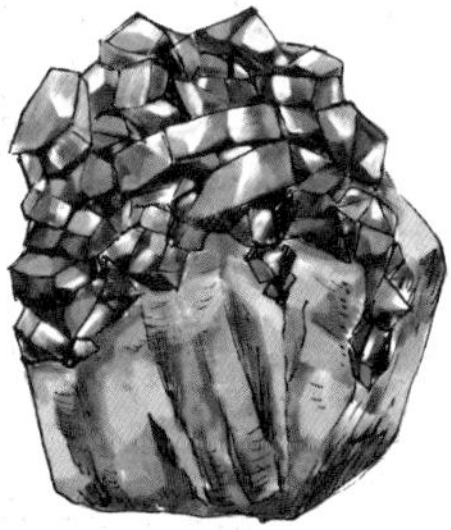

磁鉄鉱

火山岩や変成岩に含まれており、日本では踏鞴製鉄で
鉄製品の原料とされている。中医薬では毒性のある辰砂の代用として、
鎮静、睡眠のために用いられる。鉄を引き付ける磁気性もあり、
確かに魔法の石かもしれない。

閑話「ヘルメス主義と錬金術」

錬金術といえば、中世の西洋を思い浮かべる人も多いだろうが、
その歴史は古く太古の昔から連綿と続いてきた。
ギリシャで錬金術というとアリストテレスを思い起こす。
ヘレニズム時代に錬金術が盛り上がった要因として、
彼が提唱した四元素説の影響は大きい。
水・火・土・風の四元素を土台にした理論や哲学は広く受け入れられ、
その後アラビア世界で発展した。

錬金術とは自然哲学の一部で、
自然と物理的宇宙の哲学的研究といえる。
基本概念は神の創造の力を解き、実践することだ。
素材を浄化し、成熟させ、完成させることを目的とし、
最終的には金、不死の秘薬、万能薬を手に入れることを目的とした。
化学以前の学問で、
現在の知識を持って振り返ると理に叶ってはいないといえる。
荒唐無稽な学問として今日となっては粗略に扱われているが、
私としては錬金術があったからこそ、
自然科学分野や医学が発展したのだろうと思わずにはいられない。

紀元前 1400 年頃に存在したとされるヘルメス・トリスメギストス。
錬金術の祖と呼ばれ、伝説的に語られている。
彼が著作したとされる古代思想、神秘主義の文献写本を
ヘルメス文書と呼ぶ。
しかし、文書には彼の死後 1000 年以後に成立した学問が含まれていたり、
新プラトン主義やグノーシス主義の影響が見受けられる。
また、最も古い写本もヘレニズム（紀元前 3 世紀）以降のものであるが、
原本ではなく写本なので起源が不明瞭だ。
文書は「技術」と「宗教哲学」と大きく二つの分野に別れてまとめられており、
技術の分野では、占星術、医薬学、錬金術、魔術。
宗教哲学の分野では、人類学哲学、宇宙論、神学と多岐に渡っており、
これらを総じてヘルメス主義と呼ぶ。
この文書に影響された古代ギリシャの学問は多い。
この中でも錬金術は特に勢いがあり、東西南北に広く知られるようになった。

ほどよく発展した都市の治金技術に、
「卑金属を貴金属に変えることができる」という錬金術は
非常に魅力的だったのだろう。
「この世界にあるすべての物質は
ある一つのもの（プリマ・マテリア）からできている。
そのため、その唯一のものの正体がわかれば、
物質を自由に生み出せる」
この考えは、人々を熱中させた。

錬金術の他に、とりわけ注目を浴びたのが占星術だ。
太古より暦を作る上で星は重要な役割を担っていた。

１日を告げる太陽、月の満ち欠けの周期、彷徨う惑星たち。
星の動きは一年の周期と一致しており、
春の訪れや夏の太陽、秋の収穫、そして冬の厳しさと、
季節を司っているようにも思えたのだろう。
太陽と月そして惑星、星の光りや動きが世界を支配し管理をしている。
その星の動きをから、未来を知ることができると考え、
占星術は発展していった。
星の世界は神の世界の一端ではないかという考えは、
プリマ・マテリアの真理を得るためにも必要であると考えられた。

このように、ヘルメス主義において「技術」と「宗教哲学」の分野は、
個別として成り立つものではなく、お互いが複雑に絡み合っていた。
科学的な分野に迷信めいた信仰が混ざっているようにも見える。
そして、数千年続いた錬金術の歴史は、
ルネサンスを境に勢いを失くしていく。
さまざまな変化が波のように訪れ、
それまで前提としていたことが崩れ去ったからだ。
例えば、望遠鏡の発達で天体観測の精度は上がり、
それまで見えていなかった星が発見されたり、
詳細な天体運動が分かるようになったことで、
天動説は否定され地動説が定説となった。
また、四元素で物質世界が構成されているという考えは否定され、
古代ギリシアの原子論のほうが正しいと考えられた。
こうした土台の崩壊により、
信憑性を失った錬金術は不完全な学問として終焉を迎えた。

マンドラゴラの叫び

ギリシャから東へ移動し、オスマンの首都コンスタンティノープルに入る。梅雨の季節を迎える日本に比べると、オスマンは雨量も少なく過ごしやすい。この辺りでマンドレイクという植物が採取できると、ドイツ滞在中に耳にしていた。この植物は、根が人の形をしていて徘徊する、などと様々な奇妙な噂話があったので、実際に生えている所を見てみたくてあちこちを探しまわった。そしてついに、茂みの奥で、ひっそりと青く美しい花を咲かせているのを発見した。無理に引き抜き収穫すると叫び声を上げ、聞いたものはショック死するというのだが、そんなことはないだろうと力一杯引き抜くも、根が頑丈で一向に抜けず、細い根が千切れる音だけが響いた。この音が叫び声ということだろうかと思いつつ、仕方がないので周りを少し掘ってから引き抜いた。当然、叫び声が聞こえることはなく、無事手に入れられた。

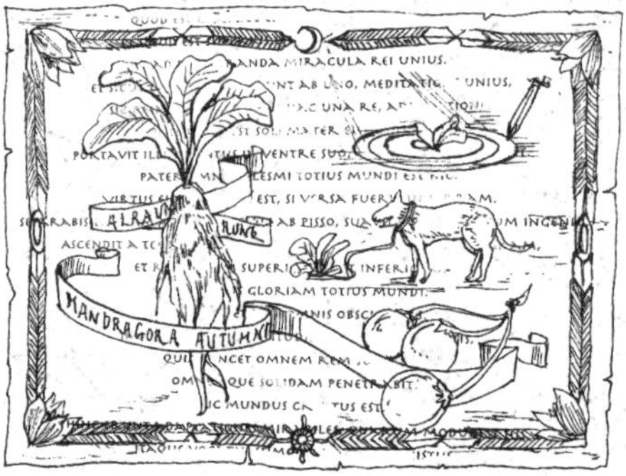

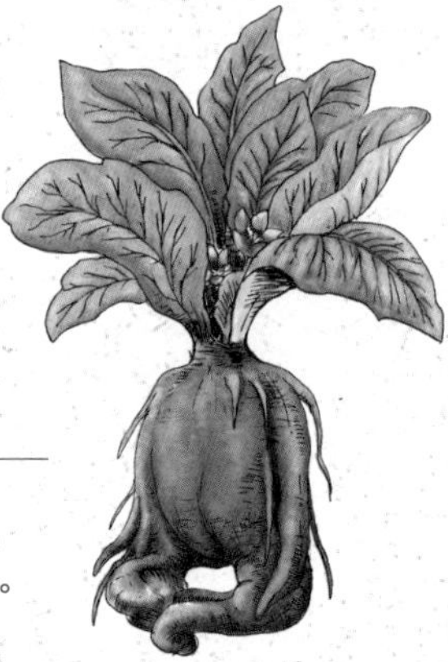

1902

マンドレイク

別名マンドラゴラ。古くは鎮痛、鎮静薬等など広く使用されていた。しかし毒性、麻薬性が強く、現在は薬用に使われることはほぼない。

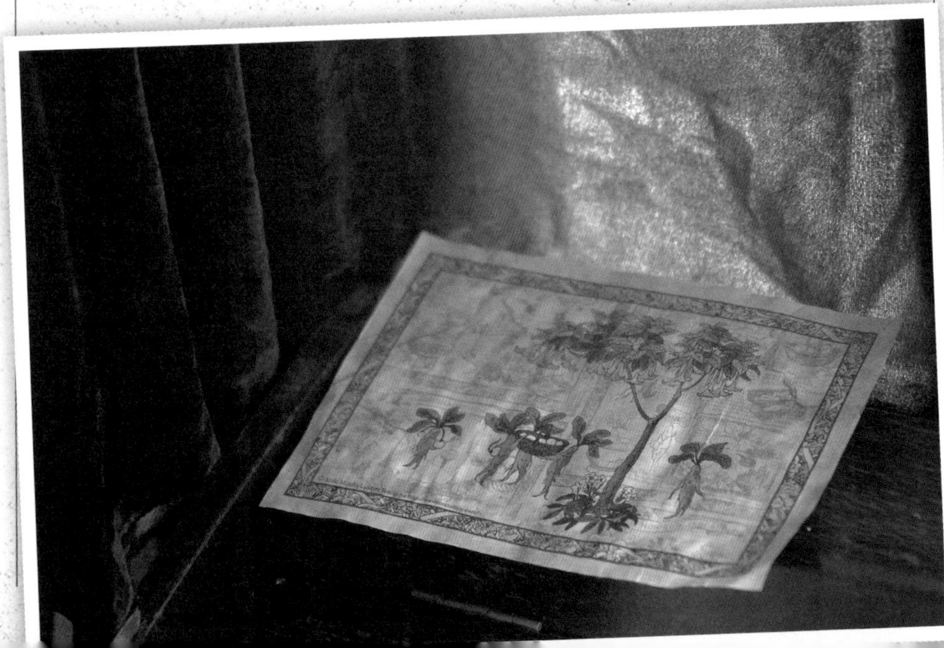

魔導書紙片

小さな宿屋に泊まった時のことだ。暖炉の上に小さな絵が飾られていた。
羊皮紙のような紙に、朝鮮朝顔の下に集まった“マンドラゴラ”が描かれていた。
マンドラゴラたちが自身の実を収穫している。
その様子が不条理でなんともおかしく、魔女に関わる絵なのに仄暗さが和らいでいる。
西洋でマンドラゴラは、魔女や魔術など怪しい呪(まじな)い師の印としても需要がある。
露店や大型の店舗でもマンドラゴラの根が販売されているが、
需要に対して明らかに供給量が足りないらしく入手できる根のほとんどは本物ではなく、
似たような根を持つゲンチアナなどの植物の根だという。
エジプトのピラミッドなどの壁画によく描かれていることからも分かるのだが、
元々は地中海周辺の暖かい環境で育つ植物で、寒さには強くない。
そのため北方などの寒い土地で育てようとすると、
寒さに耐えれず枯れてしまうことが多い。
加えて、根を育てるためには長い年月が掛かる。
ものによっては数十年と掛かるため、農園などで育てない限り安定供給は難しい。
とはいえ採算も取れないので農園栽培は、難しいだろう。
それにしても、何故マンドラゴラにこれほどの人気や需要があるのか。
旧約聖書に「恋なすび」という項目がある。
妊娠したい２人の姉妹がマンドラゴラの黄色い実に執着するという話だ。
実に精力増強と催淫作用があることを意味する。
これがマンドラゴラに不思議な力があるという最初の記述といわれている。
旧約聖書では実が注目されているが、
毒や薬になる植物は根に成分が凝縮されることが多い。
時代が進むにつれて、主要な部分は実から根へと変移していく。
その要因としては、根の方が効果が高いことの認知や、
大きくなった根の形状が人の形のように見えたりと様々な事象が考えられる。
人の形という形状が、怪しげな儀式や信仰に必要とされたことも
広まった大きな要素かもしれない。
そこから錬金術師はホムンクルスを作るための材料の一つであると考えた。
また、ドイツのある地方では服を着せ世話をする風習があるという。
日本のオシラ様に似た風習だが、神の媒体という訳ではないようなので謎が深い。
マンドラゴラについては、これを機に興味が尽きず色々と調べ続けている。
好きが高じて「マンドラゴラ育成術書」と銘打って、
育て方や世話の仕方をまとめたものまで著述してしまった。

蒐集品備考——魅惑の薬瓶

魔女の毒薬

フランスで出会った“魔女”と呼ばれるお婆さんに譲って頂いた黒い瓶。
その瓶について、逸話がいくつか残っているというので、お婆さんから話を聞いた。
お婆さんの生まれる前の話らしく、100～200年程前の話と思われる。
瓶は3種あり、「忘却薬」「催眠薬」「真実薬」と名前がついている。
何かを治療する薬というよりは、毒薬など呪(のろ)いに近いものの名前だ。
それぞれに話が残っており、その内容は第三者視点で語られている。
どの話も登場する人物の悩みを、薬を使って解決するという話なのだが、
中には無事に薬が効いたものの、悲しい結末のものもある。
先祖の残した記録といっているが、寓話のようであり、不思議な話が多い。
最近でもこういった話はあるのかと尋ねると、
悩み解決のようなものは今でもやっているとのことだった。
魔術の類も専門にしていたようで、密かに人気があるのだろう。
黒い瓶には美しく細かな彫刻が施され、
その銀色の線が秘密めいた雰囲気を伝えている。
前には神秘的な魔法円が縦に3つ並んでおり、
それぞれ、何か効力があるのだろうか。
中にはソロモンの魔法円もいくつかあり、
ヘブライ語で書かれている非常に小さく細かい模様も特徴的だ。
裏側にはこの毒薬に使われたであろう材料が並んでいる。
ベラドンナやヒヨス、ケシの実などが入っていた。

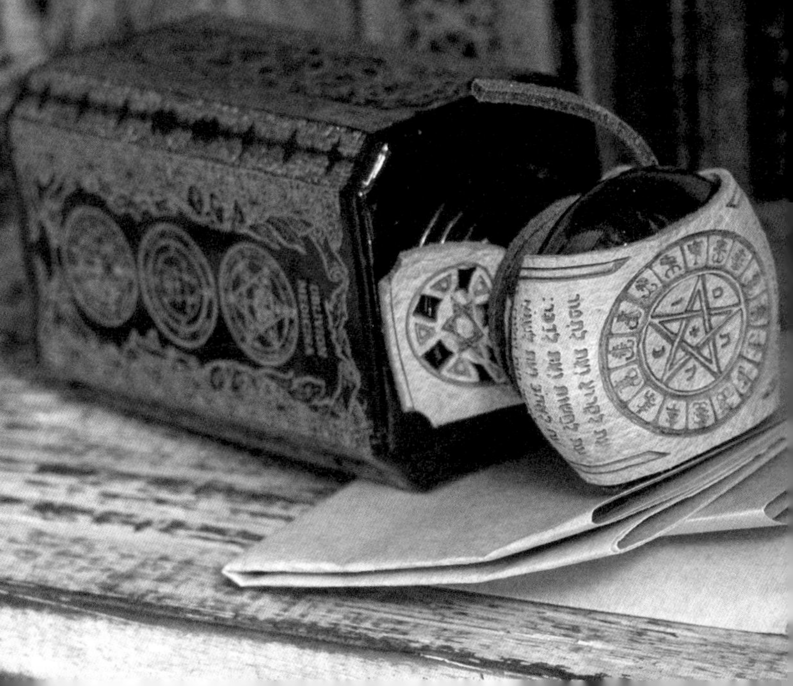

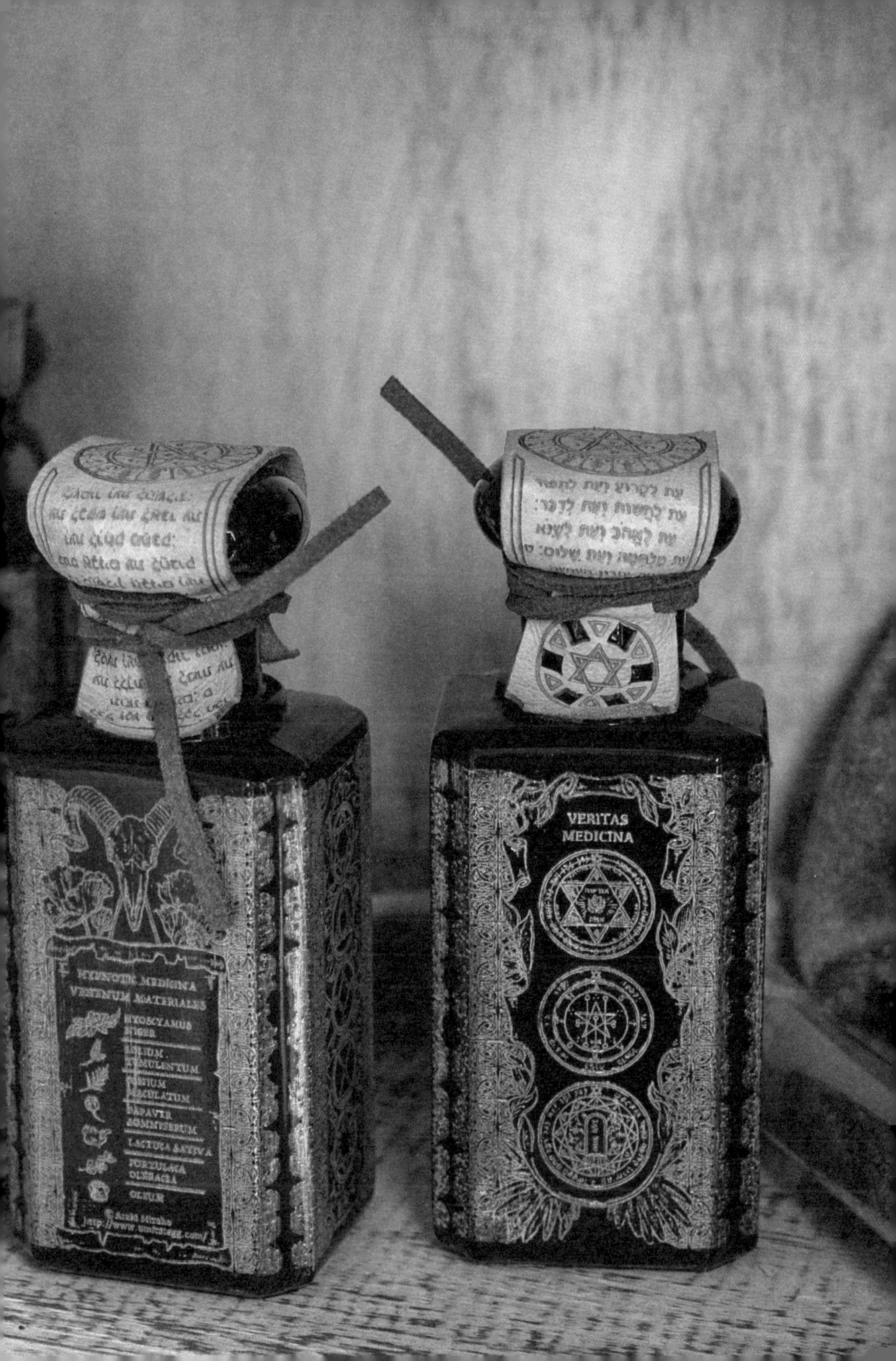
VERITAS
MEDICINA
MATERIALES
HYOSCYAMUS
LACTUCA SATIVA

ELIXIR

ギリシャで催されていた大きな蚤の市。
目ぼしいものは少なく、最後の方まで来てしまっていた。
一度引き返そうと思ったが、昼食の頃合いで腹も空いていた。
路地に入り外食店を探すと、坂の上でひっそりと蚤の市をしている店を発見した。
そこはいわゆる古物商店で、年中古いものを売っているようだ。
大通りの蚤の市には出さないのかと聞くと、老齢で持ち運びが大変とのことだった。
一見して品揃えが普通の古道具ではない様子に心が踊った。
店内奥まで見させてもらい、店主との会話も弾んだ。
店舗にしている建物に昔は医者が住んでいたらしく、
地下にはなんと錬金術をしていたであろう部屋があるという。
そんなものをみて嬉しいかね？
そんな様子の店主だったが、興味を持った私を地下に案内してくれた。
整理はされておらず、扉付近には荷物が乱雑に積まれている状態だった。
荷物を飛び越え、店主は明かり取りの窓を少し開け、
見やすいように取り計らってくれた。
立派な窯と蒸留器が鎮座している。
奥の方には棚があり、本や瓶類が並んでいた。
小ぶりな箱を手に取ると、中から液体の音が微かにした。
箱を開けて中を見ようとしたが、開き方がわからず開けることができなかった。
少し力を込めて唸っていたら、店主が急いでやってきて木箱を私の手からもぎ取った。
古いから開かないのかと思ったが、どうも中で何か引っかかっているだけらしい。
箱上部の部品を横に回転させると、パカリと箱が２つに割れた。
中からは、非常に美しい薬瓶が出てきた。
細かい彫刻には銀色がのっており、首にも革紐がついている。
中には何か液体が入ったままで、青緑のような色をしている。
興味深くも、明らかに錬金術を思わせる模様が刻まれていた。
もし可能なら譲っていただけないかと聞くと、店主は快く交渉にのってくれた。
手に入れたのは３種の薬瓶で、箱は同じものだが瓶の彫刻や中身の液体は違う。
大きく「ELIXIR」と書かれた下に、
「万能薬」「再生薬」「不死薬」と記載されている。
表は魔法円と豪華な模様が刻まれ、
裏側は長文と何かの記号が横並びに配置されている。
錬金術の特徴的な暗号だろうが、一体なにを示しているのだろう。
いつからあったかはわからないが、ここの部屋で作られたものだろうか。

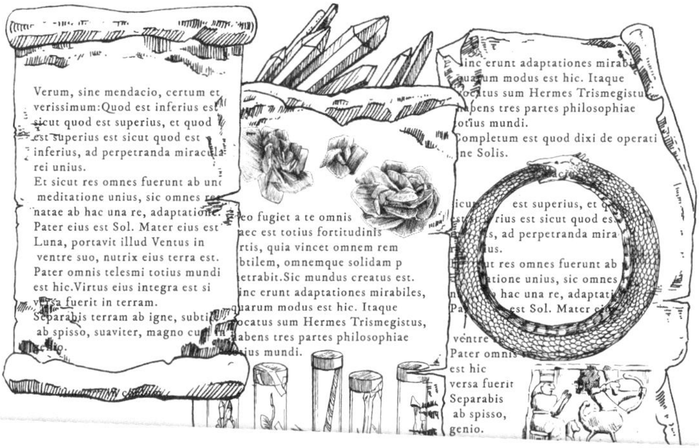
Verum, sine mendacio, certum et
verissimum:Quod est inferius est
sicut quod est superius, et quod
est superius est sicut quod est
inferius, ad perpetranda miracula
rei unius.
meditatione unius, sic omnes
natae ab hac una re, adaptatione.
Pater eius est Sol. Mater eius est
Luna, portavit illud Ventus in
ventre suo, nutrix eius terra est.
Pater omnis telesmi totius mundi
est hic.Virtus eius integra est si
versa fuerit in terram.
ab spisso, suaviter, magno cu
eo fugiet a te omnis
aec est totius fortitudinis
rtis, quia vincet omnem rem
btilem, omnemque solidam p
etrabit.Sic mundus creatus est.
inc erunt adaptationes mirabiles,
uarum modus est hic. Itaque
ocatus sum Hermes Trismegistus,
abens tres partes philosophiae
ius mundi.
inc erunt adaptationes mirab
uarum modus est hic. Itaque
ocatus sum Hermes Trismegistu
abens tres partes philosophiae
otius mundi.
ompletum est quod dixi de operati
ne Solis.
ventre
Pater omnis
est hic
versa fuerit
Separabis
ab spisso,
genio.

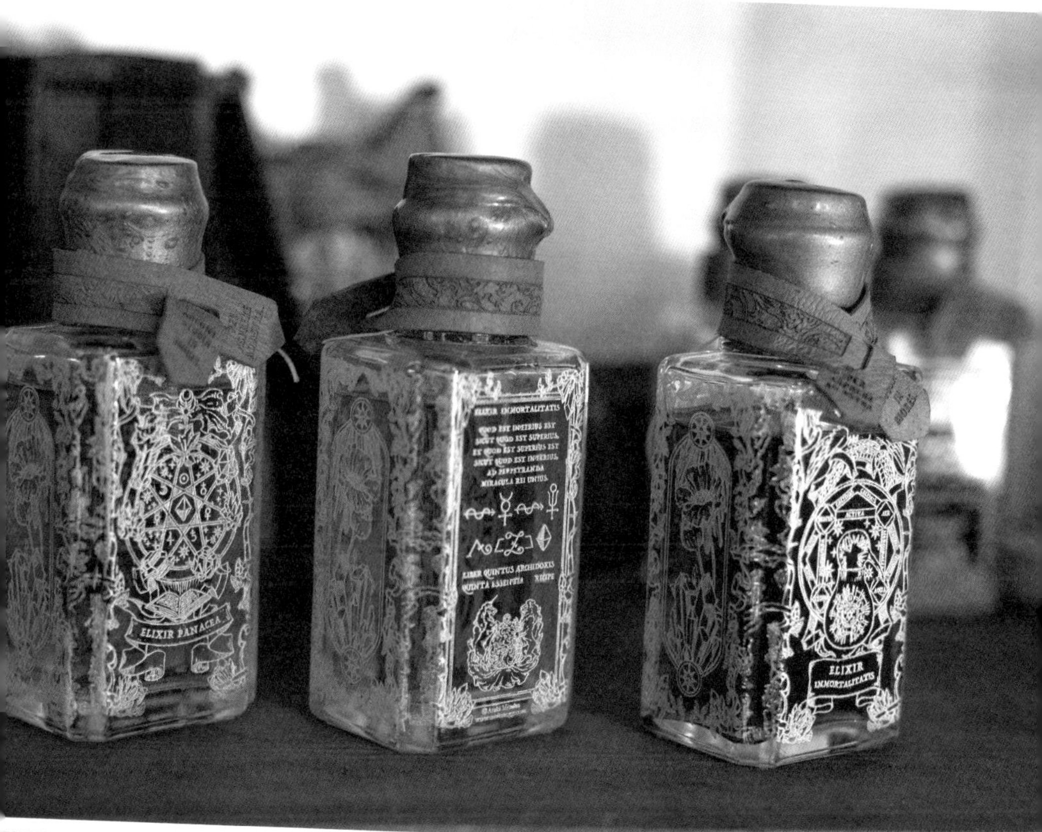
ELIXIR PANACEA
ELIXIR IMMORTALITATIS
QUOD EST INFERIUS EST
SICUT QUOD EST SUPERIUS,
ET QUOD EST SUPERIUS EST
SICUT QUOD EST INFERIUS,
AD PERPETRANDA
MIRACULA REI UNIUS.
LIBER QUINTUS ARCHIDOXIS
QUINTA ESSENTIA
RECIPE
ELIXIR
IMMORTALITATIS

契約の小瓶

足早にオスマンの首都コンスタンティノープルを通り過ぎ、
都市部から少し離れた地方をしばし渡り歩いたときの話だ。
村民たちは見慣れない東洋人の来訪を訝しげに眺めていたが、
旅行で来たことを伝えると親切にもてなしてくれた。
ある大きな旧家に泊めていただいたときのこと――。
主人が蒐集家でこれまで手に入れた珍しいものを見せていただく機会があった。
ずっと正体不明だった物のいくつかを私の知りうる限りで伝えたところ、
気を良くしたのか、さらにいくつかとっておきを見せてくれた。
奥から持ってきた木箱には、繊細な装飾が施された青い瓶が入っていた。
この瓶は商人などから交渉して手に入れた物ではなく、
昔からこの地方にある古い家の地下室や物置から出てくるという。
どうやらその昔、この地域に住んでいた魔術師が配っていた、と伝わっているようだ。
形状から薬でも入っていたのかと質問すると、
中には紙片と石が少し入っているという。
最近も近所で古い家屋の一部を取り壊した際、家具の下に隠れた地下倉庫があり、
青い瓶がいくつか発見されたという。

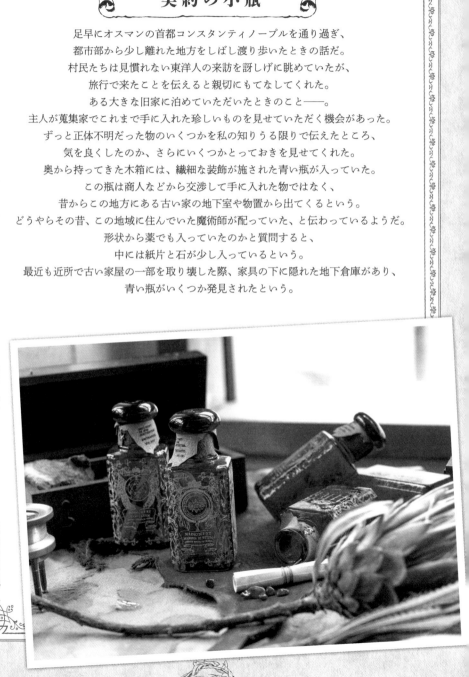

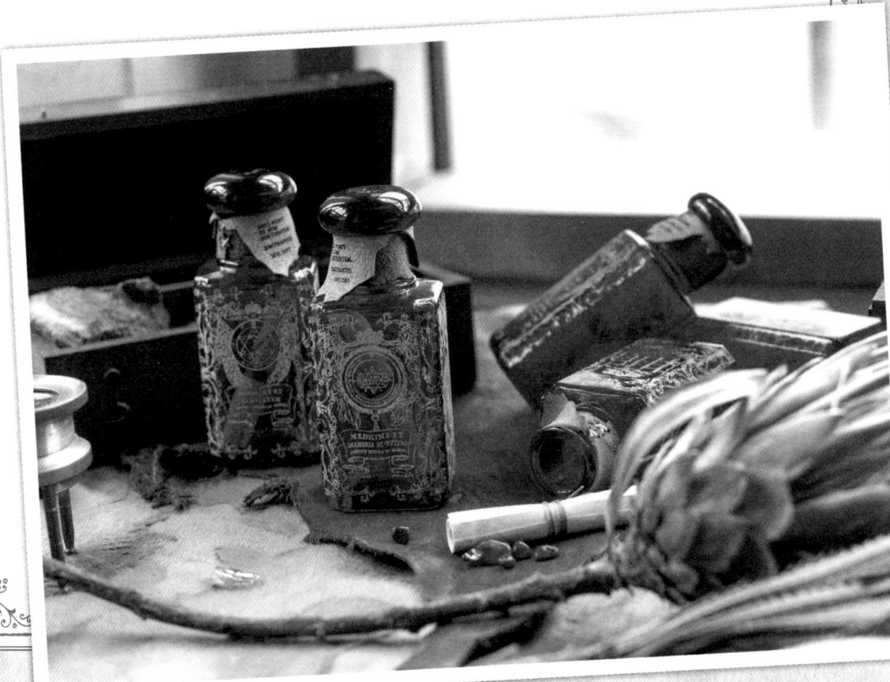

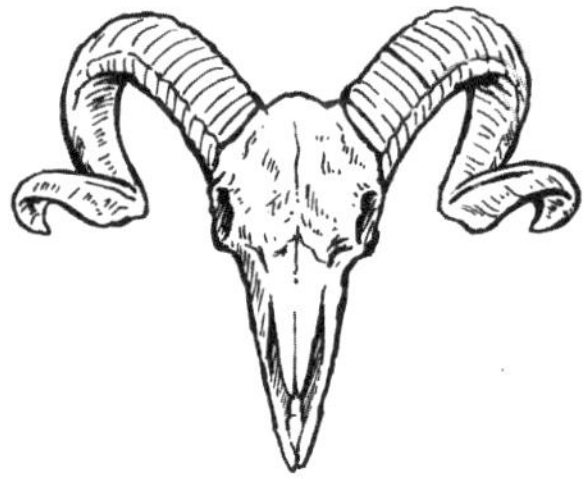

次の日、せっかくだからと私を連れてその地下倉庫に案内してくれた。
見つかった瓶はそのままにされており、砂に塗れていた。
5つほど発見することができたのだが、一度でこの数はかなり多かったようだ。
また、そのうち木箱付きのものが4点あった。
木箱付きで見つかることはあまりないらしいので珍しかったようだ。
とはいえ、傷がついていないものは少なく、割れているものがほとんどだった。
割れた瓶の隙間から、中に入っている紙がこぼれ落ちていた。
紙には瓶に彫られている模様と同じ模様があり、
上部には手書きの文言が記入されていた。
それは、どうやら約束事と、子供の健康を願う文章だった。
屋敷で改めて瓶を観察すると、瓶に刻まれた模様は3種類あった。
装飾と共にそれぞれ「治癒」「予知夢」「願い」という意味の文字が掘り込まれていた。
瓶にまつわる話でこの地方に残るものを聞いて回ると、いくつか聞くことができた。
聞いた話はまるで御伽噺のようだが、妙に惹かれるものがある。
術式で包まれた瓶の中には、この世とは違う空間に繋がっているらしく、
その先の空間には願いを叶えてくれる“存在”がいるらしい。
叶えたい願いと守るべき誓約を書いた契約書を瓶に入れることで、
その存在の加護が得られるということだ。
可笑しな話だと思いながら、金色の彫刻が入った青瓶を見ていたら
何故だか真実の力が秘められているように感じた。
千夜一夜物語の世界にでも紛れてしまったような気持ちになり、
不思議な夜は深けていった。

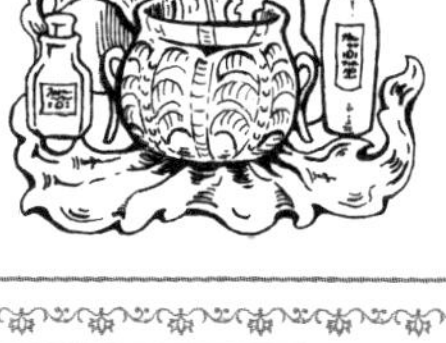

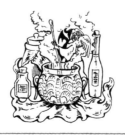

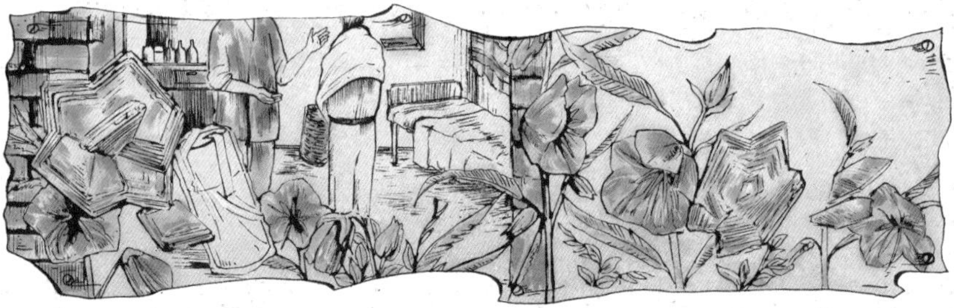

アーユルヴェーダ

この年は陸路の移動を避け、コンスタンティノープルから船に乗る。紅海を抜け、6月の終わりにようやくインドのボンベイへ行くことにした。

石造りの宿に着くと、長引いていた咳が悪化した。医者を探すと、以前にもお世話になった医者だった。旅の外国人がまた来るとは！と驚きつつ、"白雲母"を使った咳止めをくれた。この辺りで採れるらしく、伝統の民間薬のようだ。

インドの医療は独特で非常に興味深い。"アーユルヴェーダ"といい、古代インドの医学を基にした伝統医学だ。紀元前より存在し、西洋諸国の医学にも大きな影響を与えた。ユナニ医学、中医学と共に伝統医学として有名だ。アーユルヴェーダでは、人間の体は3つのドーシャ（ヴァータ：風、ピッタ：火、カパ：水）で構成されていると考えられ、これらの均衡が崩れると病気は起こるとされている。治療はそれらの均衡を得ることを重視し、薬物療法、食事療法、生活習慣の改善などが用いられる。

ちなみに、ユナニ医学は、古代ギリシャの医学を基にした伝統医学だ。人間の体は血液、粘液、黒胆汁、黄胆汁の4つの体液でできていると考えられており、病気はこれらの体液の均衡が崩れることによって起こるとされている。治療法は、薬物療法、食事療法、運動療法、マッサージ療法などがある。

また、中医学とは、古代中国の医学を基にした伝統医学だ。人間の体は、陰陽と五行の均衡で成り立っていると考えられ、病気は、陰陽や五行の均衡が崩れたりすることにより起こるとされている。薬物療法、鍼灸療法、按摩療法などの治療法が用いられる。

アーユルヴェーダ、ユナニ医学、中医学は、いずれも数千年の歴史を持つ伝統医学だ。それぞれの独自の理論と治療法があり、現代医学とは異なる視点から病気を捉えている。この頃からだろうか、これらの伝統医療にかかわらず、地域に残る伝統的な民間の薬に注目するようになった。

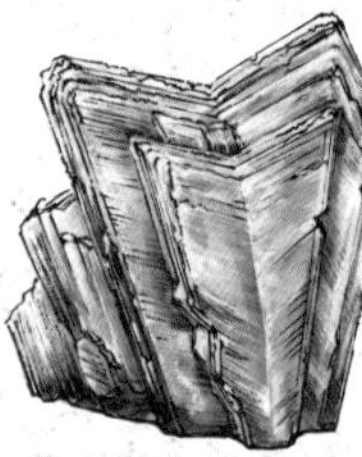

白雲母

インドの病院で処方された白雲母。近くにある採掘できる場所を教えてもらう。
白雲母は何層にも渡る構造が美しく私の好みだ。とはいえ保存が難しい鉱石だ。
この時見つけた物は思いのほか大きく丈夫だったので綿に包み持ち帰った。
インドの医療アーユルヴェーダでは長生効果、気管支炎や喘息、結核などの
肺病の治療にもよいとされる。

7月に入り、雨季を迎えたインド。一年目は10月の乾季に訪れたので過ごしやすい印象だったが、湿度が高く蒸し暑かった。出歩くのが億劫になる程の豪雨もあり、鬱々としたことを思い出す。

少しずつ東へ進み、清国へ北上しようかと話していたところで、曼陀羅花の群生地を発見した。大きめの花が重なるようにひしめき合い、迫力がある。この曼陀羅花は日本で世界初の麻酔薬の開発にも大きく貢献した。ここ一帯では代表的な花のようで、神仏の像にも描かれている。

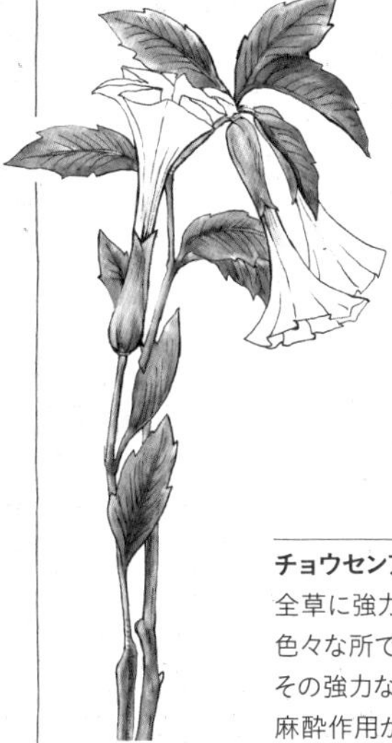

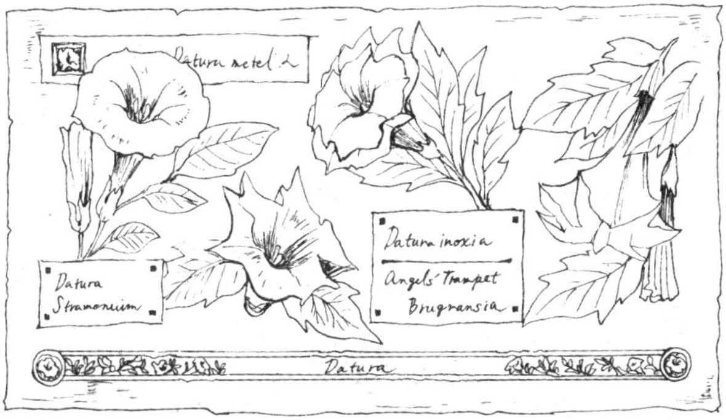

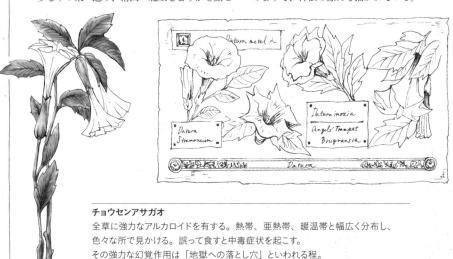

チョウセンアサガオ

全草に強力なアルカロイドを有する。熱帯、亜熱帯、暖温帯と幅広く分布し、色々な所で見かける。誤って食すと中毒症状を起こす。
その強力な幻覚作用は「地獄への落とし穴」といわれる程。
麻酔作用が高い成分で世界初の全身麻酔手術にも使用された。

東に進みながら北上する。一年目と似た旅順のため、慣れたお陰もあり少し楽に進めた。しかし、雨季のため土砂降りがひどいのには疲弊した。とはいえ、寄り道をしながら一年目とは違う景色を見て歩いた。雲南に入りしばらくすると、ふと爽やかな森林地帯に入った。そこに白と黒の印象的な動物がいた。熊のようだが、色のせいか妙に愛らしい。パンダという生き物を噂で聞いたことがあるが、とても現実とは思えない配色だった。

この頃、届いていた手紙の中にジャワ島にある植物園へのお誘いがあったことを思い出し、旅程を変更して、インドネシアに向かうことにした。日本に来ていた蘭学者からの紹介状だったのだが、記載された期日が迫っていた。

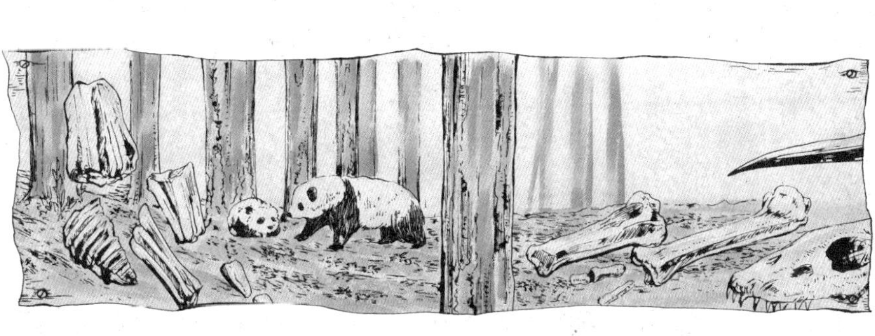

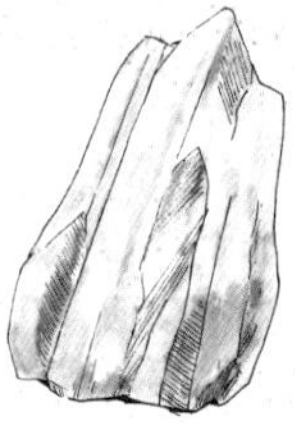

竜骨

雲南から南下途中に立ち寄った市場で、北方の地で採掘したという竜骨に出会った。
古くは竜の骨（ロンクー）と信じられていたが正確には大型哺乳動物の骨の化石。
漢方では様々な効果があるが、生で用いると不安不眠、動悸に鎮静効果を発揮する。
また、焼いて用いると鎮痛、止血作用が強くなると言われている。
生か焼きかで効果が変わるというのが面白い。一般的に牡蠣と共に使用される。

雲南からメコン川に沿って南下。まだ9月で雨季が続いており、雨量が多く川が氾濫しそうな日もあった。安全を第一に、危険な日は川に近づかないように過ごした。可能な限り船で移動をしていたのだが、途中で古都の寺院や仏塔があり気になっても降りるような状況でなく、また後日に訪れたいと思ったのを覚えている。

タイの国境に近づいたところで、船を乗り換えヨム川を下った。ヨム川はタイ最大の川であるメナム川に合流しそのままバンコクへと至る。メコン川もそうだったが大きい川の近くでは古い文明の遺跡に遭遇することがある。メナム川沿いで見たワットアルンは美しく心を奪われた。

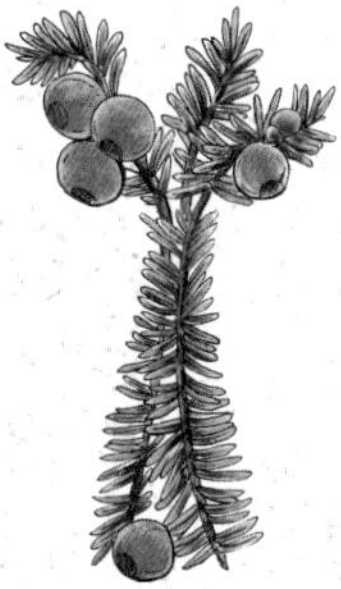

イチイ

タイでメナム川を下っていると川沿いにイチイの木が生えているのが見えた。
タイではユーと呼ぶらしい。日本ではキャラとも呼ぶが、
幹の生え方が少し違って見えた。育つ場所により姿は違うのだろうか。
美しい赤い実がなっていたので少し採って少し食べさせて頂いた。
幼少の頃から好きで、見かけたらこうやってよく食べている。甘くて大変美味である。
しかし、種子を含め果実以外のその他は有毒のアルカロイドタキシンが含まれている。
注意が必要だ。古くから民間薬としても様々に使われてきた。
古くから瀉下薬、鎮咳薬などに使われていた。

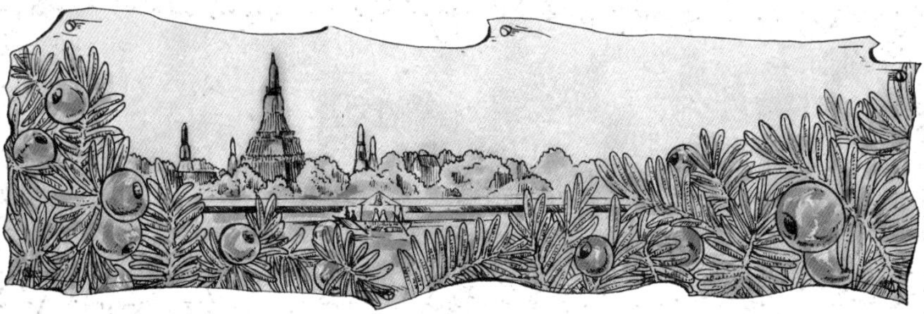

バンコクからサイゴンの港へ行き、船でジャワ島のボゴール市に到着。紹介状の日付が過ぎてた為、少々揉めたが見学が許された。ここの植物園は大変素晴らしく、ジャワ島や周辺諸島一帯で、ジャワ人の民間や医者が使用していた薬用植物を蒐集したという。また近くの山嶺の高地には離れの植物園があり、亜熱帯の植物が栽培されている。農業発展の側面もあり、ここを経て広まった作物も多い。アブラヤシ、キナノキ、コーヒー、ゴム、タバコなどと多岐に渡る。植物園には図書館や標本館も併設されており、私の興味は尽きなかった。しかし、招待客としての滞在期間は限られており、すべてを見て回ることはできなかった。心残りから落ち込んでいたのだが、助手たちに誘われて遺跡巡りをする。非常に大きな石の建物に登り、眼下に島を一望する。大変美しい。

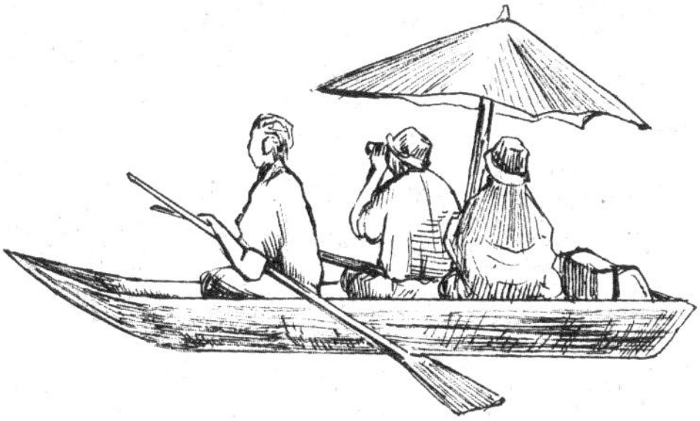

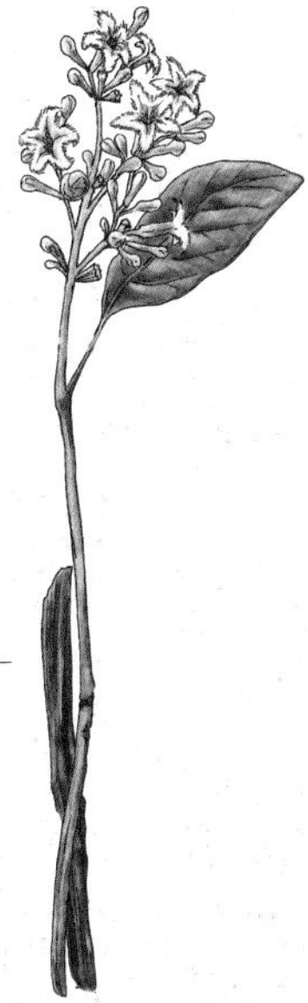

キナノキ
ボゴールの植物園の離れで栽培されていた亜熱帯の植物たち。
その中で柔らかく淡い綿毛のような花が揺れていたアカキナノキ。
元々は南米原産の樹木で、樹皮が昔から民間療法に用いられてきた。
マラリアの特効薬であるキニーネの原料となる。
この植物園のキニーネの普及における功績は計り知れない。

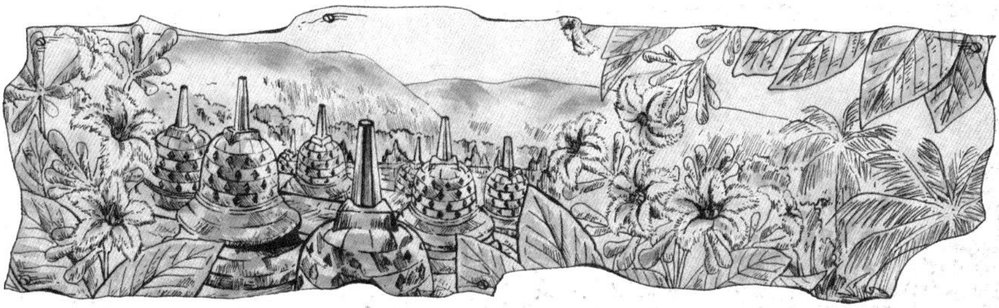

数日しかジャワ島には滞在できず、名残惜しい気持ちを引きずりつつ、島を後にした。1月中に日本に戻る旅程を立て、急いで北上。船を乗り継ぎ、清国上海へ向かった。急いだおかげか、思いのほか早く到着できた。余裕ができたので、少し清国を見て回ることにした。吉林省の長白山が資源豊かと聞き、次の目的地とした。

上海からは船で山東省膠州のチンタオを経由。この辺りは数年前からドイツが租借しており、目覚ましい発展を遂げている。もともとは岩肌が露出した丘に囲まれた小さな港町だったと聞いていたが、木々が生い茂り西欧風の建物が立ち並んでいた。自由貿易都市という構想を掲げており、欧米各国と清国の接点となる市場を目指していた。私が訪れた時はまだ欧米各国は参入しておらず、これから盛り上がりそうだという予兆だけがあった。現在では各国が進出しており、アジア屈指の近代都市の一つとなっている。そんな未成熟な時期だったが、すでに日本の商人が幾人か商いを始めており、先見の明というか商魂逞しいと感服したのを憶えている。

チンタオは商業地区とドイツ軍部が明確に分かれており、軍の区画には強固な要塞が築かれていた。日本からそう遠くないところに、このような地があることに少し不安を感じた。

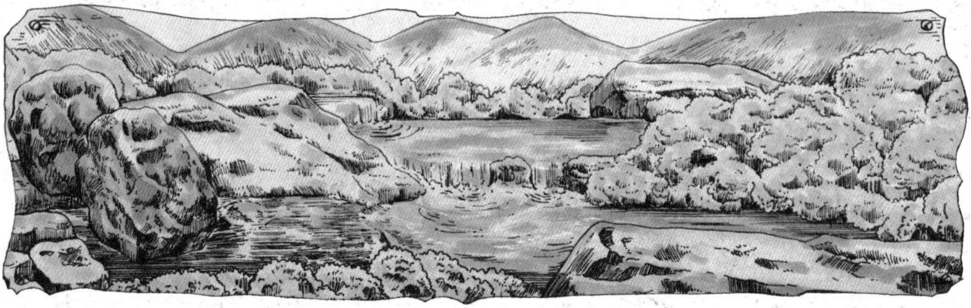

チンタオから鉄道に乗るも建設途中で膠州駅からは馬車での移動となった。天津まで行けば交通網が充実していると聞き、そこを目指していた。

途中、地質調査をしているというドイツ人に出会う。道に迷い困った所で出会ったのだが、道を尋ねたお礼に銅を渡すと、あちらもお返しにと、赤黒い石を差し出してきた。その石は“代赭石（たいしゃせき）”というもので、粉末にして外傷に使うと良いと旅の身を案じてくれた。清国の山西省代州で良質の代赭石が採れると聞き、寄り道することにした。

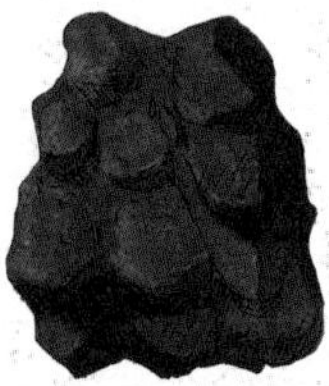

代赭石

土状をした軟質の赤鉄鉱。
外傷の出血に粉末を用いると止血の効能がある。
外出時に役立つだろう。

1902

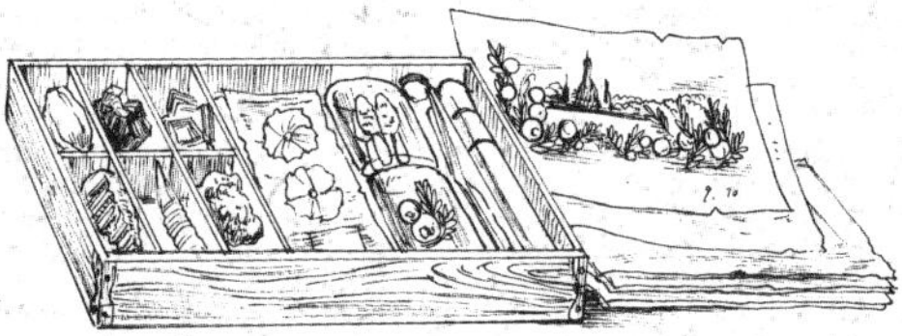

天津に到着し、北京まで鉄道に乗り、そこから馬車で山西省へ。広大な土地のおかげか、清国での採石は非常に豊富で充実したものだった。次の目的地、長白山を目指す。鉄道で天津を経由して奉天へ。そこから馬車に乗った。長白山は清国と朝鮮の間に跨っており、古くから満州民族と朝鮮民族にとって“聖なる山”として崇拝されていた。清国になり満州民族の王朝なってからは皇室発祥の地とされ、さらにその意識は高まり、祭祀を執り行うために幾度となく皇帝が訪れていたという。そのため入山禁止の封禁策が過去に敷かれていた。

入山禁止が解けたと聞き訪れてみたが、あまり歓迎はされていなかった。民族間の緊張もあり、許可が降りる雰囲気ではない。物には触れず書き留めるのみ、という約束でどうにか数時間の入山を許された。とはいえ、長白山の冬は10月から5月までと長く霧深いので山麓を探索するに留まった。

朝鮮人参、山菜、熊肝、鹿茸などが採れるらしいが季節柄見つからなかった。そんな折、見事な赤い霊芝を発見した。非常に珍しい茸で、発見しただけでも奇跡らしい。触れてみたくもなったが、目付役が厳しく素描を描き留めるに終わった。

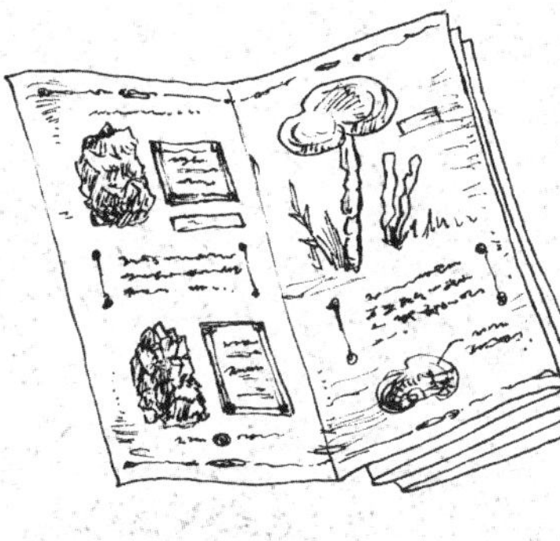

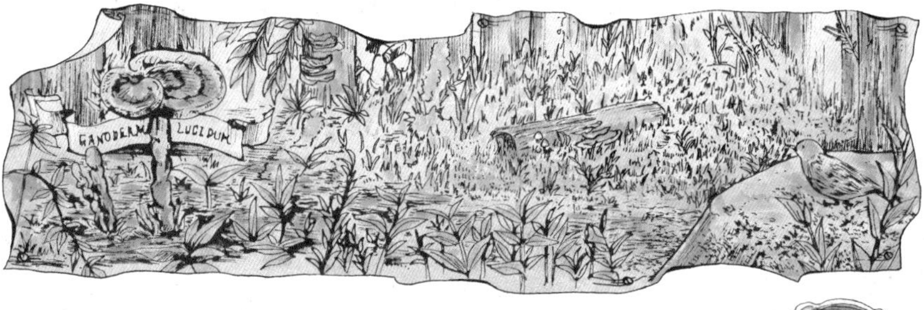

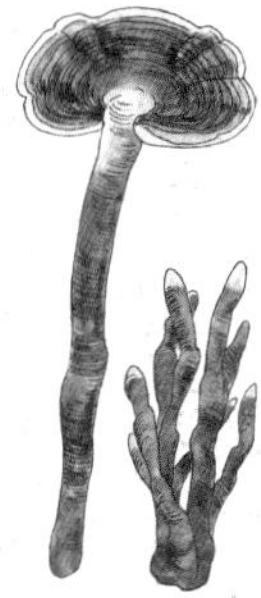

霊芝

不老長寿の仙薬として重宝されている。別名で幸茸、門出茸と呼ばれる。
最古の本草書と言われる神農本草経に収載されており、最上級の薬に分類される。
また日本書紀にも芝草の名で登場し、無病長寿の効果があると記されている。
食べるには非常に硬い茸で、削って粉末状にして煎じて飲む。
高血圧、肝臓病の改善、免疫向上などの効果がある。

鉄道で大連に移動し、そこから船で長崎へ。漸く帰国。長崎から鉄道で東京を目指した。途中、静岡の友人宅に立ち寄った。そこで立派な椎茸をお土産として頂いた。料理の出汁に使うと美味しくなるが、値段が高く普段使いとしては贅沢な食材だ。栄養価は高く、風邪などを治し体内の血の巡りを良くすると昔からいわれている。

東京の自宅に着き、書斎で私は蒐集した素材たちを広げた。そして研究室へ持ち込むものを改めて精査した。中にはくたびれてしまった物もあり、より良い保管法はないものかと想いに耽るのであった。

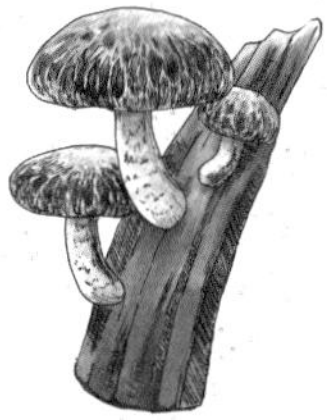

シイタケ

日本人には大変身近なシイタケ。古くから精進料理の出汁にも使われている。
欧州でも「シイタケ」と呼ばれる程日本を代表する菌類だ。
人工栽培が確立されるまでは、高級食材とされていた。
中医学では香蕈（こうしん）と呼ばれる生薬。
腎虚、免疫向上に良く効き、また咳、動脈硬化、癌予防にも良いといわれている。

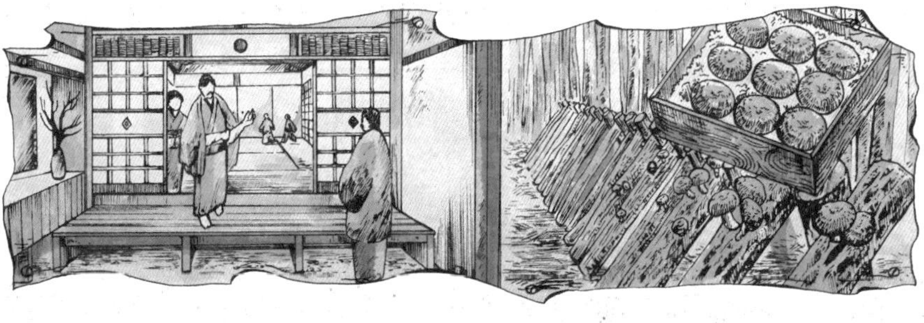

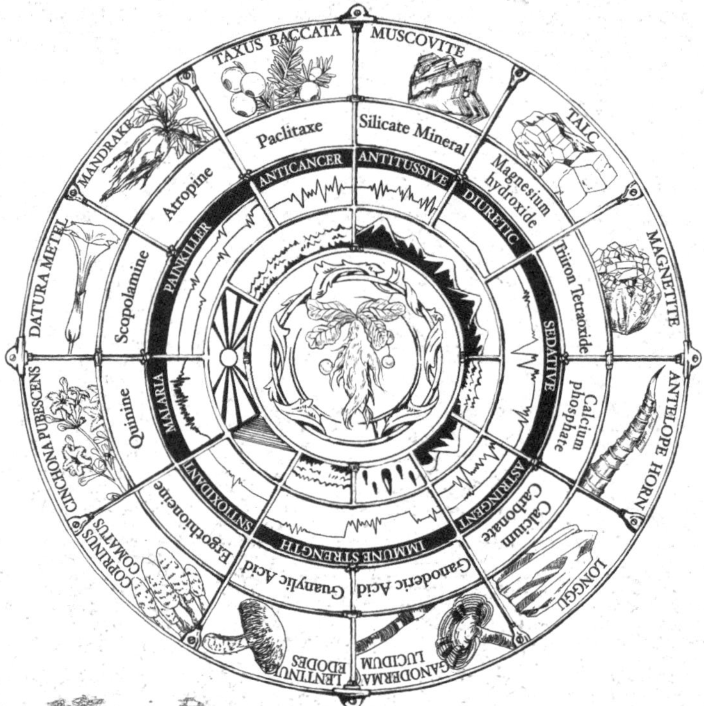
TAXUS BACCATA
MUSCOVITE
TALC
MAGNETITE
ANTELOPE HORN
LONGGU
GANODERMA LUCIDUM
LENTINUS EDODES
COPRINUS COMATUS
CINCHONA PUBESCENS
DATURA METEL
MANDRAKE
Paclitaxe
Silicate Mineral
Magnesium hydroxide
Triiron Tetraoxide
Calcium phosphate
Calcium Carbonate
Ganoderic Acid
Guanylic Acid
Ergothioneine
Quinine
Scopolamine
Atropine
ANTICANCER
ANTITUSSIVE
DIURETIC
SEDATIVE
ASTRINGENT
IMMUNE STRENGTH
ANTIOXIDANTS
MALARIA
PAINKILLER

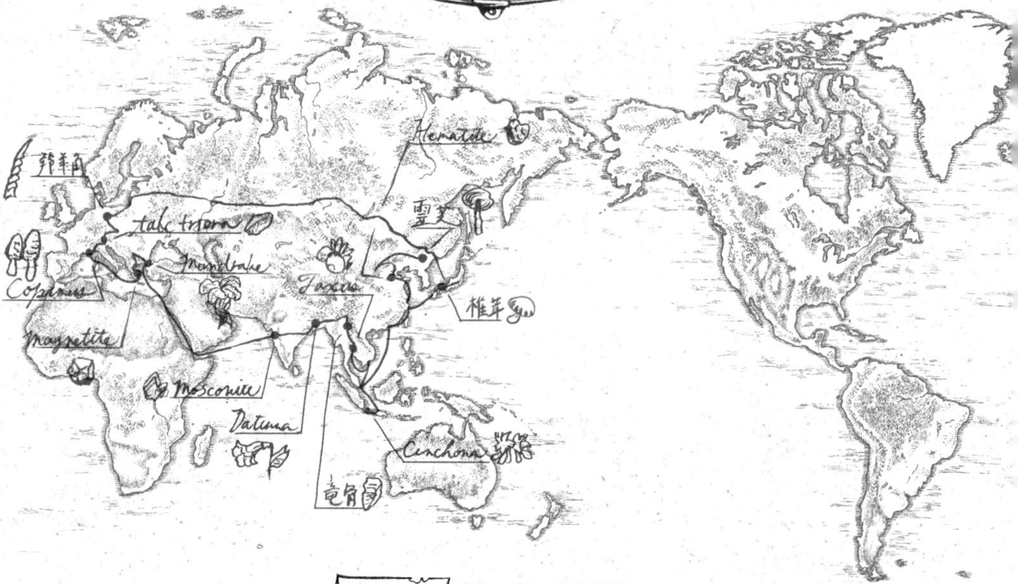
Hematite
Mandrake
Taxus
Datura
Cinchona
椎茸
竜骨

1902年
魔女の気配

不死への鍵

1903

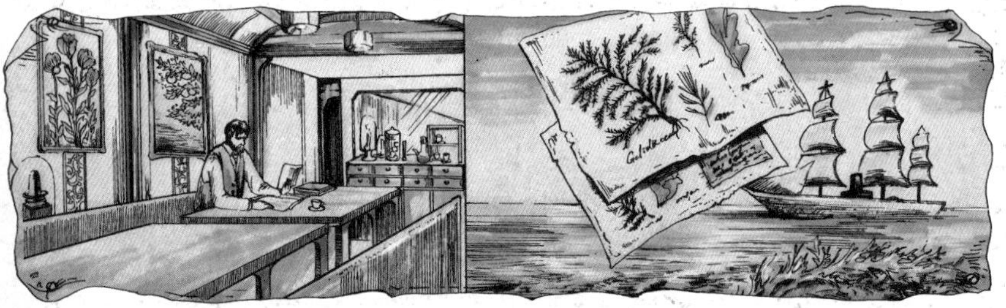

正月の気配がまだ漂う中、早々と横浜から船に乗り込み欧州を目指す。客室は狭く気が滅入るので、よく気分転換に談話室へ行き資料を眺めていた。そんな資料の中に、海藻の標本が幾らか紛れ込んでいた。この頃、妻が浜歩きを趣味にしており打ち上げられていた物を集めていた。

漂流物には異国のものもあったり、珍しい物が紛れ込んでいるらしく楽しんでいた。貝や石、珊瑚などお気に入りを棚の上に並べている。また、海藻の標本造りに凝っており、それが紛れ込んでいた。家から離れて改めて見ると新鮮な目で見られるからか、なかなかおもしろい。

1903

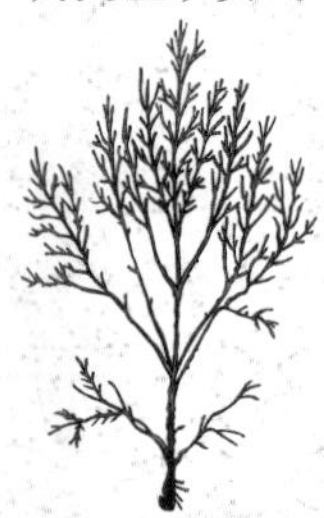

テングサ

資料に紛れ込んでいた、海藻の標本たち。その中にあった一枚、赤いテングサ。
丁寧に何度も洗い色を抜くと、まるで違う姿に変身する。寒天の原料だ。
もちろん食べても美味しいのだが、今では医療の分野で活躍している。
細菌や微生物を培養する為の「培地」を作るのに重宝されている。
寒天のおかげで細菌の研究は飛躍的に進んだ。

2月下旬ナポリに到着。久しぶりの土の上ということで眠気に任せて寝たのを憶えている。途中に何度か寄港はあったが、1ヶ月半程も船上で揺れていたのは厳しかった。丸2日、だらりと過ごした後、興味本位で宿の隣にあった宝飾店に立ち寄った。純度の高い硫黄の塊が、まるで発光しているかのように輝いて見えた。南にあるシチリア島で採取したものらしい。日本でも採取されるが液状が多く、綺麗な結晶体としては手に入りづらい。硫黄は他の物質と化合しやすく、ほとんどが硫化物として存在している。1889年に知床で起きた噴火の後、大量の高純度の硫黄が採掘されていたようだが最近はもう採れなくなっていると聞く。どうにか譲って貰おうと交渉するも難しく、直接シチリア島へ行くこととした。

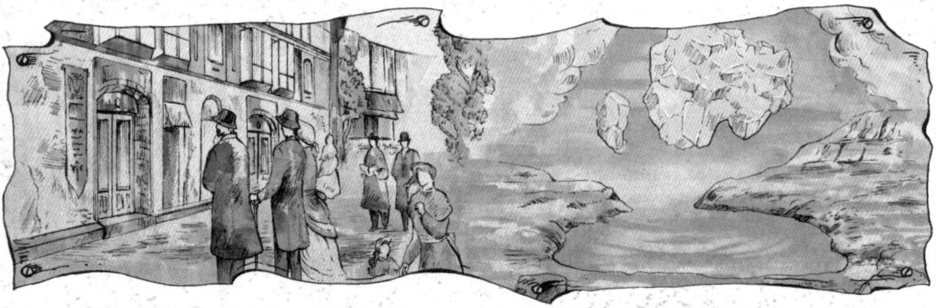

閑話「変容と循環」

錬金術には第一質料、三原質、四元素という考え方がある。
第一質料とは、「ヘルメス主義と錬金術」の項で述べたプリマ・マテリアのことで、
「この世界にあるすべての物質はある一つのもの（プリマ・マテリア）からできている。
そのため、その唯一のものの正体がわかれば、物質を自由に生み出せる」
というものである。これを原一性理論という。
第一質料に熱・冷、乾・湿の性質が加わり変性したものが四元素となる。
火は熱・乾、空気は熱・湿、水は冷・湿、土は冷・乾の性質を帯びている。
この四元素の組み合わせであらゆる物質ができていると考えられた。
三原質は、第一質料と四元素の間にある架け橋のような存在だ。
硫黄・水銀・塩の三種で分類される。
実際にそれらの物質を表している訳ではなく、特性を指し示している。
硫黄は気体性を持ち男性的。形相、能動的を表す。
燃焼性と可溶性を金属に与え、土と火の元素を内包する。
水銀は液体性を持ち女性的。質料、受動的を表す。
可塑性と流動性を金属に与え、水と風の元素を内包する。
塩は固体性を持ち中性で運動を表す。硫黄と水銀を結びつける媒介。
硬度と強度を金属に与え、第五元素のエーテルとされる。
錬金術では殊更、硫黄と水銀の二つが重要視され、塩はあまり重要視されていない。
硫黄と水銀は正反対の性質で、この二つの割合ですべての物が作り出せるとされた。

何故、硫黄・水銀・塩の三種で性質付けがされたのか。
まず、それぞれが他の物質と非常に化合しやすいという共通点があるだろう。
そして、これについては、1901年に採集した辰砂が関係している。
辰砂とは硫化水銀のことである。つまり硫黄と水銀の化合物だ。
太古から水銀を得る為に辰砂は燃やされてきた。
辰砂を燃焼させ、常温に戻すと液体の水銀が姿を現す。
その一方で、硫黄は気体となって消えてしまう。
水銀に塩を混ぜ燃焼すると白い粉になる。更に熱すると再び水銀を取り出せる。
このような固体から気体、気体から液体、液体から固体という現象が
生命の再生を想起させたのかもしれない。

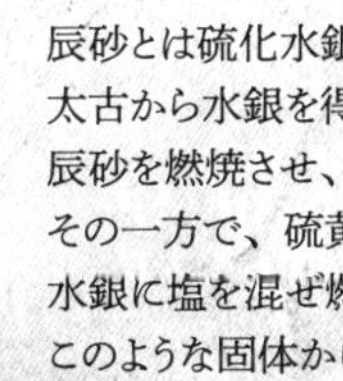

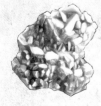

硫黄
本来は無臭の鉱石だが、何かと化合することで
温泉のような匂いや刺激臭を出す。
硫黄は燃やせば青色の炎を発し、高温にすると血赤色に溶け出し液体になる。
そんな不思議な性質からか、錬金術において特別な扱いを受けている。

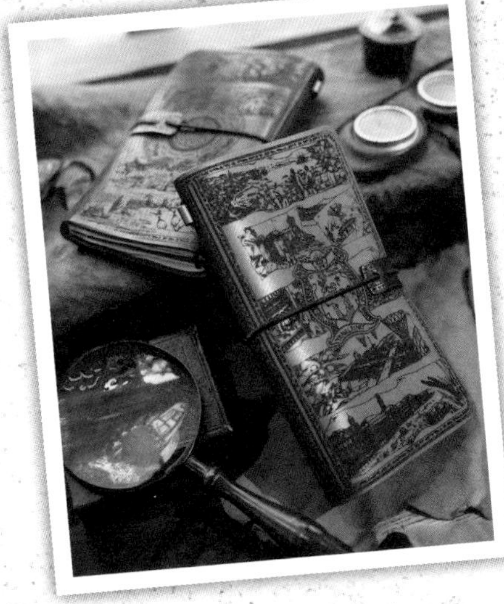

不調だった手持ちの旅行鞄が、とうとう音を上げて壊れてしまった。ちょうどイタリアに差し掛かった折だった。都合の良いことに近辺には革製品の店が多く、修繕できるお店を紹介してもらった。店内には所狭しと革製品が並んでおり、色合いも多彩で華やかだった。厚手の革を使った手帳が目に止まり、以前からやりたかったことを思い出した。熱した鉄棒で革に焼き付け、絵を描くことだ。

早速購入し、宿で挑戦したのだが、あたり一帯に革の焦げた臭いが充満してしまった。しかし、仕上がったものは上出来で、かなり気にいった。

旅の風景を描いたのだが、さらにこれを持って旅を回ったのだから感慨深い。あれから7年近く経ち、革も大分馴染んだ。変化も楽しい一品となった。

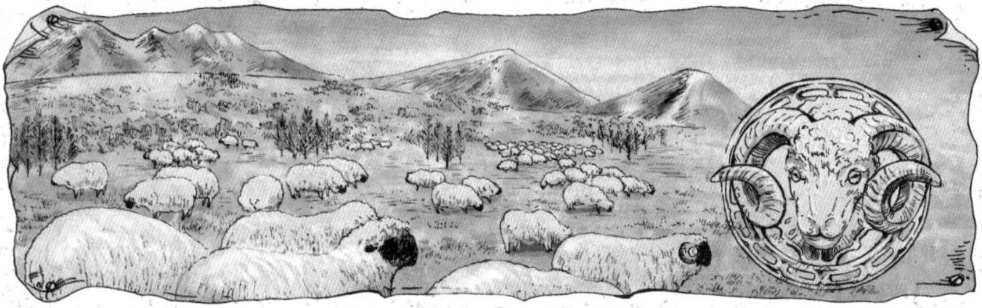

シチリア島で無事硫黄を入手し、一路フランスのパリを目指す。鉄道でマルセイユを経由して北へと進んだ。途中、リヨンで下車し散策していると羊の放牧に出会った。開けた大地に柔らかい白が目に優しい。平和的な光景が癒しを与える。日本でも近年、牧羊が行われているだが、なかなか普及は難しいようだ。羊は日本の気候に合わず体調を崩すらしく、寄生虫にも悩まされていると聞く。それにしても、羊は小柄で柔らかく可愛らしい動物だ。思わず馬車を留め、主人に話を聞きつつ触らせてもらう。

有り難いことに、土産にと羊毛から採れる油で作った軟膏を貰った。保湿に良いということで、妻が喜ぶだろう。

ラノリン
刈り取った羊の毛を洗浄する際に採れる油を精製したもの。
天然の上質な保湿剤として重宝され、皮膚や唇を潤すために
使用されている。また、抗菌作用があり、
皮膚感染症や創傷を治癒するのに効果があるという。
消臭効果もあるが、ラノリン特有の羊臭が苦手な人もいるので
賛否ある。日焼け止めや革製品の手入れ、
金属の腐食を防ぐなど需要は幅広い。

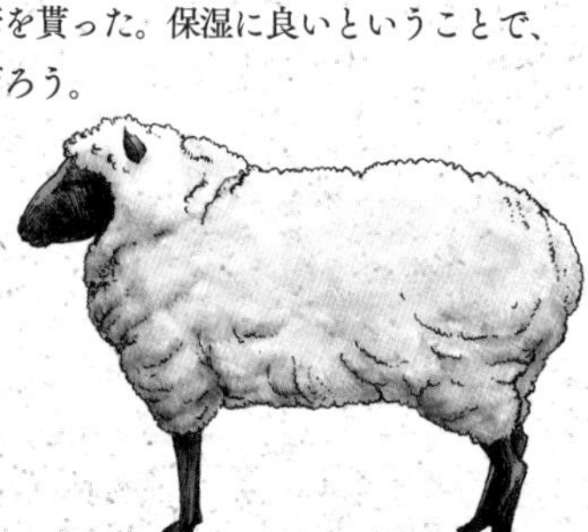

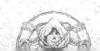

印刷の街

リヨンは古くから印刷と出版産業が発展しており、
そのせいもあって古本屋が多い。
何世紀も前の本がごろごろとしているのだから興味が尽きることはない。
古本屋には宗教書も多いが錬金術に関する書物もなかなか多い。
15 世紀にリヨンに持ち込まれた活版印刷が発展すると、
図書館や大学の本棚は充実し始めた。
それに伴って、他の印刷物や本が蒐集されていった。
そんな数多の印刷物に目をつけたのが錬金術師たちであった。
リヨンは 15 世紀頃には錬金術の中心地の一つとなっていた。
16 世紀には宗教書がたくさん出版され、宗教改革の中心にもなる。
宗教改革とはローマカトリック教会の腐敗や教皇の権威を批判したもので、
聖書のみを信仰の根拠と主張していた。
聖書を読むことで、教会からの教えに疑問を持つきっかけになると考えていたようだ。
この改革によって、一般の人々が直に聖書を読むという習慣が広まり、
印刷技術は発展した。宗教改革に携わった人々は
政府にひどい弾圧を受けたが、屈することはなかったという。
この改革は、三〇年戦争などの宗教戦争や、
宗教をめぐる欧州各国の政治的対立へ繋がっていった。
宗教改革の指導者たちは、錬金術を聖書に反する迷信だとして非難しており、
人々が魔法や迷信に疑問を持ち始めるきっかけとなった。
それまで人気を博していた錬金術は宗教改革によって衰退の一途を辿った。
それでも、宗教改革の教義に懐疑的で、錬金術の研究を支持する人々もいた。
一度大きく衰退したものの、17 世紀～ 18 世紀には
錬金術師や化学者がたくさん住む街となっていた。
その中でも特に有名なのは錬金術師で医者のニコラ・フラメルだ。
賢者の石を発見したと信じられていた錬金術師集団である
フィロソフィア・エテレアの一員で、多くの錬金術の本を出版していた。
フラメルの本はリヨンの印刷所で印刷され、
世界中の錬金術師に読まれ、大きな影響を与えたという。
印刷所や出版物を中心に発展してきた街なのだなと感慨深い。

蔵書票

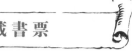

古本屋を見ていると活版印刷以前の本も少ないが見かけた。
羊皮紙が使われていて重く丈夫で、とにかく美しい。
欲しいが、羊皮紙の本は貴重で高価だ。その多くは修道院から売られた写本だろう。
宗教の教義に関してのものが多く、錬金術や占星術に関しての本は少ない。
写本は製作するのに莫大な費用がかかるため、特殊な用途の本は珍しい。
酔狂な貴族が過去に写本を作っていることを願うしかない。
厳重に管理された店内の写本を見つつ、そんなことを思った。さて、
写本の巻末には呪いの文が記されていることが多い。
このような呪い文は“book curse”と呼ばれており、欧州に来てからよく見かける。
こちらでは日本と違い紙の普及が遅く、羊皮紙の本が主流で本自体が非常に高価だった。
盗難などを思い留まらせるためか、本の一部分に
「この本を盗んだり傷つけたら神の怒りに触れる」
などの脅し文句が書かれていることが多い。
店主によると、古代よりこのような慣習はあったそうで、
紀元前のメソポタミアの頃から続いている慣習らしい。
メソポタミアといえば粘土板に文字が刻まれていたので、
破損にも気をつけなければならなかっただろう。過敏になるのも理解できる。
信仰深い人々は、このように書かれている上で盗もうとは思わず、
効果は高かったようだ。
巻末には書籍の所有者を示すための蔵書票(ex libris)が付いている書物もよく見かける。
活版印刷が普及した15世紀以降の本に付けられていることが多い。
名札のような紙片で書籍の所有者を示すものだが、
意匠の凝ったものが多く所有者の感性や洒落っ気を競っているようで、
見比べていると楽しく時間が過ぎてしまう。
元々は貴族や学者が愛好しており、紋章や肖像画の意匠が多かったのだが、
貴族ではない一般人も本を集める今となっては、
個人を示す絵柄は幅広く多種多様になっている。

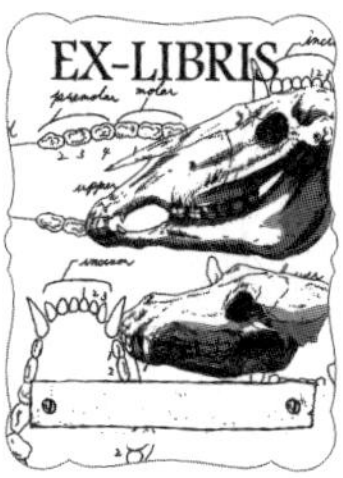

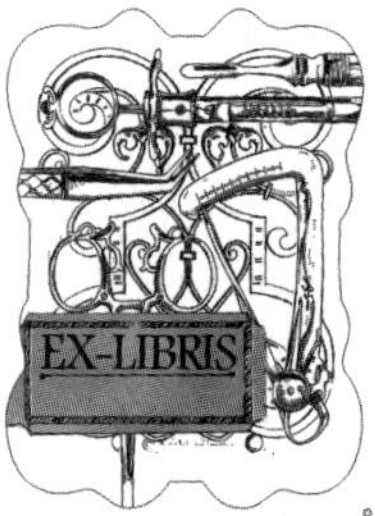

天使メタトロンの立方体

本屋の帰りに近くにあった文具店へ。
万年筆が欲しく物色をしていた。軸が細めのものが好みだが、
なかなか気に入るものが見つからなかった。
万年筆の並びの隣に、何故か手鏡がいくつか売られていた。
丸い手鏡の上部には彫刻が施されており、なにやら怪しげな図が入っていた。
向かいの宝石店が改装中で、その間、文房具店を間借りしていたようだ。
その宝石店は護符やおまじないのようなものも多く扱う、
ちょっと変わった店だという。この手鏡も、そうしたものなのだろう。
私は、その手鏡に興味を持ち手に取った。
刻まれていたのは、魔術儀式で使うような六芒星の魔法円に似たものだった。
気になり、いろいろと尋ねたり調べてみた。
それは"メタトロンの立方体"と呼ばれる図だった。

メタトロンとは
ユダヤ教の最高位の天使で「神の王座」を意味し、
神の書記や神の代理人といわれている。
とはいえ、旧約聖書には登場せず、
エノクの書、タルムード、カバラなどのユダヤ教の神秘主義的文献に多く登場し、
ユダヤ神秘主義において特別な存在となっている。
また、神の智慧を象徴するセフィロトの樹を人類に伝達した天使ともいわれており、
神の知識と知恵を授け、真理へと導くといわれている。
セフィロトの樹の頂点に位置するセフィラである「ケテル」に宿るともいわれている。
神の無限の光が宿る場所とされており、
ケテルから他のセフィロトに神の光が伝播していると考えられている。
カバラにおいて最も重要な天使だ。
メタトロンがセフィロトの樹と共に伝えたとされているのが、
メタトロンの立方体だ。

蒐集品備考——印刷の街

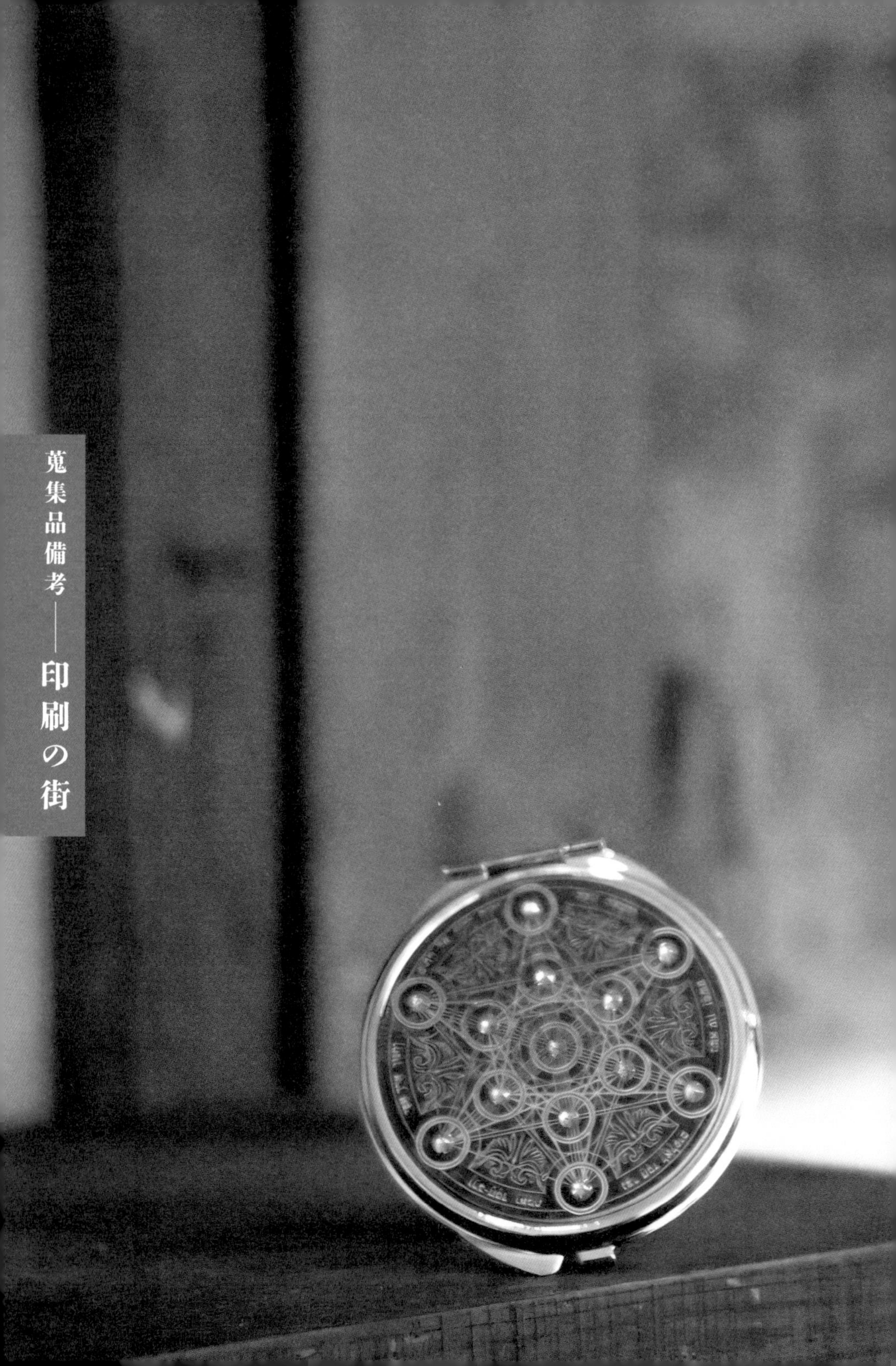

メタトロンの立方体は、
宇宙の創造の原理を表しているとされ、
様々な形が提唱されているが未だに正解はわかっていない。
その中でも一番有名なものは、13個の円と72の線で構成されている図形だ。
円の大きさはすべて等しく、中心の円を6つの円が取り囲み、
その延長線上に円が6つ隣接している。
それぞれの円の中心から他の円の中心すべてに直線を繋げた図になる。
一見、六芒星の中に一回り小さな六芒星を含む図形のようにも見えるが、
その複雑に重なった直線の中には正多面体である
正四面体、正六面体、正八面体、正十二面体、正二十面体の
5種類の図形が含まれている。これらはプラトンの提唱した
宇宙の5つの基本要素（火・空気・水・土・エーテル）を表した立体と一致しており、
神の創造の秘密を象徴する図として研究されている。

手元の鏡の彫刻には、
囲むようにしてヘブライ語が刻まれている。
ユダヤ教の慈悲の13節というもので、
旧約聖書の詩篇第103章11節から18節に書かれている詩篇だ。
神の慈悲と愛が歌われている。
ユダヤ人はこの詩篇を暗記しており、
困難なときに唱えて神の慈悲を求めるらしい。
なんとも持っているだけで御加護がありそうだと思い、
ふとそういえば娘が妊ったということが手紙に書いてあったことを思い出した。
帰国した際、お祝いとして渡したのだが、大事にしてくれているだろうか。

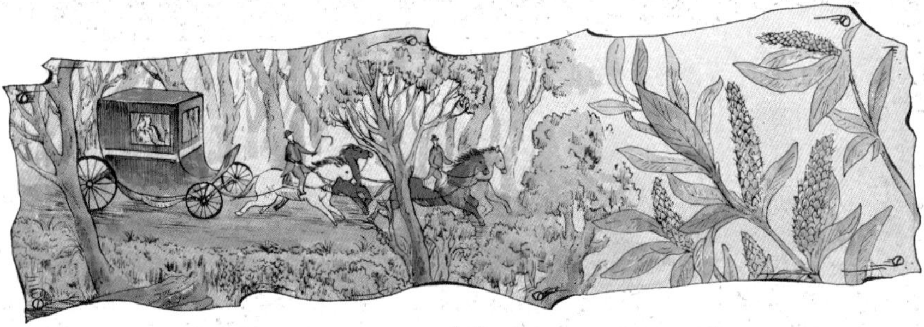

ライン川

1903

リヨンから鉄道を乗り継いでスイスのバーゼルを目指す。ここもリヨンと同じく宗教改革時に印刷が活発だった街だ。そのせいもあり、欧州ではめずらしく宗教が自由だという。中立国のスイスの中でも、さらに自由都市であり風通しの良い街に見えた。自由都市とは、国王や諸侯の支配を受けず、自治権を持つ都市のことだ。

バーゼルはフランス、ドイツの国境に面しており、それぞれ三ヵ国の鉄道が走っている。また南にあるアルプス山脈から続くライン川が流れており、水運も発展している。貿易や金融の中心地であり、芸術も盛んで美術館や図書館がたくさんあった。

数日滞在し、ライン川が気に入り川沿いに北へ移動することにした。川沿いを進む馬車の車窓に、茂り始めた柳の枝が揺らめく。4月になった頃で、春の暖かい風がなんとも心地よかった。こちらの柳は灰がかった色をしているので、淡く霞んだ印象だが、この時期は黄緑の花序が明るい差し色となって華やかだ。柳の枝が尾っぽのように可愛らしいと言うと、助手たちは毛虫のようだというのだから、近頃の若者はまったく、風情も遠慮もない。西洋白柳は鎮痛剤の原料になるので、地元の人に交渉し、採取させて貰った。

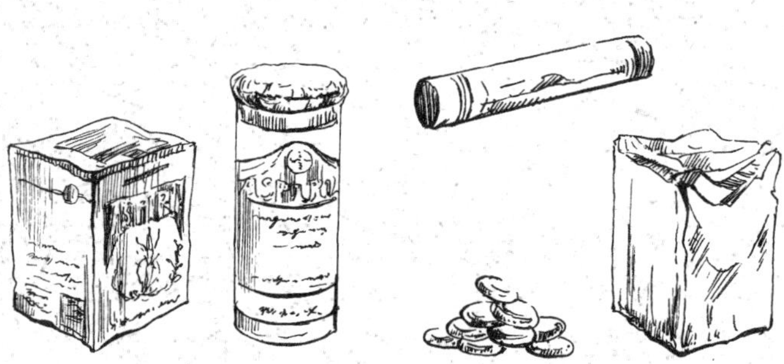

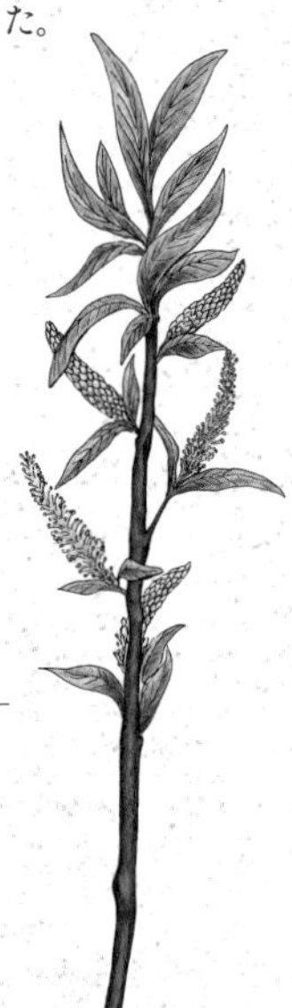

西洋白柳

冬の西洋柳たちは、まるで魔女の髪を逆立てたような姿だった。
成長が早く、四季により様相の違う柳は、
どの国でもある種の霊的な在処になるのかもしれない。
白柳に含まれるサリシンという成分が、鎮痛剤アスピリンの原料だという。
そう考えると世界中に解熱、鎮痛の魔法をかけているようにも思える。

虹色の四大精霊

西洋白柳の採取を終えた私たちは、昼食を食べようと外食店を探した。
しかし、近辺に店はなく、困っていると親切な男性が私たちを家に招待してくれた。
旅行は困難が多いが、現地の人の親切や優しさに感動させられることも多い。
男性に案内された家は非常に豪華な城で、私たちはやや気後れしていたが、
彼は「大きいだけで今は誰もいない。遠慮しないで。」と声をかけてくれた。
昼食は急に人数が増えたにも関わらず、すぐに美味しい料理を準備してくれていた。
食事をしながら、この辺りで旅人は珍しいので宿屋探しも難儀するだろうと、
空いてる部屋に泊まらせてもらうことになった。
家主が年老いてからは広い部屋をあまり使っていないとのことで、
書斎に案内された。そこで私たちが旅で蒐集したいくつかの品を彼に見せながら
話をすると、非常に嬉しそうに聞いてくれた。ひとしきり盛り上がった後、
本棚の脇に飾られた硬貨のようなものが気になり尋ねてみた。
彼はその硬貨を卓上に置き、いくつかの小さな硬貨と、
それらを使って作られたであろう装飾品を持ってきた。
その硬貨は黒蝶貝を彫刻したものらしく、非常に細かく精巧なものだった。
近くで見ると角度によって様々な色彩を放っていた。
母国の螺鈿細工もこのような虹色に煌めいていたことを思い出した。
螺鈿とは違い、貝に直接浮き彫り細工がされているので、カメオに近いのだろうか。
彫刻されているのは何かの紋章のようで、小さな文字までしっかり見える。
非常に細かい。この貝細工はこの城で発見したものらしく、
最初に見つけたのは屋敷の地下室だという。そこには錬金術の道具が揃っており、
過去に実験をしていたであろう雰囲気が残っていたそうだ。

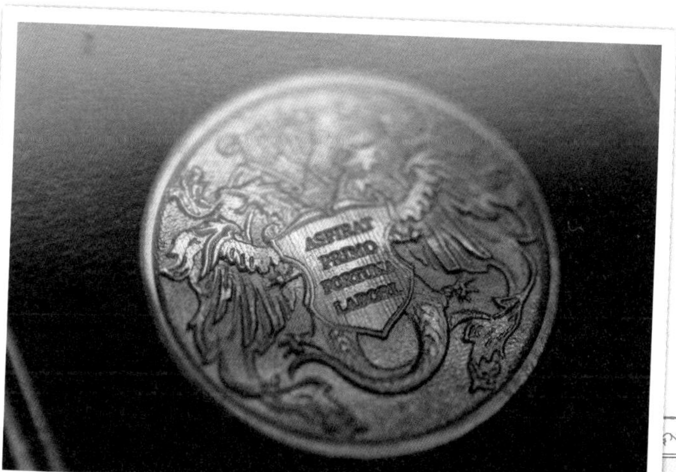

蒐集品備考——虹色の四大精霊

一目でその貝細工が気に入り、部屋中を探し回り掻き集めたという。
親戚に見せたところ、その親戚の家でも見つかったという。
その後も遠縁やこの辺りの旧家で見つかったらしく、
どこも錬金術道具のようなものがある家だったそうだ。
この彫刻の題材は、四元素と四大精霊が関連付けられたもので、
中世の錬金術師であったパラケルススが提唱していた説からきている。
火のサラマンダー、風のシルフ、水のウンディーネ、土のグノームと四種類ある。
大型のものは古貨幣を飾るように立派な保護容器に入っており、
立てて飾りつけられていた。
この立て飾りは各々の場所で一つずつ発見されているという。
小さいものは装飾品にして持ち運びができるようになっていた。
中世以前の錬金術師たちが、同じ思想の錬金術師であることの証として
使われていたのではないだろうかと話していた。
いつもならあまりこの話はしないらしいが、
先ほど私たちが熱心に旅の話をしたときに、
端々で錬金術関連の物品が登場するので共感してくれたようだった。
最後に私たちが持っていた輝安鉱と小さな方の貝を交換してくれた。
この貝にはそれぞれ護符のような意味合いもあるように見える。
どこかで装飾品に仕立てるのも良さそうだなと思った。

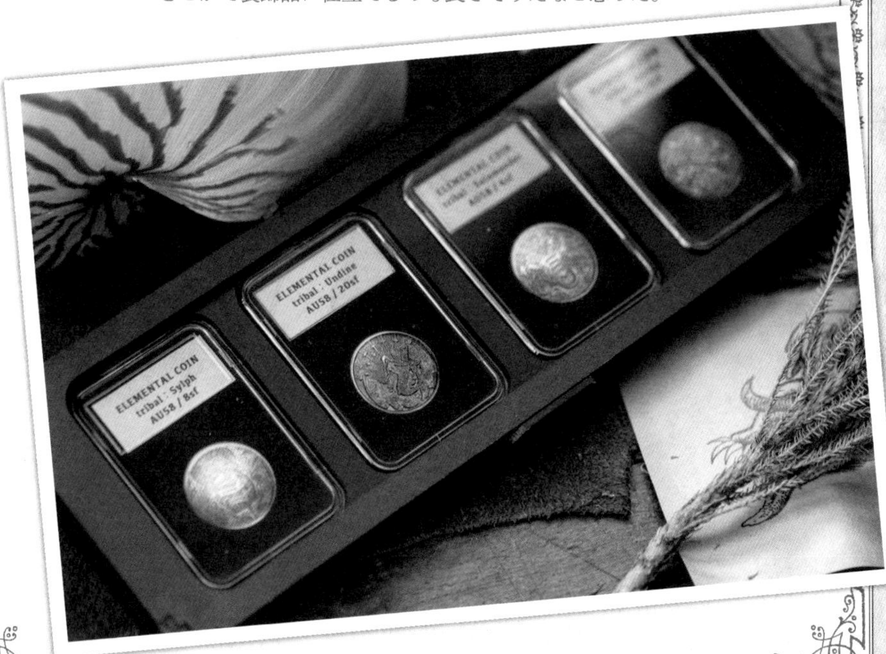

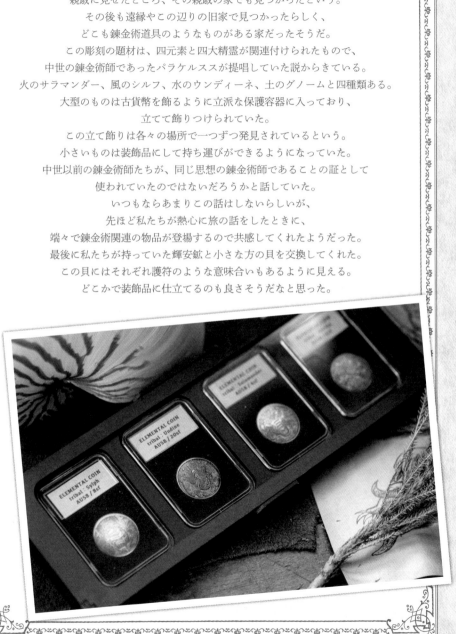

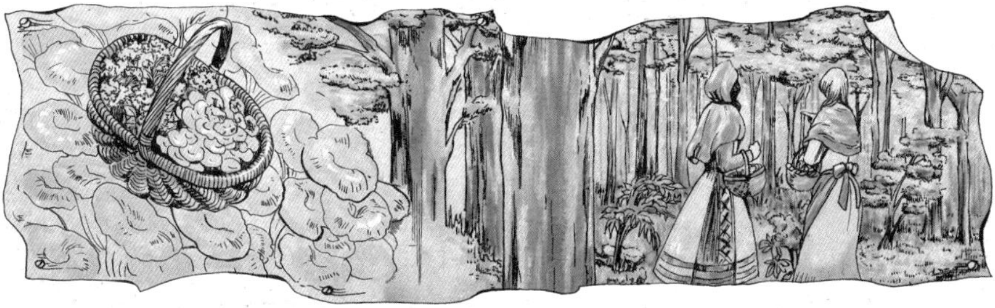

馬車で北上している途中、ライン川の東にあるドイツのフライブルクの街に立ち寄った。ドイツには日本からの医学留学者が多く、このフライブルクもそうだが、ベルリン、ライプツィヒ、ミュンヘンと私の知人も多い。せっかく近くまで来たのだからと、顔が見たくなり、挨拶に伺った。最新の医学を学ぶ為に留学している彼らとの話は面白く、新しい知見も得られた。医学は日進月歩しているのだなと改めて感じ、ドイツにいる他の知人にも会いたくなった。

馬車でそのまま北上し、ルクセンブルクから鉄道でベルリンを目指した。しばらくドイツに滞在し、知人を訪ねたり、気になる場所に足を運んだりした。

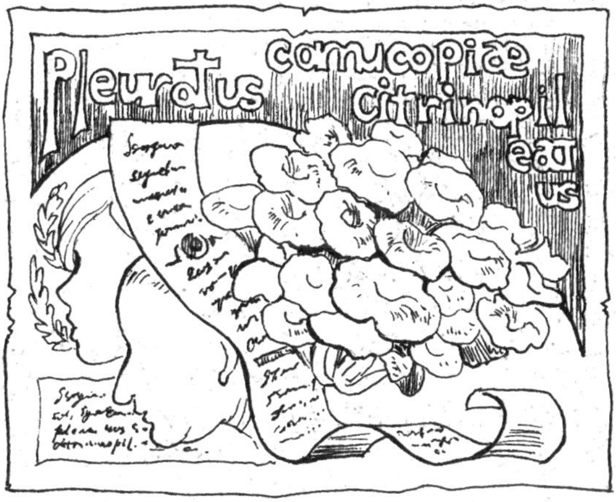

タモギタケ

ドイツで宿泊していた建物の裏に、鬱蒼とした黒い森が広がっていた。
昼頃、森から帰ってきた宿屋の娘さんとすれ違うと、
籠いっぱいの何かを運んでいた。籠の中身を見せてもらうと、
そこには黄色く輝く茸。こっそり、不老長寿の食べ物だと教えてくれた。
これから調理するというので、ついて行くことにした。
食してみるとまろやかで癖が無い。どのような料理にも合いそうだ。
タモギタケは血糖値を下げる成分が含まれており、糖尿病に効く。
また、脳神経の健全化にも作用し、痴呆防止効果も期待されている。

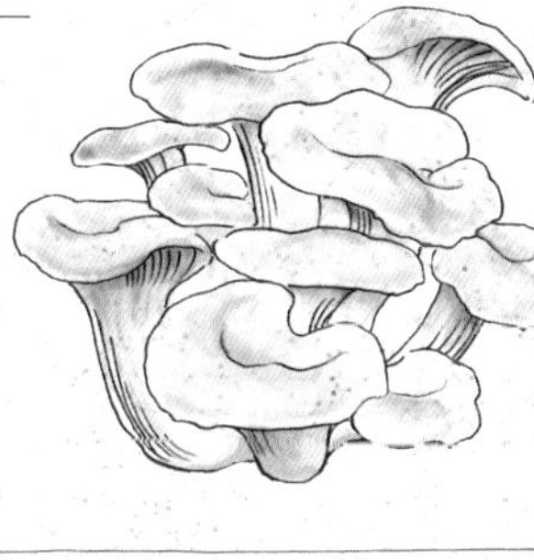

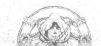

錬金術史解体展

ベルリンに向かう途中、ケルンには錬金術師が多かったという話を聞き、
フランクフルトで鉄道を乗り換えてケルンに立ち寄った。
ちょうど街中でちょっとした祭りが行われていた。
賑わっている中ふらついていると紳士が話しかけてきた。
連なったチケットを見せながら何やら説明しており、
胡散臭いと感じたのだが、
周りを行き交う幾人かが手にしていたので、詳しい話を聞いてみた。
いくつかの催し物が同時開催されているらしく、
教会や美術館の一角で開催しているようだった。
連なったチケットの一枚目に「錬金術と医学」とあったので、
ぜひ購入させて欲しいと頼みこんだ。
様々な展示があり、舞台もあり非常に楽しい祭りだった。

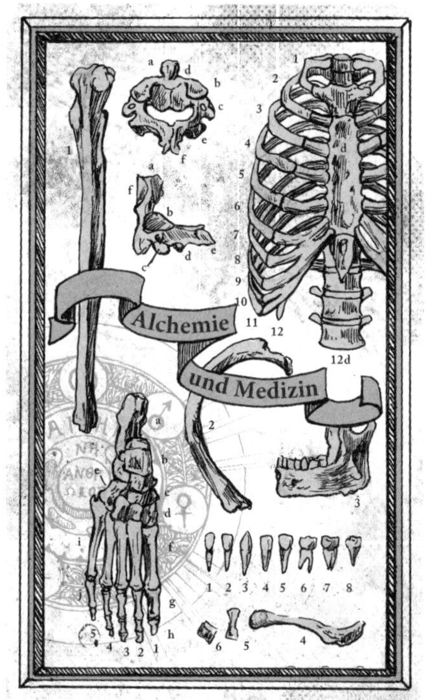

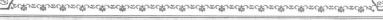

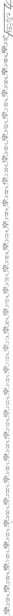

魔女の遺産展

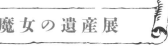

ライプツィヒで知人と会った際、雑談をしていると魔女の話題になった。
そういえば、西にある街で先日魔女の祭りがあったというので、
早速向かうことにした。目的の街ヴェルニゲローデ。
ドイツのハルツ山地の最高峰ブロッケン山の麓にある街だ。
街には可愛らしい木の家がたくさん建っていた。
木々に囲まれているので調和しており非常に美しかった。
ブロッケン山は､魔女の饗宴（ヴァルプルギスの夜）が年に一度行われる山として有名だ。
ドイツ文学の最高傑作の一つ、ゲーテの戯曲「ファウスト」にも登場するほどだ。
この街で開催されている魔女の祭りは、それに由来があるとのことだ。
過去には魔女狩りがされていた時代もあり、
数百年もの間、中止されてきたものらしく、祭りの再開は苦労がありそうだ。
祭りは､年々少しずつ盛り上がっているらしく､観光化できるように頑張っているらしい。
今年の祭りも様々な催しを開催しており、まだ開催中とのことでチケットを頂いた。
古い薬局の展示もあり、昔の魔女たちの生活に思いを馳せた。
またブロッケン山の山頂には高山植物園があり、非常に見応えがあった。
5月に伺ったのだが、ちょうどこの季節は霧が薄く、
有名なブロッケン現象を見ることはできなかった。
せっかく山頂まで登ったが仕方がない。
ちなみにブロッケン現象とは、雲や霧の中で太陽に背を向けると、
投影された自分の影の周りに虹の輪が浮かびあがる現象だ。
西洋では不吉とされているが、日本では仏の御来光と有り難いのだから面白い。

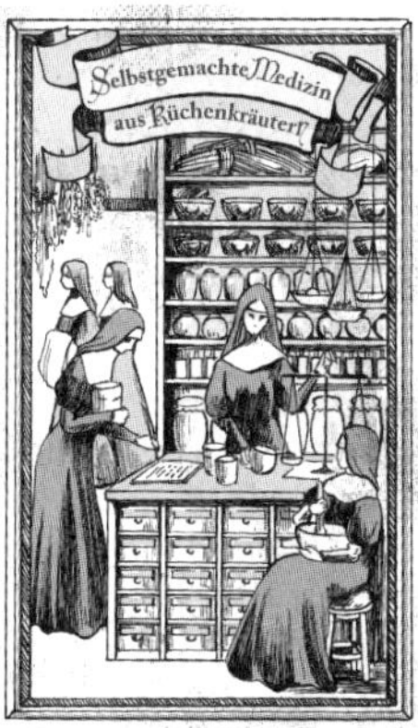

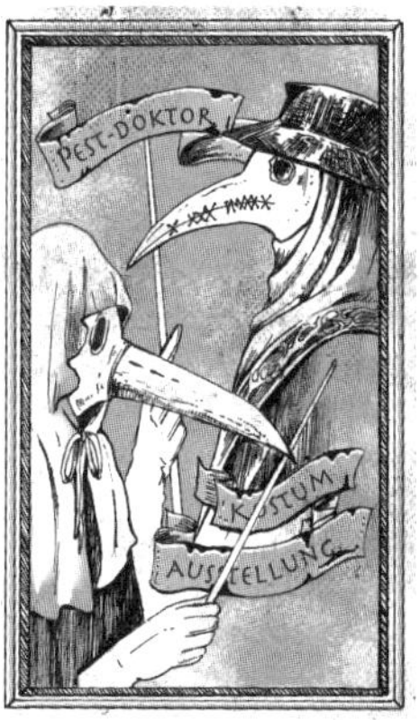

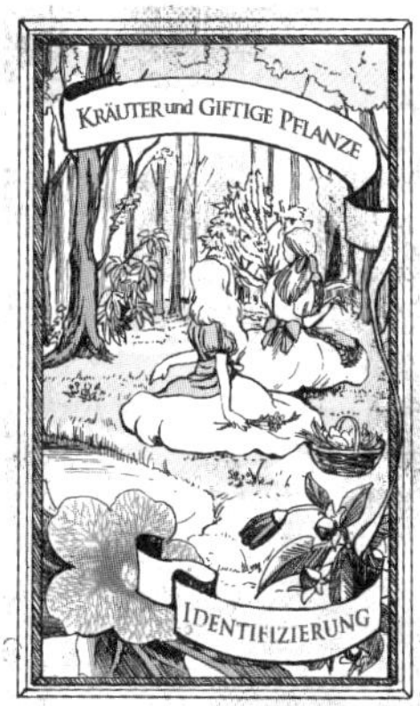

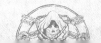

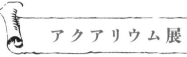

アクアリウム展

ドイツの東、ザクセン王国の首都ドレスデンに赴く。
ドレスデンは美しいバロック建築が残る街で、音楽家や画家も多く、芸術の街だ。
バロック建築が豪華な城を散策した後、宿に着くと、入り口にポスターが貼ってあった。
美しいポスターに惹かれて近づいてみると、
どうやらアクアリウムとテラリウムをテーマにした催し物が開催されているとのことだった。
以前、イタリアの小さな資料館でアクアリウムの入場券を見てから興味があったので、
翌日ポスターに紹介されていた会館に向かった。
会館は複数の会場に分かれており、美しい街並みを散策しながら回ることができた。
会場に到着すると「ブラシュカ父子のガラス模型展」が行われていた。
水生生物が見られるものと思っていたが、それはまた違う会場だった。
ガラス模型は非常に繊細で美しく、色鮮やかだった。
水生生物は水揚げしてしまうと色が変わってしまうため、
剥製が難しく、ガラスで制作しているのだという。
非常に完成度が高く、見入ってしまった。
会場の出口手前で水槽用のガラス鉢のようなものが売られていた。
どうも吊るすもののようで、窓際に素敵だと購入するご婦人を見かけた。
樽のような大きさの鉢を吊るして、もし落ちたりしたらどうするのだろうと、
他人事ながら心配になってしまった。
別の会場では、実際に水槽で育てられている水草や水生生物を見ることができた。
日本で似たものといえば金魚鉢だが、色々と趣向を凝らしていて面白い。
海や川の生き物を生きたまま観察する機会は少なく、生態は知らないことが多い。
このような視点を得ることは新たな発見がありそうだ。

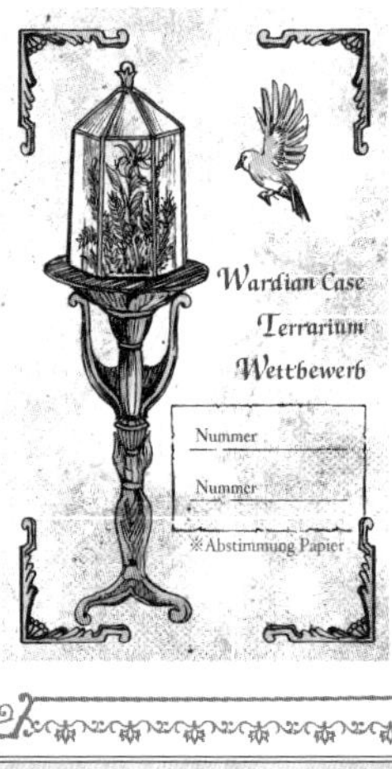

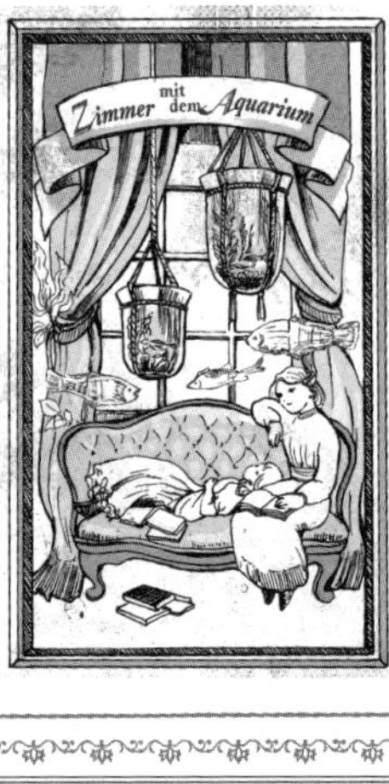

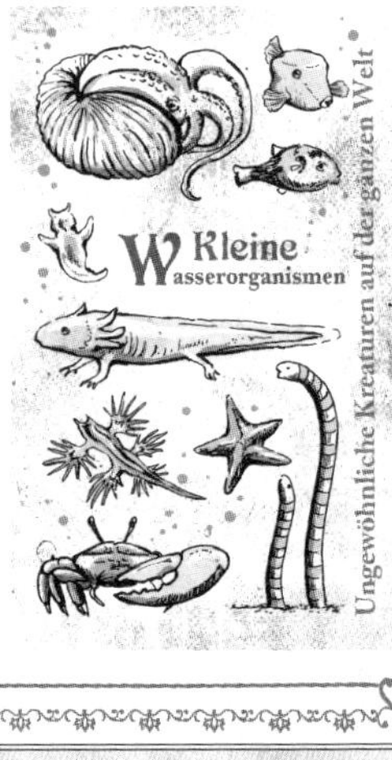

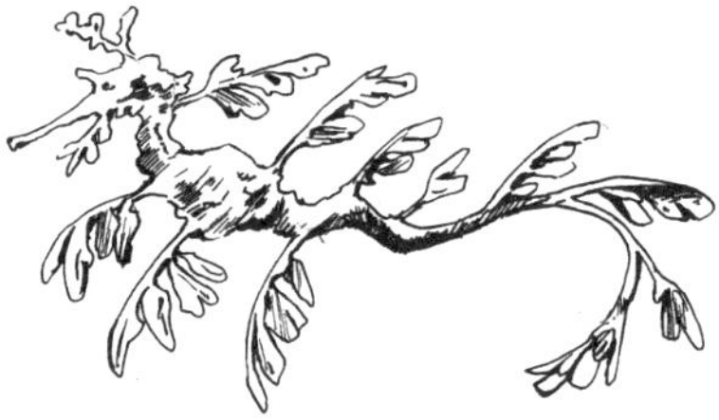

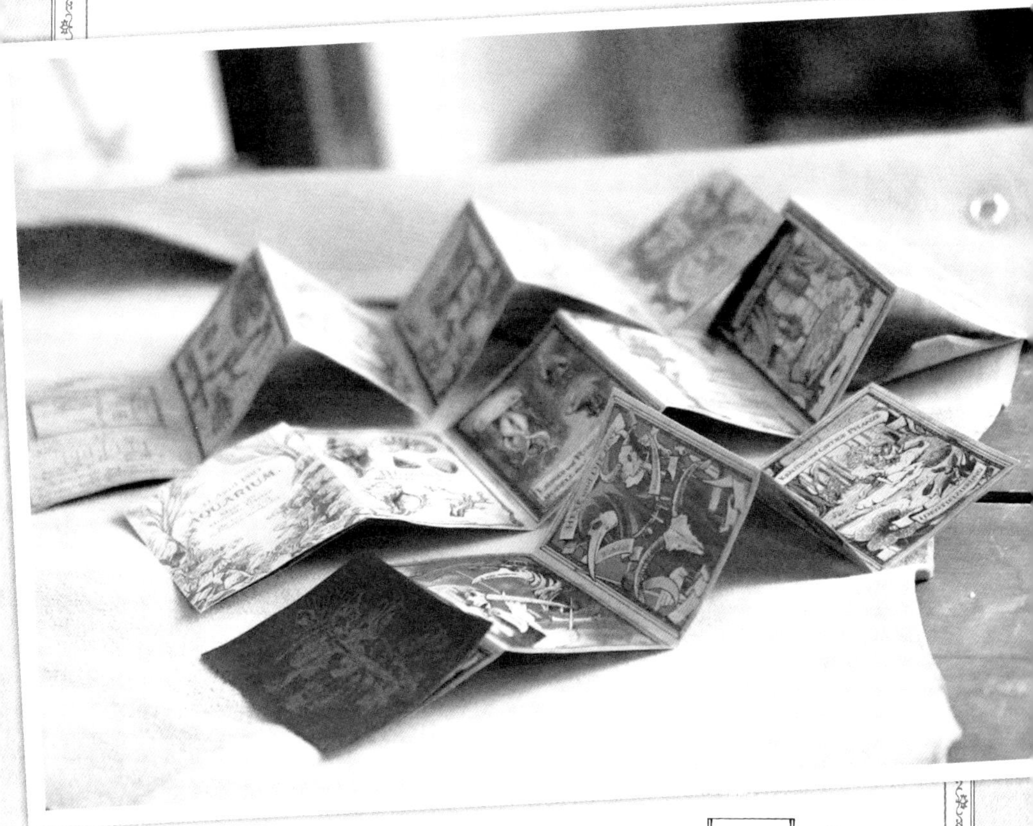
AQUARIUM.

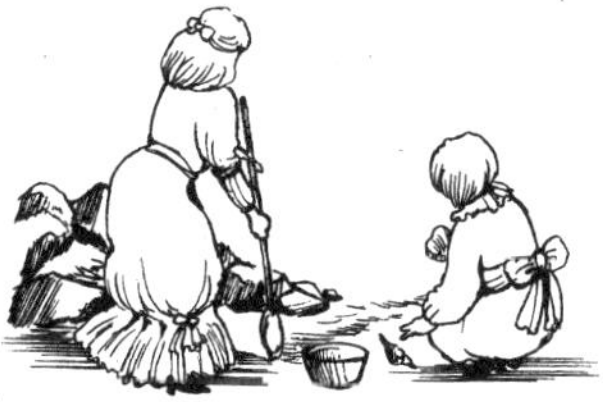

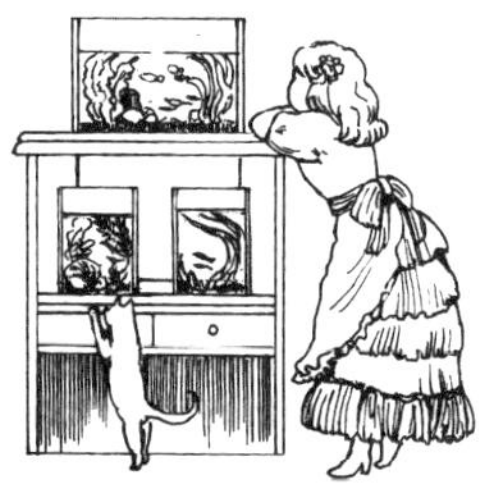

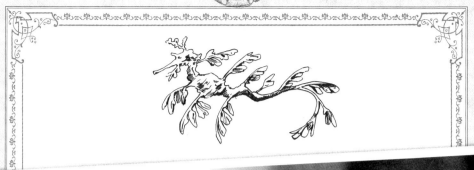

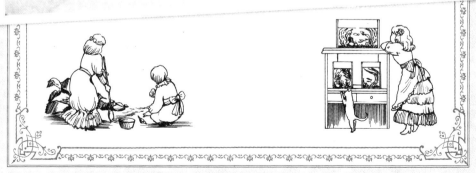

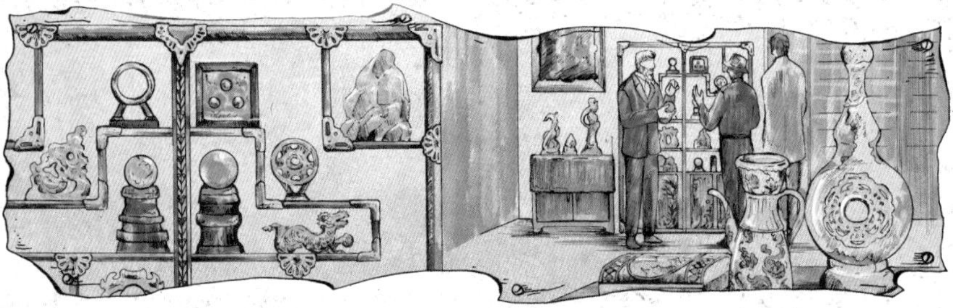

逍遥（しょうよう）

ドイツでの知人巡りも一段落した頃、以前フランスのマルセイユで特注していた品が出来上がる頃合いだというので受け取りに向かった。マルセイユは、革靴の産地として有名だったので、くたびれ始めていた靴を新調することにしたのだが、東洋人と西洋人とでは足の形が合わず断念しかかっていた。しかしあつらえ品としてなら時間が掛かるが準備できるというので、頼んでいたのだ。出来上がった品は私の足に丁度よく歩きやすいものだった。

この頃、日本では梅雨時期だったが、マルセイユはそこそこ過ごしやすい気候だった。港の近くに宿をとっていたのだが、港には世界中から様々な商品が集まっていた。宿の隣には清国の玉を売る、風変わりな店があった。私たちを漢民族だと思って話しかけてきたので、誤解を解くついでに店内を見せて貰った。玉とは美しい石のことで、それらの彫刻や加工を施した装飾品が並んでいた。硬さの違う硬玉と軟玉があり、色も様々だったが緑色のものが人気のようだ。

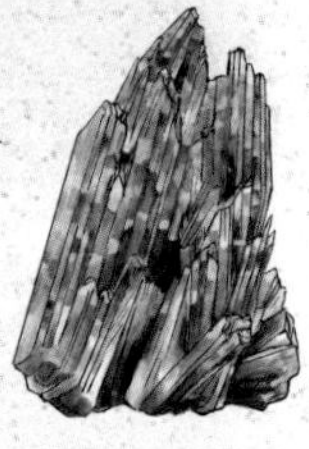

緑閃石

硬玉は翡翠、軟玉は緑閃石といわれている。
さらに軟玉のうち、鉄の含有量がないものは白く、
陽起石と呼ばれ薬に使われるという。
消炎作用の他精力増強など、様々な薬効がある。

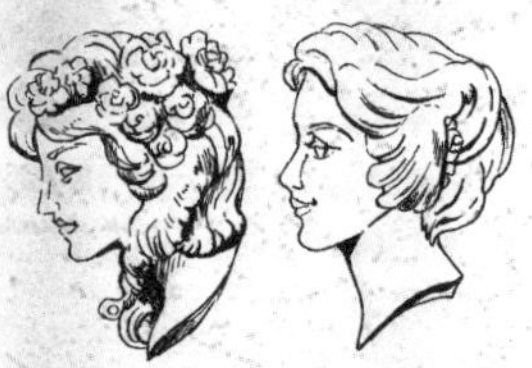

マルセイユから鉄道を乗り継ぎ、寄り道をしながらイタリア、オーストリアを抜け、コンスタンティノープルを目指す。とある店で、見事な“紅珊瑚”を目にした。あまり見ない大きさで驚いた。

店内を見回すと、飾り棚にも珊瑚の細工があった。特にカメオの女性の横顔は艶かしい。私の隣で眺めていた助手は、その横顔をじっと見つめていた。よもやこちらの女性と、道ならぬ恋でもしていなければ良いのだがと思ったものだ。紅珊瑚はこの地域では幸運や愛の象徴であり、悪魔から身を守るために身につけたりと護符として使用されているようだ。

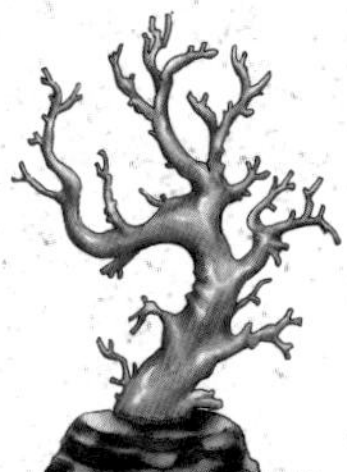

紅珊瑚

珊瑚は古い時代には石として扱われていたという。
しかし実態は極小さな生物の住処であることが判明している。
珊瑚が形成されるのに何十年もかかる。地中海近辺では、古くから護符や薬に
使用されていた。また、宝石珊瑚といわれる美しい色の珊瑚を
加工し輸出していた。動悸や胃炎、眼や歯の痛みにも効く万能薬ということだ。

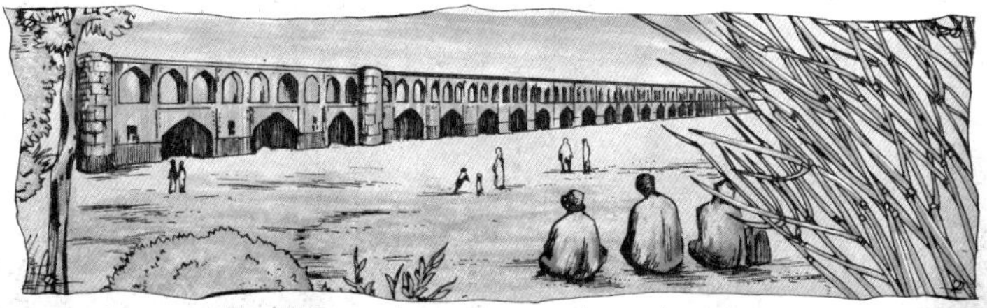

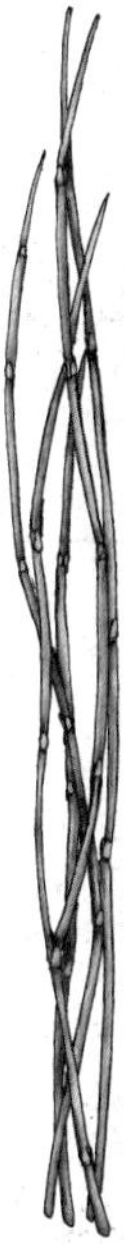

コンスタンティノープルから陸路でインドを目指す。鉄道の終点コニヤからラクダで東へ移動する。

砂漠地帯が多く、8月ということもあり毎日が暑く厳しい移動となった。水や食料を十分に準備していたつもりだったが、不足気味になってしまった。日中は暑くて危険なため、日が落ちてからの移動とした。砂漠地帯では、砂嵐だけでなく落雷もあり、安心できない日々が続いた。途中からペルシア高原に入ると幾分か過ごしやすくなったのを覚えている。

麻黄

オアシス近くの隊商宿で一息ついていた時のこと、付近で麻黄草が茂っていた。
ソーマは、古代インドの宗教文書であるリグ・ヴェーダに登場する神聖な植物だ。
飲むことで不死、知恵、力を手に入れられると信じられていた。
未だその正体は分かっていないのだが、その候補の一つとされているマオウ。
神農本草経やバラモンの聖典にも載っており、興奮剤や発熱中の寒気に効くとされる。
18世紀、江戸時代の漢方医である吉益東洞の著書、薬微では喘息に効くとある。

バグダッド、テヘランを越えて、そしてカラチへ。途中、たくさんの都市や町、歴史的建造物があり、自然の美しい景色もあった。多くの商人や旅行者が利用しており、主要な貿易路だったようだ。カラチはインドの中でも人種多様な先進的都市だ。英国の植民地政府の首都が置かれてからは軍事、貿易の中心地となった。それに伴って、交通や教育、医療などが充実していったらしい。新しい病院を見学したく立ち寄ったが、どうやら女性専用のため断られてしまった。女性が医療を安心して受けられるよう、病院ごと準備されているというのは凄いことだ。しかし、ここまでしないと医療が受けられないという事情もあるのだろうから複雑だ。

街を散策していたら、キョウチクトウに出会った。ちょうど今花盛りの時期だった。英国式の白く硬い印象の建物に、美しい色合いが艶めいて映える。猛毒だが、打撲痛に薬として使う地域もあるという。

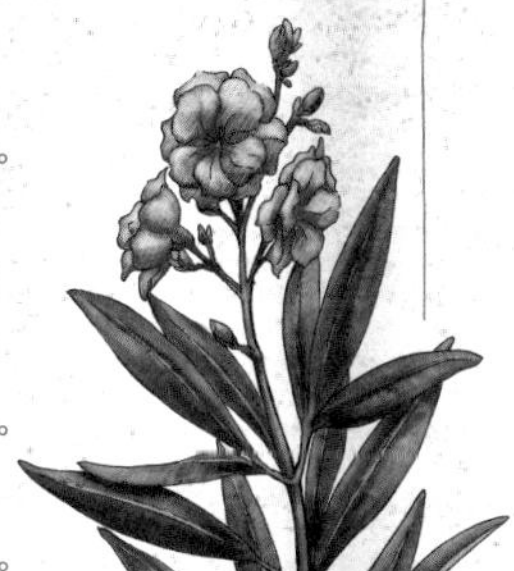

夾竹桃

キョウチクトウは毒の塊である。枝を箸に使うだけで、人を殺傷するほどの猛毒だ。
そんな猛毒とは裏腹に、美しい花をつける。計算されたかのように、
丁度人間の目線の先で開花をする。アレクサンドロスの遠征を始め、
兵部隊が食中毒で全滅する逸話は多い。悲劇の大陸文化を彩る、存在感のある花だ。
その樹皮などを煎じて打ち身を流せば、痛みが消えるという。

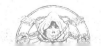

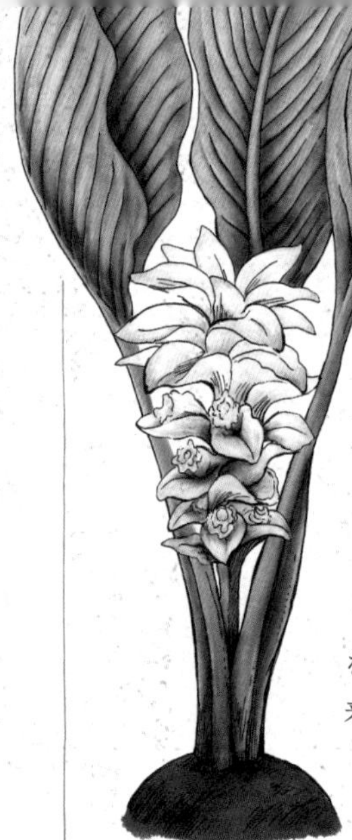

カラチから東へ進み、カルカッタを目指す。

インド中部の村の高台に、遺跡があるというので足を運んだ。雑草ばかりの中、大きな葉が気になり近づくと見事なウコンの花を見つけた。ちょうどそこへ牛を連れた子供たちがやって来て、声をかけてきた。年長の少年が育てたウコンらしい。よく見るとあちらこちらに植えられている。私たちが畑に近づいていくのを見ていたようで、心配になったようだ。

ウコンの根は生姜に似ており、この地域では同様に料理に使うのだという。食欲不振、二日酔いにもよく効くそうだ。

インドのカルカッタから船に乗り、マレーを経由してインドシナ半島のサイゴンに渡る。インドシナはフランスによる占領を受け、産業基盤が整ってきているため一見発展しているように見えるが、現地の人々は搾取されるばかりで貧しく、不満を募らせているようだ。

ウコン

ウコンはとても恥ずかしがり屋の植物だ。何故なら花は葉に隠れ、
薬効のある根も土に隠れているからだ。根に薬効のある植物は、
総じてこのような姿が多い。ウコンの根に含まれるクルクミンは、香辛料に使われる。

1903

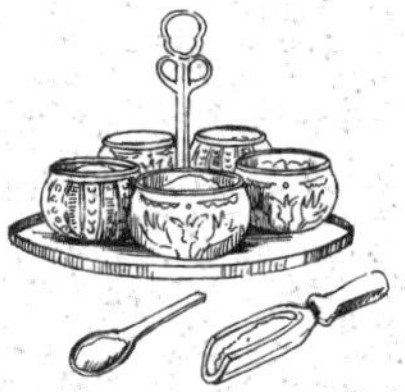

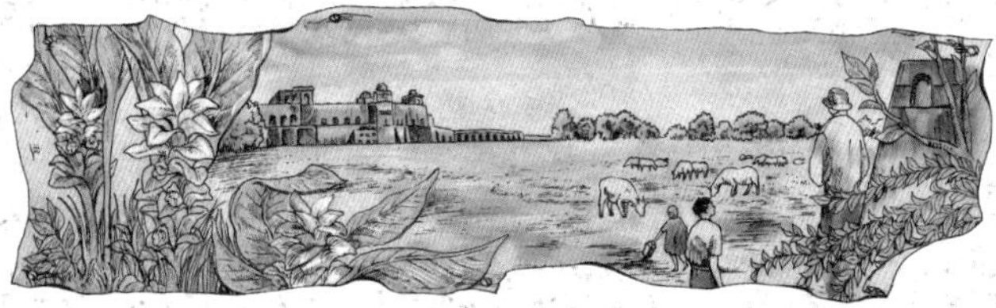

トウシキミ

サイゴンから海沿いに北部へ移動した時のこと。
高木の下で何かを拾い集める人々に遭遇した。気になり近寄ってみると、
籠には樒（しきみ）と非常によく似た実が沢山集められていた。樒の実は猛毒なので、
あまりの量に私の心臓が縮み上がった。これは何に使うのか尋ねると、
これはフォンという実で、香辛料だと教えてくれた。
そこで私は、それが樒ではなく八角（唐樒）だと気付いた。
とはいえ、大量に集められた八角を目にすると、分かっていても少し驚く。

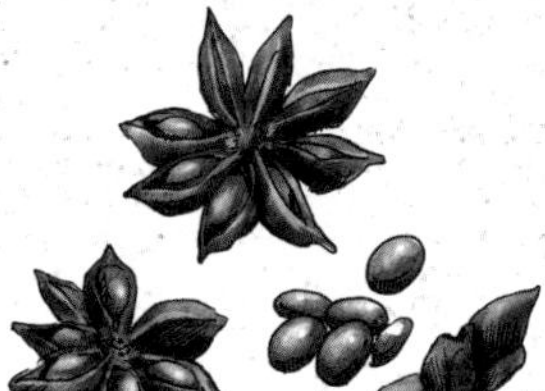

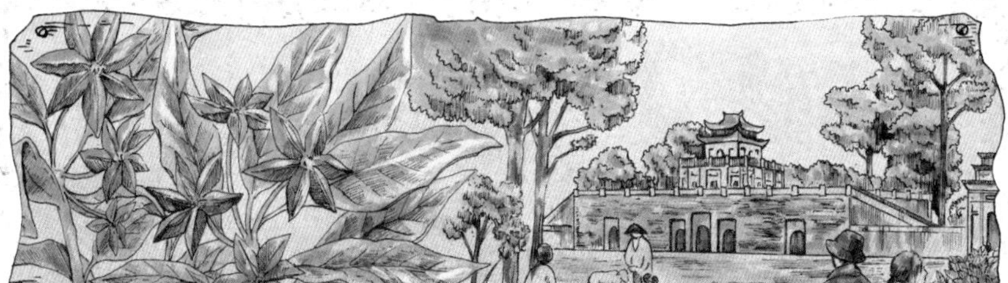

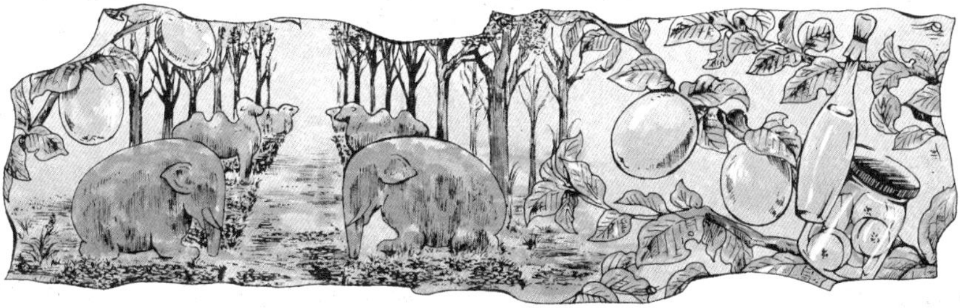

そのまま北へ移動し、上海に到着した。正月までに帰国する予定だったので、少し余裕があり周辺を見て回った。南京あたりを周遊していると、この地域では珍しく、カリンの木を見つけた。実がたわわと生っているが、時期的に他の樹には実っておらず、最後の実りのようだった。いくつか実をもらうことができたので、とりあえず香りを楽しんだ。カリンは西洋のマルメロと、姿も使用法もよく似ている。カリン酒は、咳止めとして広く長く民間薬とされてきたようだ。

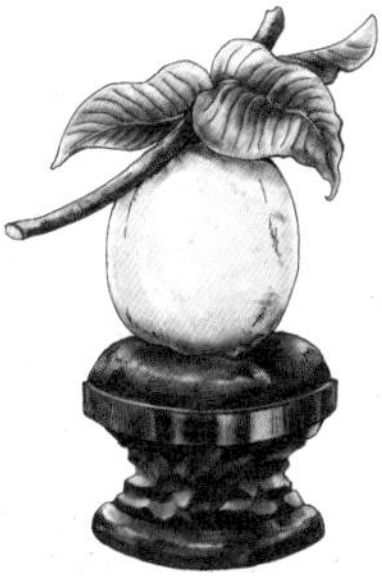

カリン

肌寒いある日の清国で、大きな実をつけた木を発見した。
始めは蜜柑と思っていたが、近づくと大きい。
欧州で見たマルメロと良く似ているが、その実肌はつるりとしている。
果実は渋く、生食できないのが残念だが、この辺りでは酒に浸け、
喉の薬としているようだ。

上海から船に乗り、日本へ到着した。正月を迎える前に無事帰国できた。この年は砂漠を横断したりと無茶なこともあり、家に帰れたという安堵感は大変だった。欧州で手に入れた蜂蜜を土産に出すと、妻の評判は頗る良かった。やはり、甘味に勝るものなしということだろうか。私が薬効について語ったところで、聞いてはおらず既に食していた。西洋の養蜂技術も日本に定着し始めた昨今だが、まだ養蜂家も少なく、入手が困難だ。

ハチミツ

欧州に行って驚くのは、やはり食文化の違いだろう。
特に、乳製品と同じく蜂蜜の消費率に驚かされる。
蜂蜜は甘味だと思っていたが、よくよく見ると様々な場面で使われていた。
石鹸や保湿剤、抗菌薬などと生活に密接している。
大陸では古代より、その殺菌力は元より万能薬として有名らしい。

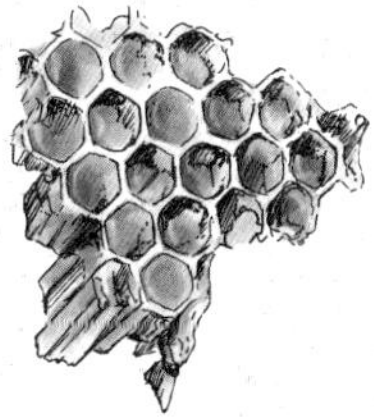

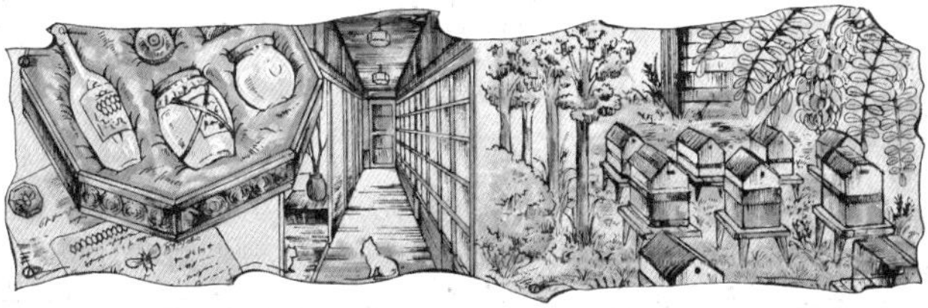

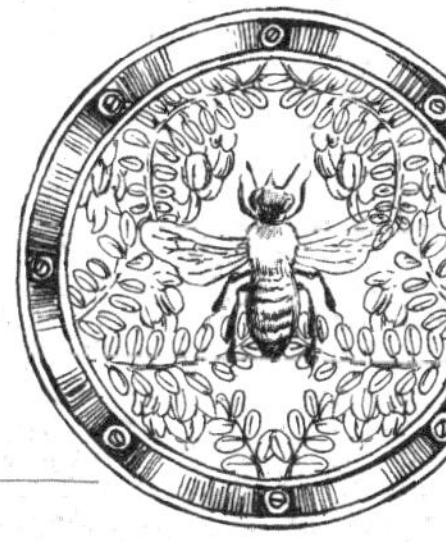

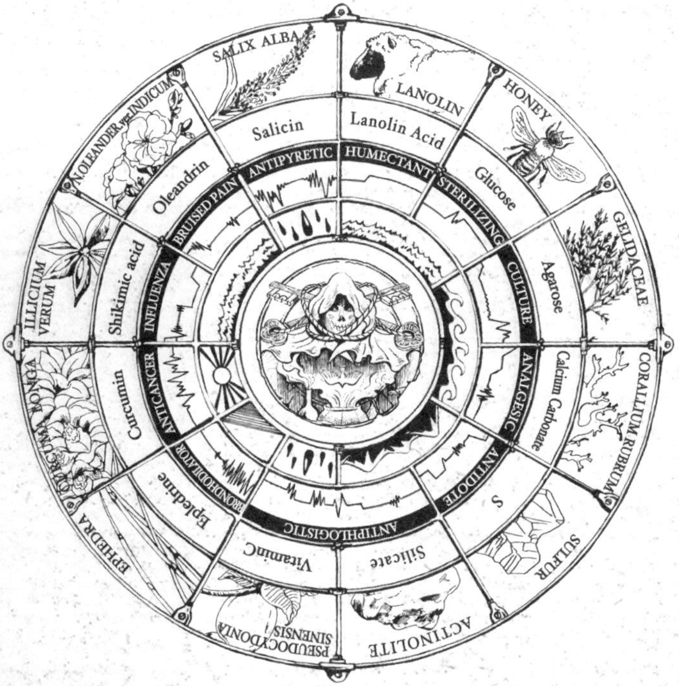
SALIX ALBA
LANOLIN
HONEY
GELIDIACEAE
CORALLIUM RUBRUM
SULFUR
ACTINOLITE
PSEUDOCYDONIA SINENSIS
EPHEDRA
CURCUMA LONGA
ILLICIUM VERUM
N.OLEANDER var INDICUM
Salicin
Lanolin Acid
Glucose
Agarose
Calcium Carbonate
S
Silicate
Vitamin C
Ephedrine
Curcumin
Shikimic acid
Oleandrin
ANTIPYRETIC
HUMECTANT
STERILIZING
CULTURE
ANALGESIC
ANTIDOTE
ANTIPHLOGISTIC
BRONCHODILATOR
ANTICANCER
INFLUENZA
BRUISED PAIN

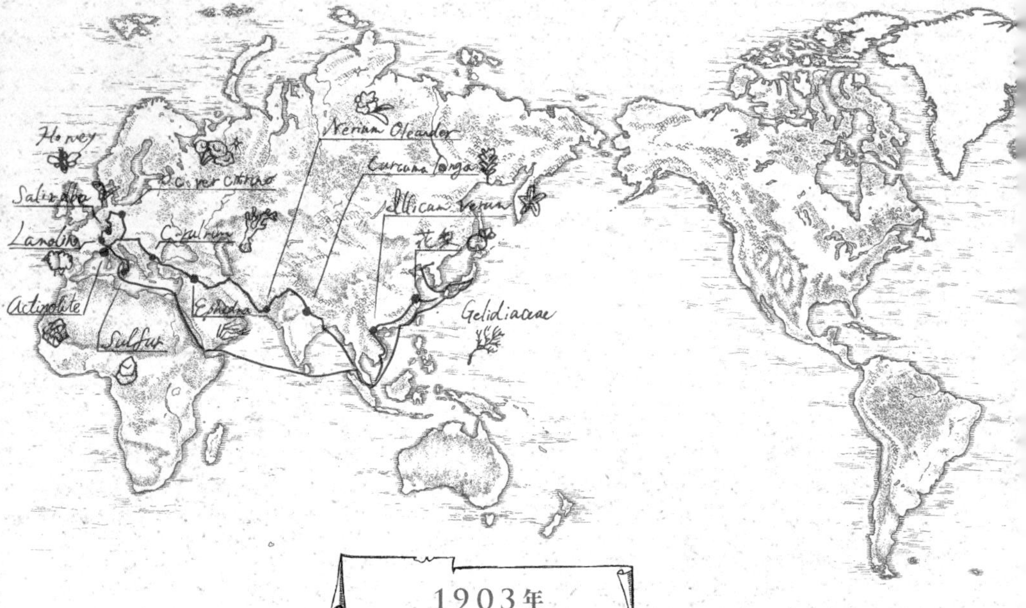
Honey
Salix alba
Lanolin
Actinolite
Sulfur
Ephedra
Nerium Oleander
Curcuma longa
Illicium verum
Gelidiaceae

1903年
不死への鍵

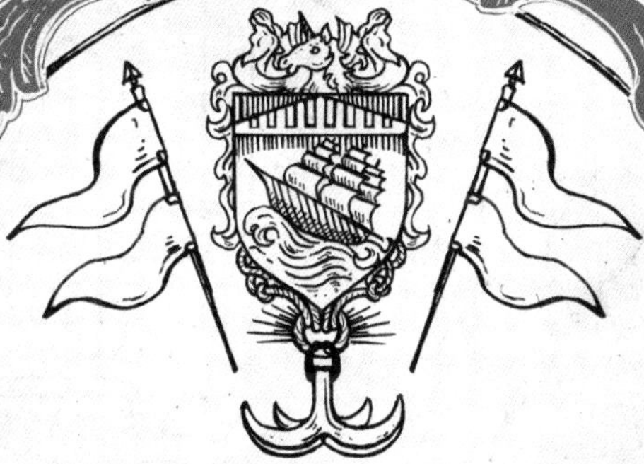

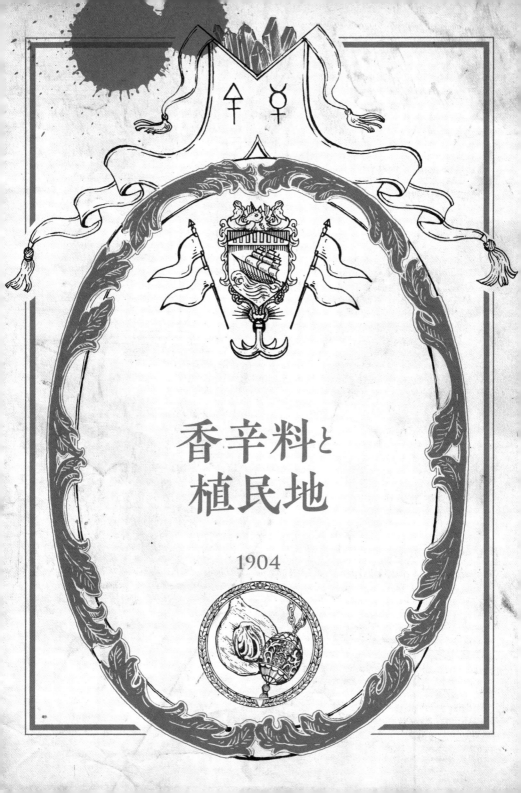

香辛料と植民地

1904

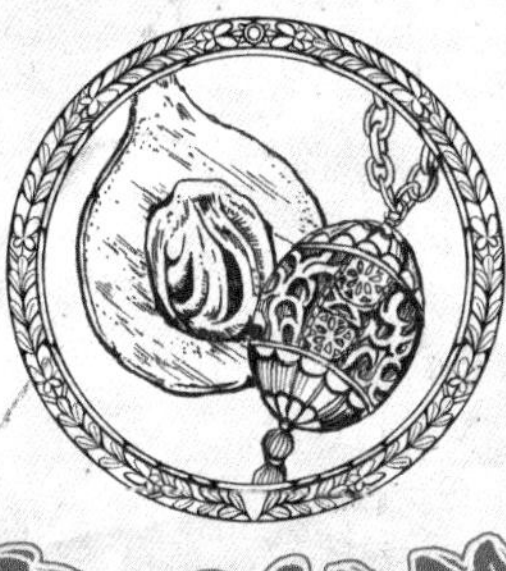

しばし、休息して英気を養った。とは言いつつも、日本にいる少ない期間は、片付けや資料のまとめなどに奔走し、忙しい日々を過ごした。合間を縫って、前年にできたばかりの日比谷公園に足を延ばした。日本初の都市計画に基づいた近代的な都市公園だ。東京市初の試みで肝入りの公園と聞いている。元々は陸軍の練兵場だった所だが、今ではそこに広い芝生や、池、木々が広がり、西洋風の建物や、像、彫刻などが並んでいる。海外では日本庭園の評価が高く受け入れられている一方で、日本ではこうした近代的な洋風公園が作られているのを見ると、文化の掛け合わせが良い形でできているのを実感する。公園内にある喫茶店で一服して、研究室に戻った。

過去3年、欧州と日本の往復のような旅路が続いていたので、この年の旅では西洋へは向かわず、南の島々を回ることにした。国内を回りつつ南へ進む。

奄美に着く頃には、今が1月であるのを忘れるくらい暖かい気候になっていた。

島一帯にソテツが生い茂る奄美大島。本島とは違う風貌に南国らしさを感じる。

奄美の動植物相は日本のみならず世界的に見ても固有種が多い。この島では、蘇鉄を毒抜きして食用にしているらしく、興味深い。地元の住民に伝統的な薬草はないか尋ねると、“イトカズラ”（琉球馬の鈴草）を紹介された。木々の間に覗く不思議な形の小さな花が咲いていた。咳や解毒に効くという。この時期に開花しているのは珍しいらしく運がいい。

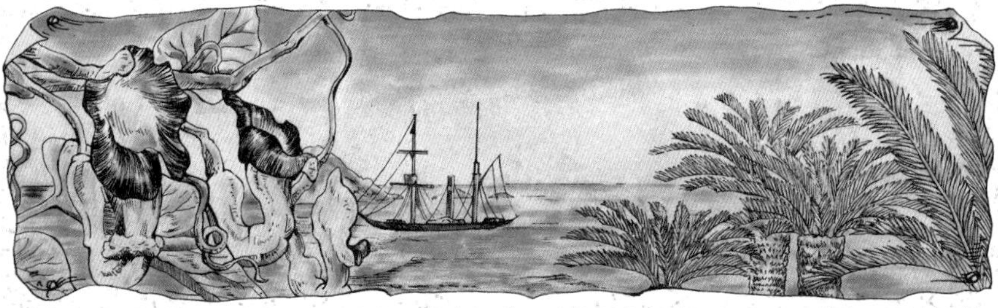

琉球馬の鈴草
リュウキュウウマノスズクサは昔から生薬として重宝されていた。
咳や気管支系の病気、解毒、打ち身、果ては発毛効果など
万能薬のように使用されていた。
毒物を含むことが明らかになってからは使用する頻度が減ったらしい。

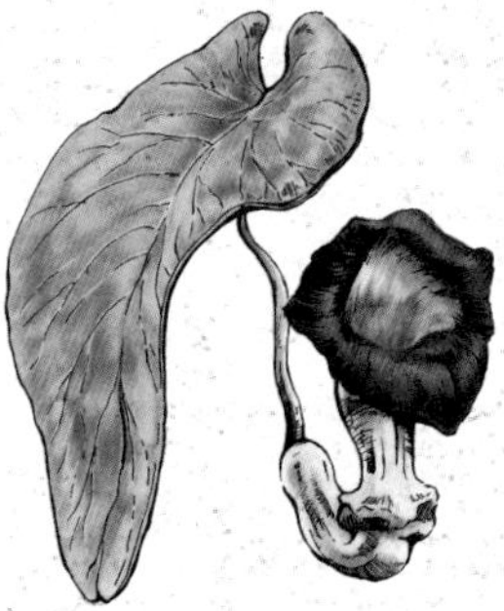

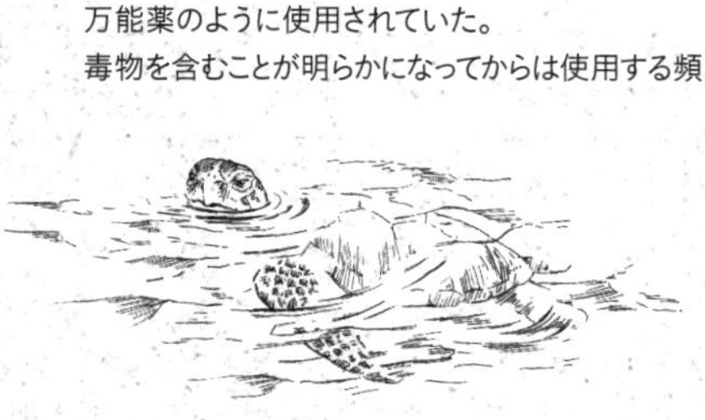

日本から船でだいぶ南下し、フィリピン諸島に到着。沢山の島があるので小型の船で散策してみることにした。折角だからと近くの島に寄せて、浅瀬の海の中を助手に探ってもらう。すると、近くにいた漁師の子供たちが小舟でやって来て採集を手伝ってくれた。

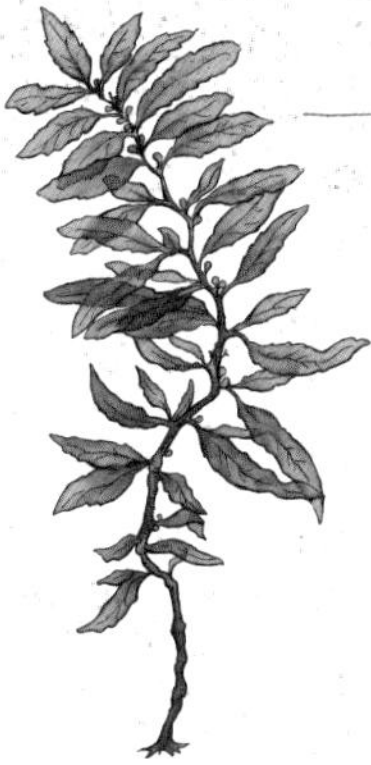

ホンダワラ

南の島々を小舟で周っていると、浅瀬で様々な海藻を見つけることができた。
漢方で用いるホンダワラ類が多い。これら海藻類はヨウ素を多分に含む。
ヨウ素は海産物に多く、同じく島国である日本ではこれが欠乏することはほとんどない。
しかし海に面していない地域では、欠乏のため病気になる人々もいるという。
多くは甲状腺の機能障害で、特に妊婦や小児は不足すると危険だ。

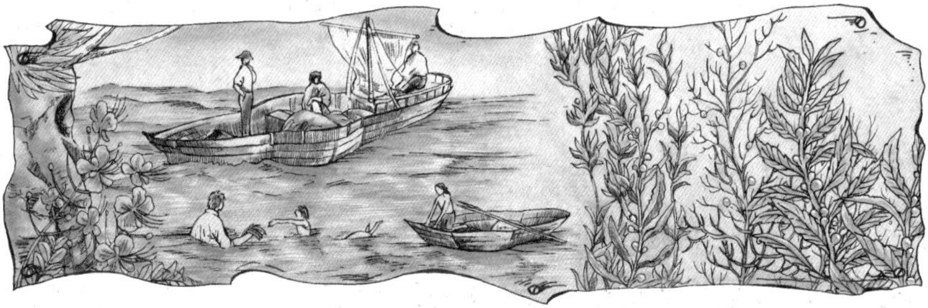

さらに南下し、ボルネオ島に到着。島にはマレーシアで最も高い山キナバル山があり、麓には熱帯雨林が広がっていた。辺りを散策すると、巨大な植物が空を覆っていた。これほど大きな植物は見たことがない。助手共々その風貌に驚きを隠せないでいた。世界最大の花ともいわれるラフレシアも咲いており、その近くへ行くと、自分が小さくなったようだった。嬉しくもあったが、ラフレシアからは悪臭が漂っており、そそくさと移動した。

鬱蒼と茂る木々の中に、大きな壺のような植物が多数あった。図画で見ていた食虫植物ではないかと触れてみたら、ズシリと重たかった。

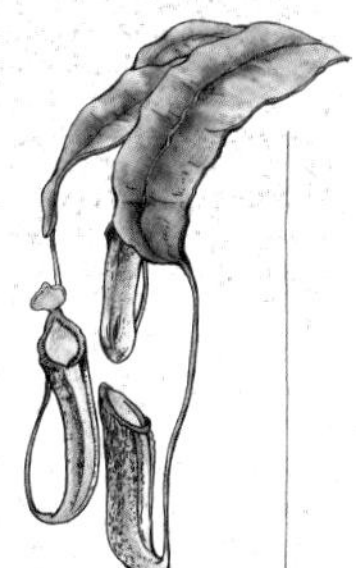

ウツボカズラ

つる植物で樹木に絡まりながら育つ。食虫性で、壺型は捕虫袋を持つ。
捕虫袋の中は溶液で満たされている。まだ蓋の閉じている若いものは
この溶液を目薬として使うことがあるという。
また、茎や根は煮出すと解熱鎮痛効果があり、現地の薬草として重宝されている。

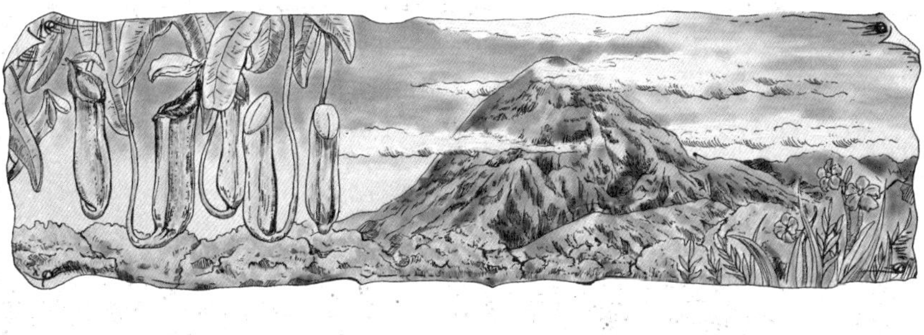

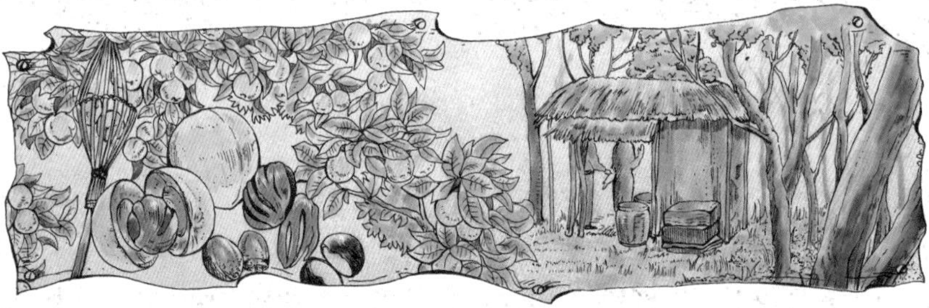

香辛料

ボルネオ島から東に向かいバンダ海へ。向かう途中、シシズク（ナツメグ）が採れる島があると聞き、立ち寄った。シシズクは思ったよりも背の高い木で、現地人は長い道具を使って毟り取っていた。香辛料や防腐剤として需要が高く、大変貴重な実だ。コショウ、シナモン、クローブとならぶ四大香辛料の一つに数えられる。島で食べた料理にも使われており、ほのかに甘い香りが立ち、独特の風味が面白い。バナナという甘い果物にもよく振り掛けられている。西洋では食べたことのない味に、世界の広さを改めて感じた。

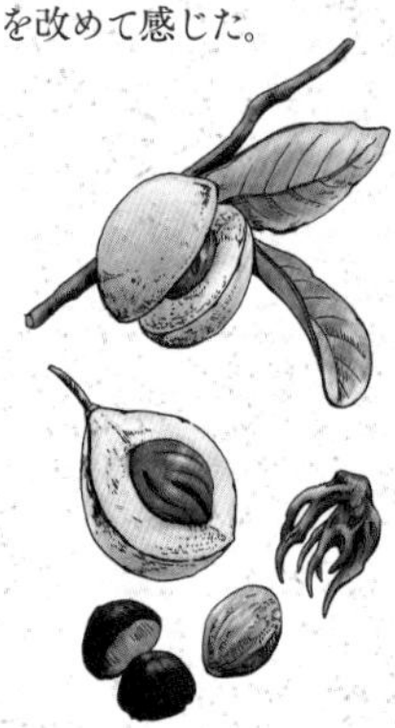

ナツメグ

大航海時代に珍重されたナツメグ。高木に成る卵型の実を割ると、赤い皮を被った黒い種子が出てくる。この赤い皮は“メース”といい、種子を乾かして割った中のものを“仁”という。
この仁を挽いて粉末にしたものがナツメグである。
この2つはどちらも香辛料、防腐剤として劇的な需要に晒された。
生薬名は肉荳蔲（ニクズク、シシズク）。
収斂、健胃作用の他に気管支炎や関節痛にも効果がある。

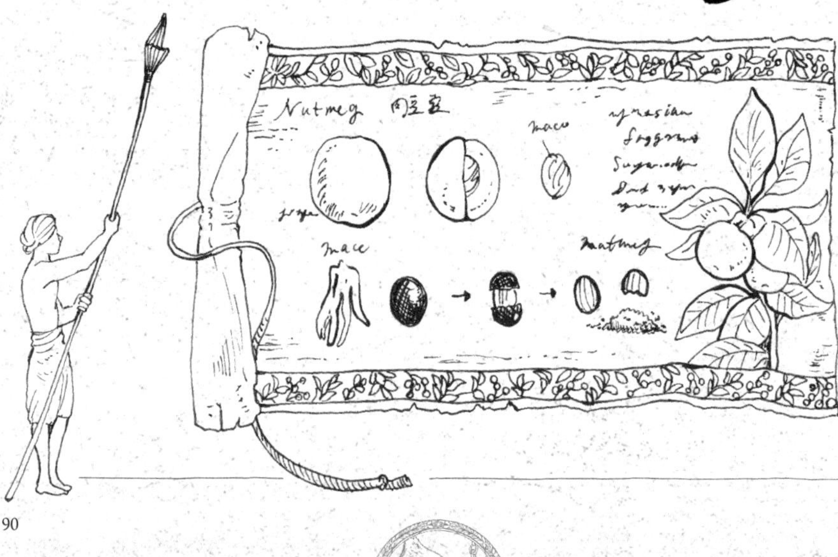

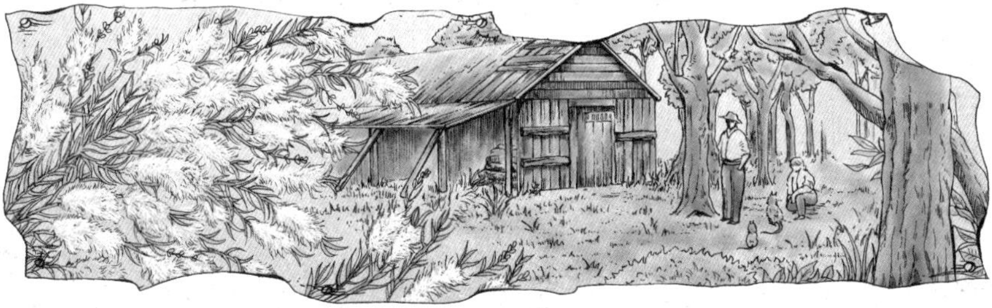

オーストラリア大陸最北の港であるヨーク岬に着く。5月の南半球というと秋だが、北側ということでまだ亜熱帯地域でかなり暖かい。熱帯雨林が広がっており、動植物相も豊富だ。

郊外を散歩していると、木々が茂る林の中でミズキのように白い小花の咲く木を発見した。側へ寄ってみると、まるで白糸が大量に出ているように見えた。“ティーツリー”と呼ばれており、本来ならもう少し暖かい時期に咲くそうだ。この時期に開花するティーツリーは、花が小さく、香りが弱いらしい。匂いを嗅いでみると、鼻を通る優しい清涼感のある香りがした。ティーツリーというからには、お茶の木なのかと尋ねると、もともと原住民族アボリジニが葉を煎じて飲んでいたらしい。今でもハーブティーとして飲む人も多いようだ。葉を潰して取れる油には強力な殺菌作用があり、薬草として使われている。

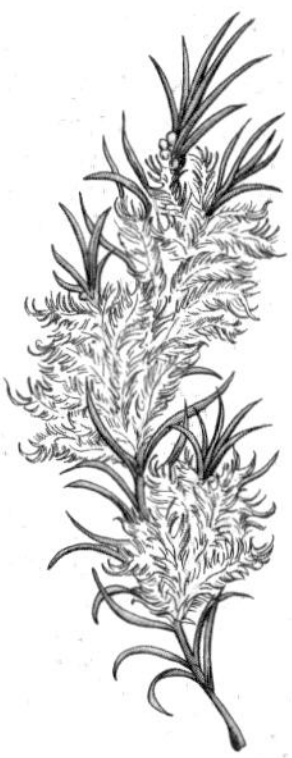

ティーツリー

白糸状の花を咲かせるティーツリーは
オーストラリア固有の植物だ。
葉などに含まれる油に強い殺菌作用があり、
昔からアボリジニの薬草学で活用されてきた。
熱した葉の蒸気で咳や風邪の治療、
葉を噛んで頭痛を緩和、
葉を湿布にして傷や皮膚感染症治療に、
葉を粉砕して泥と混ぜて防腐、抗菌に
利用していた。

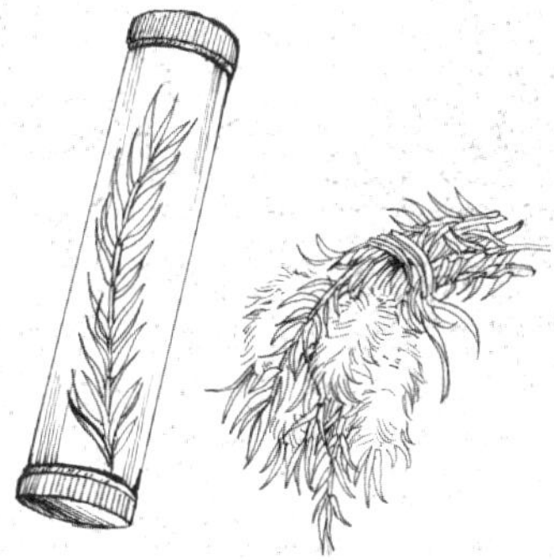

ヨーク岬から北西にある木曜島に日本人がたくさんいるというので立ち寄った。島民の半分以上が日本人という光景に驚いた。しかも男性ばかりだった。真珠貝の採取がやたら上手ということで重宝されているらしい。真珠貝とはいっても真珠はたまに採れるだけで、目的は貝殻とのことだった。透明感のある真珠色の貝釦の材料になるという。高級釦だ。この辺りは蛸が美味しいと勧められたので、頂いた。醤油があるのが有り難かった。

この年の2月に日本とロシアが開戦しており、日本人同士ということもあり、その話題になった。1月前の5月にロシアから太平洋に艦隊を増派することが発表され、これからどうなるんだろうと、漠然とした不安を吐露していた。ロシアから太平洋に来るということは、マラッカ海峡を抜け北上するのだろう。西太平洋がざわついているような気がした。

漂流の記憶

色々な砂浜を歩いているとたまに妻の浜歩きを思い出す。
何か漂流物はないものかと見てみるが中々そう出会うものではないようだ。
インドネシアの小島で海岸付近を散策していた時のこと、
子供たちがしゃがみ集まっていた。
何かを熱心に探していたので、何か落としたのかと聞くと、お宝を探しているといった。
こんな所で宝探しかと、子供らしい遊びだなと微笑ましく見ていると、
私の眼前ににゅっと手が伸びてきた。
手のひらに載った小さな丸いものを宝物だと自慢げに見せてきた。
首飾りなどの飾り部分だろうか。何種類かあり模様がいくつかあった。
この辺りではあまり見ない非常に細かい浮き彫り細工が施されていた。
これを大人たちに持っていくと、お小遣いをもらえるらしい。
この辺りで取れる古物だろうかと詳しく聞こうとしたが、彼らの１人に警戒された。
彼らにとっては大切な宝物だ。島の外の人間に奪われるのは嫌だろう。
誤解は解けそうになかったので、その日は帰ることにした。
翌日現地の案内人とあった際、子供たちの宝物の話を聞いてみると、
これのことだろうと、懐から取り出して見せてくれた。
昨日は砂まみれだったが、綺麗な状態のそれは美しく虹色に煌めいていた。
これは貝を彫刻したもので、海にまつわる紋様が刻まれていた。
大航海時代にやってきた船が持ち込んだものらしく、詳細は分からないという。
一年前にフランスで見た貝彫刻によく似ている。
あの貝彫刻よりも前時代のものに思える。
見つかっているものは４種で、
ヒレのついた向かい合った蛇のような頭（シーサーペント）、翼を広げたハルピュイア、
２尾のマーメイド、そしておそらくダゴン。
ダゴンは古代メソポタミアで崇拝されていた半身が魚の神だ。
どの意匠も海に関わる伝説上の生き物だ。航海の護符のような役割があるように思える。
この彫刻は西洋人や我々のような旅人に人気があるようで、
彼らは私たちにも勧めてきた。
浜辺で拾ってきた物なので値段も高くない。
有り難く購入した。

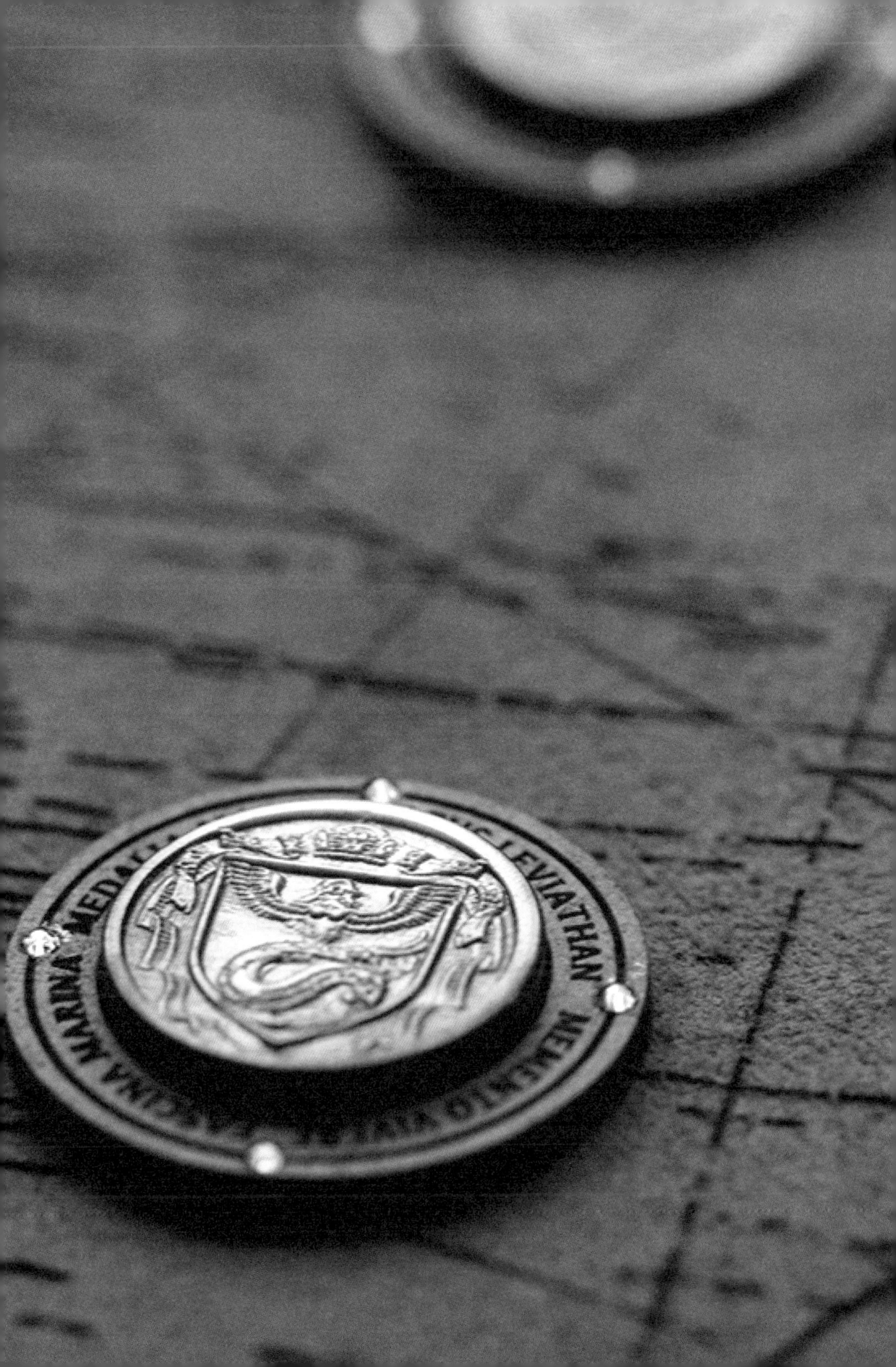
MARINA
MEDALLA
LEVIATHAN

そのまま諸島を巡りながら北上し、ニューギニアを目指す。小型の船を借り、諸島を回っていると、珍しく美しい状態のままの骨貝を見つけた。この貝はアクキガイという肉食貝で、獲物を取るのに鰓下腺（さいかせん）と呼ばれる器官から麻痺作用のある分泌液を出す。天然の麻酔薬という訳だ。ところがこの分泌液は、紫外線に当てると鮮やかな紫に変色するため、毒や薬よりも染料として注目されている。昔の貴族は競って貝紫色に染めた。私もやってみたいが、文字を一つ書くのに10個は必要らしい。気が遠くなりそうだ。

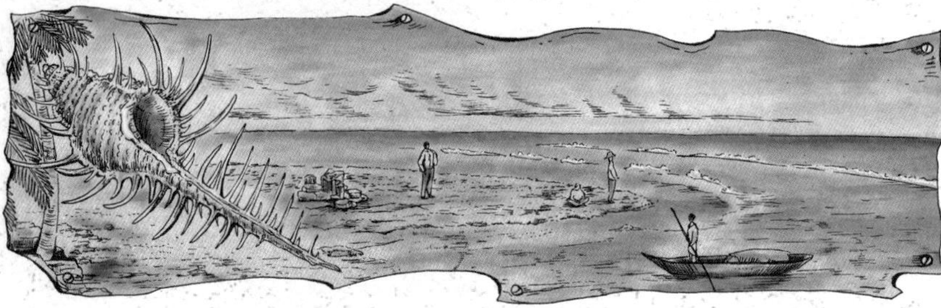

アクキガイ
海岸に流れ着いていた骨貝を拾う。
アクキガイ類の鰓下腺（さいかせん）は、パープル線ともいわれる。
その分泌液は紫外線に晒すと鮮やかな紫になる。
これを貝紫といい、紫根染めと比べて定着率も発色も高く、
評判がいい。分泌液は少ないので大変高価なものである。
しかし鰓下腺の分泌液はそもそも、肉食貝が獲物を鈍らせるための
麻酔液である。研究すれば、麻酔薬ができるのではないだろうか。

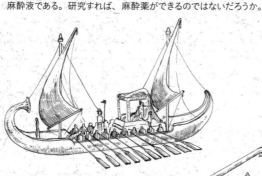

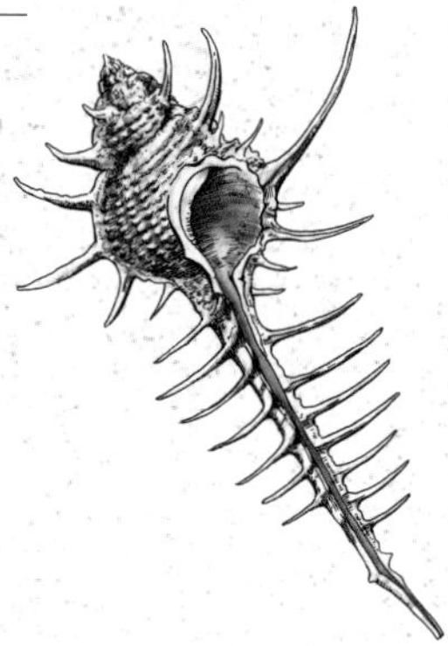

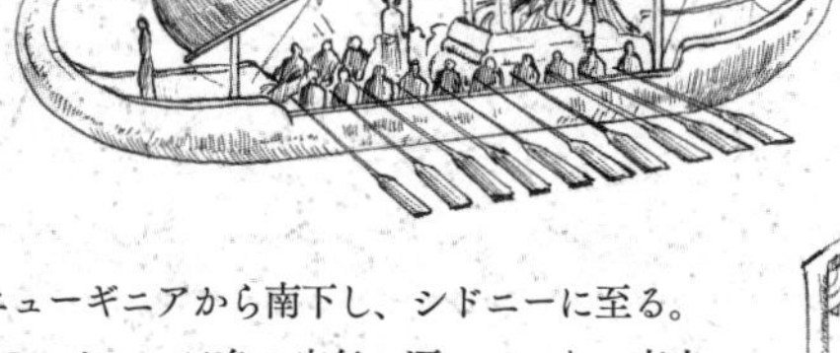

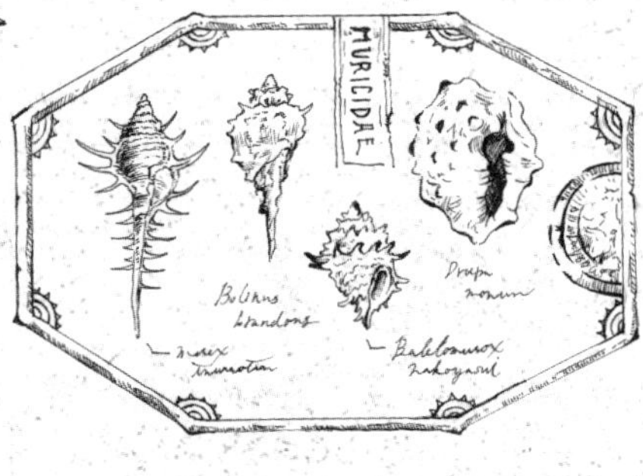

ニューギニアから南下し、シドニーに至る。7月のシドニーは冬の空気が漂っており、南半球なのだなと改めて実感した。日露戦争の激化を踏まえ、次の進路を悩んでいた。不安要素のある西に進路をとるよりは、東の方が良いだろうということになった。

米国のセントルイスで万国博覧会が行われていたので、シドニーからハワイを経由して米国を目指す。寒くて凍えそうだったが、北上したら暖かくなった。米国まではかなりの長旅となり、海の上で暇を持て余すこととなった。時間が有り余っているのだからと、助手が資料をまとめろと煩わしかったが、船上が騒がしかったので様子を見に行った。クラゲが大量に網に引っかかってしまったようで、その対応に追われていた。捨てられそうになっているクラゲはビゼンクラゲだった。日本近海でも比較的よく取れるが、大陸の方では高級食材だ。捨てるならば譲って欲しいと交渉し、日干しして乾燥クラゲに加工することにした。助手は呆れていたが、手際よく乾燥クラゲを作る手伝いをしてくれた。乾燥には数日掛かるので、その間私はクラゲを眺めながらゆっくりとした時間を過ごした。

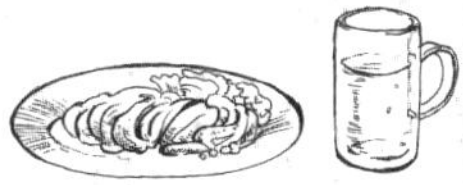

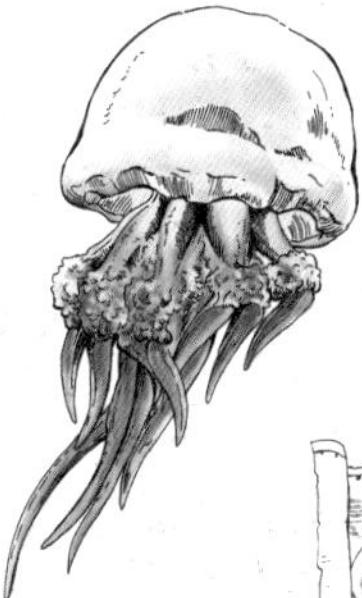

ビゼンクラゲ

太平洋を移動していると、アカクラゲが網にかかった。
ビゼンクラゲともいい、食用クラゲの一種だ。
他にもヒゼン、エチゼンと数種が食用とされている。
その中でもビゼンは高級品と扱われ大陸では需要がある。
ほとんど水分でできた身体だが、水抜きをして食すとコリコリとして歯応えが良い。
漢方では海蜇と呼び、喘息や痰切り他、便秘と浮腫にも効くという。

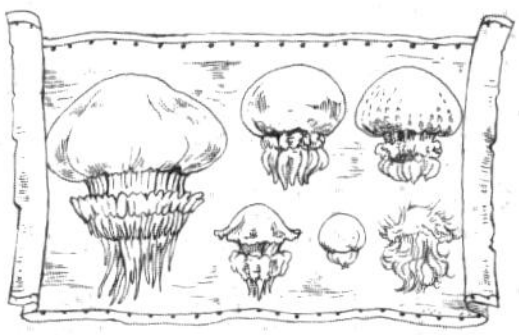

経由地となるハワイのオアフ島に着く。日差しは強いが、湿気がなく過ごしやすい。

辺りをザクザク歩いていると、東南の島々でも見たことのある背の高いヤシが茂っていた。見上げた途端、一つの実が落ちてきた。危うく頭を割られるところであった。このココヤシの実からは油が採れるらしく、ティーツリーのように殺菌作用があるらしい。

ココヤシ

熱帯地域に生えているココヤシは、
非常に多様な役割を果たしている。
幹は固く、建築部材や
道具作りの材料に。
大きな葉は食器の代わりに。
割いて編めばカゴや日用品になる。
その実は、1年中収穫可能で、
熟した果肉から油が採れる。
この油は万能薬のように
様々な効果を発揮する。
健胃、殺菌作用、糖尿病や
心臓病予防、免疫力を高め、
肌を美しくするという。

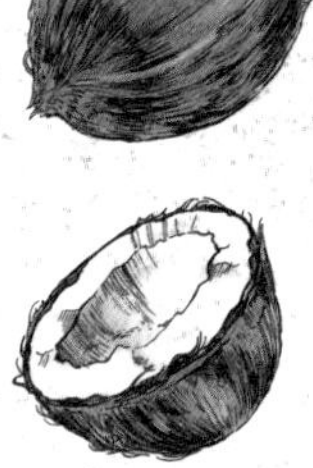

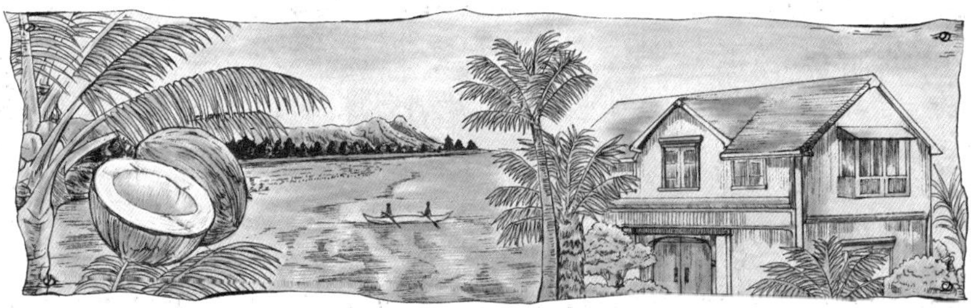

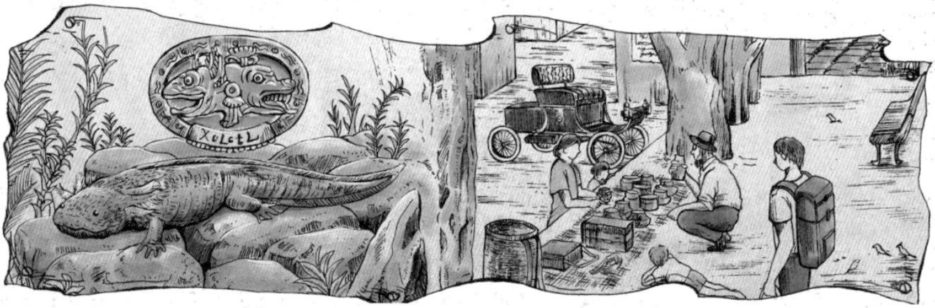

北米横断

ホノルルから東へ東へと進み、南米メキシコの大きな港、アカプルコに到着した。活気づいた港から陸路で首都メキシコシティへ移動した。街の中心にある広間にはスペイン統治時代の建物がたくさん残っており、街の周辺には多くの古代文明の遺跡が残されている。時代の移り変わりを感じつつも、遺跡の素晴らしさに、どの時代も栄華を極めていたであろうことが伝わってきた。

首都の郊外では、貝類や、瓶に入った飼育用の小魚などを売る珍しい露店があった。鰓が頬の両側にフサフサと揺れる房が付いた風変わりな山椒魚を見つけた。日本のオオサンショウウオの稚魚に類似している。稚魚にしては大きい個体もおり、成魚はどのくらい大きくなるだろうかと質問してみると、ずっとこのまま変わらず幼体のままだという。この生き物は、再生能力が高く、過去この地を支配していたアステカ人は、死と再生を意味する「アホロートル」と名付けていた。

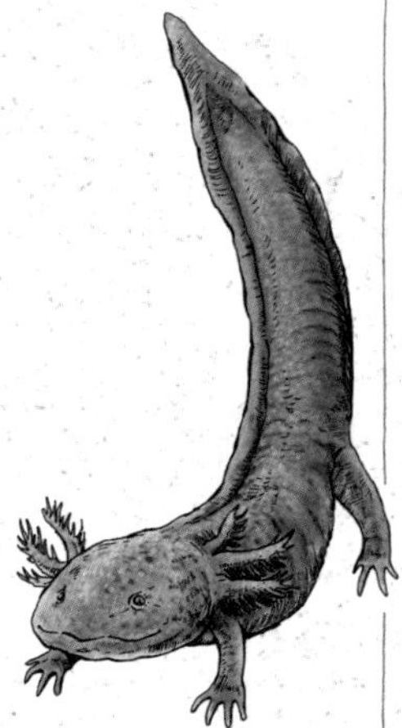

メキシコサラマンダー

古くは貴重なタンパク源で、健康食品として流通していた。
疲労回復、精力促進などを効果とした健康食品という側面もあるらしい。
日本や清国でも同じく、山椒魚は古くから滋養強壮に
効果があるとされ食べられていた。
今現在は生息できる湖が埋め立てられ、絶滅の危機に瀕している。

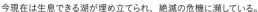

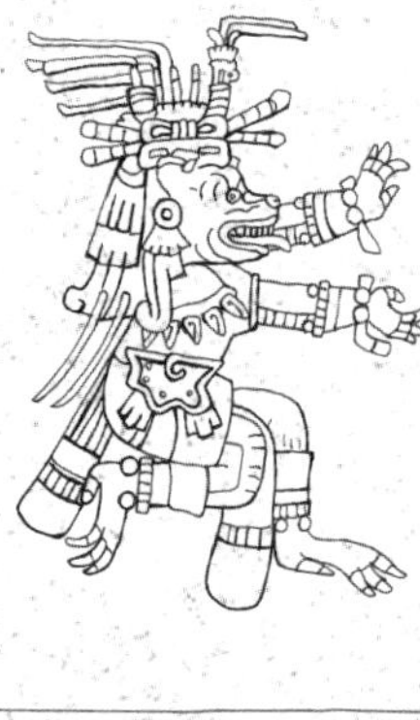

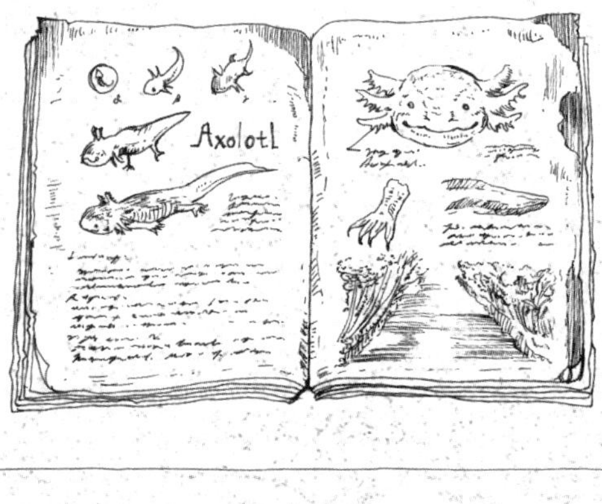

再びアカプルコに戻り、船で太平洋沿いに北上。カリフォルニアのサンフランシスコに上陸した。サンフランシスコは1848年に起こったゴールドラッシュがきっかけで発展した街だ。もともと500人程度の開拓地だったが、5、6年で3万6千人ほどに急増したという。採掘者自体はその頃すでに30万人を超えており、新しい町があちらこちらにできた。急増した人々の需要を満たすため、採掘地の最寄りの港として様々な貨物を積んだ船が世界中からサンフランシスコに殺到した。大勢の人々が生活しているうちに都市として発達し、今では米国西海岸屈指の大都市となっている。西海岸に大きな都市ができたことで、1869年、西洋に近く発展していた東側とを繋ぐ大陸横断鉄道が開通した。おかげで採掘者が何週間も何ヶ月も掛けていた旅が数日に短縮された。ゴールドラッシュ当時は、米国の東側から道なき道を進み大陸を横断してきた人たちも多く、道中に事故、コレラ、黄熱病など無数の原因で死者もたくさん出たという。この鉄道が開通したことで遠く離れた東西の米国が一体化したともいわれている。そんな大陸横断鉄道へ乗り、東へと進んだ。とても大きな機関車だ。車内は快適で広く、日本のものとは段違いであった。軍事目的で建設されたシベリア鉄道と比べても安全性、快適性は素晴らしいものだった。そのまま乗っていてはすぐに横断してしまうため、途中下車しながら主要な駅で宿をとり、散策することにした。もうすぐ大陸横断鉄道の終点、シカゴへ着くという所で、一面の花畑に出会った。花びらが下に反ったこの花は、先住民の間では万能薬として使われていたらしい。

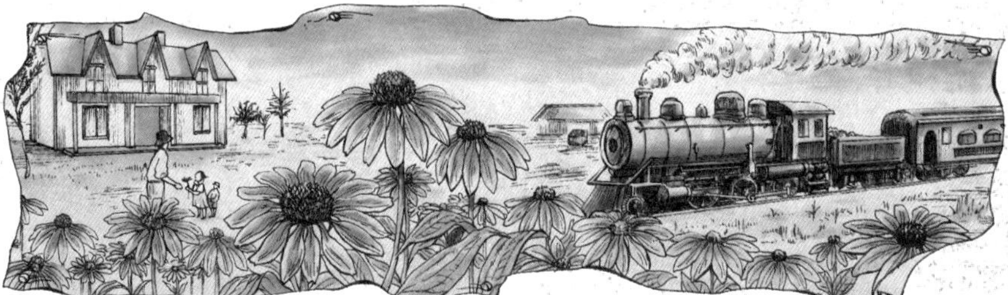

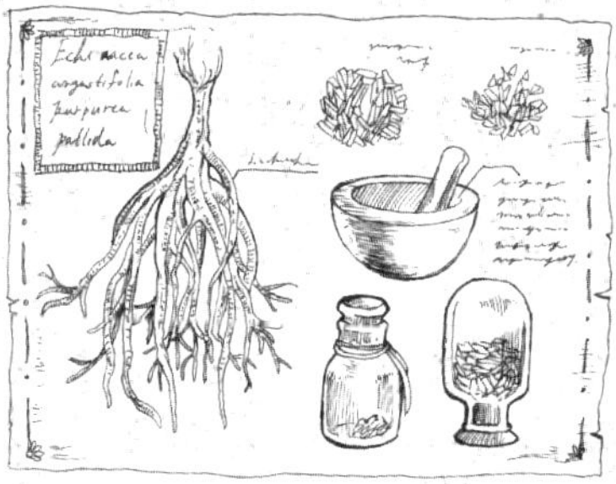

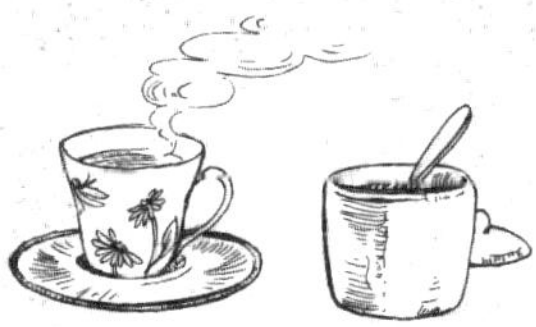

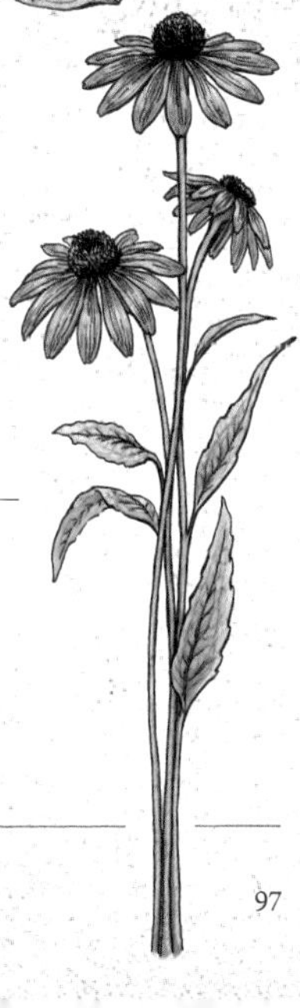

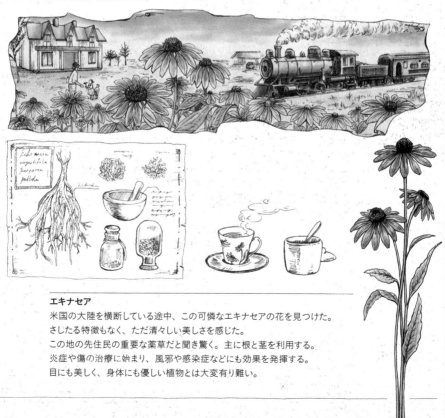

エキナセア

米国の大陸を横断している途中、この可憐なエキナセアの花を見つけた。
さしたる特徴もなく、ただ清々しい美しさを感じた。
この地の先住民の重要な薬草だと聞き驚く。主に根と茎を利用する。
炎症や傷の治療に始まり、風邪や感染症などにも効果を発揮する。
目にも美しく、身体にも優しい植物とは大変有り難い。

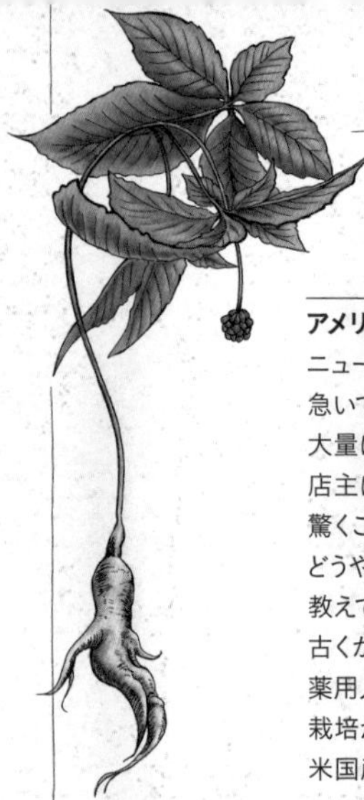

アメリカニンジン

ニューヨークからボストンへ移動した昼、助手の一人が腹痛を起こした。
急いで薬局へ行くと先客がおり、服装で清国の人だと分かった。
大量に購入して店を後にしたのを見て、一体何を買い求めていたのか気になった。
店主に聞くと、こちらで採れる御種人参だという。
驚くことに、米国東海岸の山脈周辺でも、同じウコギ科の植物が採取されていた。
どうやら、本国で採れるものと効果が少し違うらしく、わざわざ買い付けに来ていると
教えてくれた。御種人参と似た性質だが、涼性で解熱鎮痛にも使うことができるという。
古くから珍重されてきた御種人参の意外な事情に、驚きを隠せない。
薬用人参といえば御種人参が有名だ。高麗人参、朝鮮人参とも呼ばれている。
栽培が難しく高価な生薬だ。清国から朝鮮半島にかけて原産していた。
米国産の方が重宝されることもあるようだ。自生していることは稀らしい。

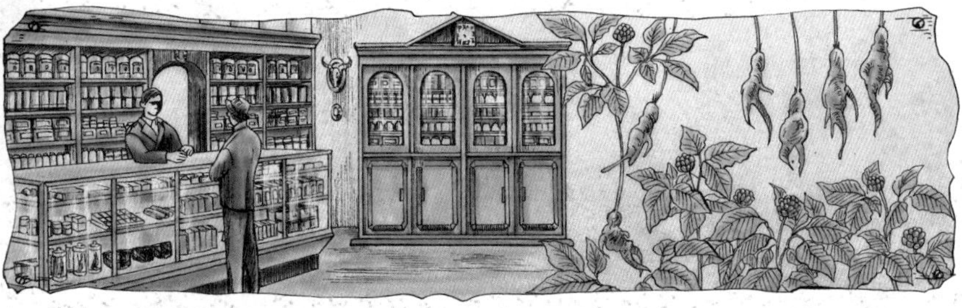

1904

シカゴから鉄道を乗り換えて、セントルイスを目指す。シカゴは米国で最も鉄道の連結点が多い場所で、幾つもの鉄道会社の線路が交錯している。何十もの長距離列車の路線がある鉄道の拠点都市の一つだ。網の目のように張り巡らされている線路図を見て、発展した都市の姿を見せつけられたような気がした。

セントルイスに着くと、広大な万博会場で世界各国の展示がされており、各国の文化が窺い知れる。会場内には鉄道が引かれており、列車で移動することができた。日本の展示もあり、神社仏閣のような建物や庭園などが造られていた。芸者の琴や三味線の演奏、歌舞伎の上演もあり、盛りだくさんだった。万博会場ではオリンピック競技大会が開かれていたり、遊園地や動物園のような娯楽地区があったりと見切れず、遊びに来たわけではないと3日程で移動することにした。

この時点ですでに11月を過ぎており、この年はもう日本に帰ることを諦めていた。相変わらず、日露戦争は激化の一途を辿っており、そのまま西洋を旅することを決めた。私たちは万博会場を後にし、東へ、ニューヨーク、ボストンを目指した。

そういえば会場内には、人類学展示と称し、植民地などの先住民たちが連れてこられ、会場内での生活を強いるという展示が行われていた。そこには北海道のアイヌの人々も含まれており、憤りを禁じ得なかった。世界を回る旅に出てから、多くの植民地支配を目にした。侵略され失われた文化にも素晴らしいものが多く、争いがなければと想いを馳す。世界各国、様々な人々が尊い歴史的文化を築いている。伝統的な医薬をとっても、積み重なった経験や知恵が失われていっていることを実感する。

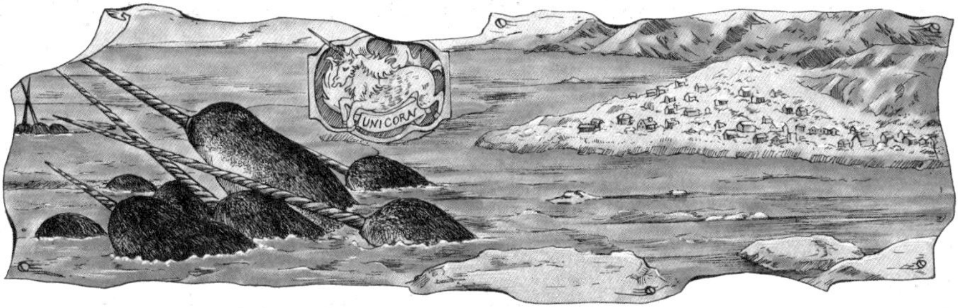

12月、冬の寒さが厳しい中、ボストンから、極寒の地・グリーンランドへ向かって進む。

「一角の鯨」を見られると聞き、好奇心が勝って船に乗って北上したのだが、想像よりもずっと寒かった。この調子だと、グリーンランドの港は凍っているに違いないと思ったが、暖流が流れているらしく、この時期でも流氷がやや浮いているくらいで、問題なく港に着岸することができた。航行中、運良く“イッカク”の群れに遭遇し、しばし並走し、その姿を観察した。

思いのほか、密集しながら泳ぐ姿に、あのような長い角（牙らしい）は、お互いに傷つけ合わないものなのかと心配になった。風変わりな動植物には慣れてきたつもりだったが、イッカクは実際に見た今でも半信半疑のままである。

出発した時とは違い、実に冬らしい寒さを過ごしながら年明けを迎えた。元々は年内に日本に帰る予定だったが、対露戦の激化のため、そのまま西洋まで渡ってしまった。沢山の被害が出る戦争がやるせない。残念なことに、医薬の発展には争いが絡んだものが多い。この対露戦では、脚気対策として“征露丸”という名の特効薬が陸軍に配備された。もともとは胃腸薬、下痢止めとして処方されたようだが、脚気には効くのだろうか。国内の脚気患者は依然として多く、国民病ともいえるほどだ。軍内では脚気の原因論で対立しているという。食事が原因と考える海軍、菌類が原因の伝染病と考える陸軍は真逆の対策をとっているらしい。海軍の提唱している説は、20年以上の研究と実証実験に基づいている。実際、海軍の洋食を取り入れた兵食改革の1884年以降、罹患患者は激減し、今では死者が出ていないのだから効果は間違いないだろう。また、海軍の食事は美味しいと聞く。英国式のカレーをご飯にかけたものは絶品らしい。食べてみたいものだ。

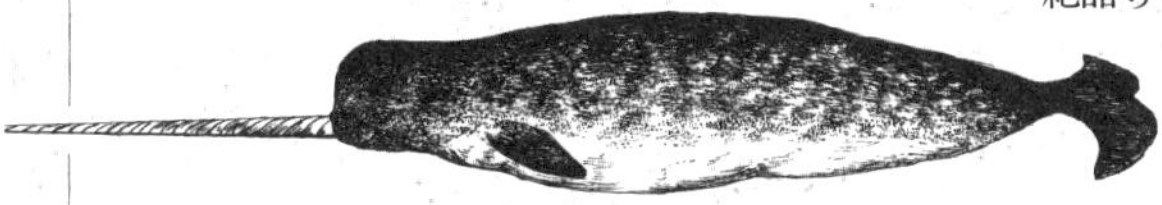

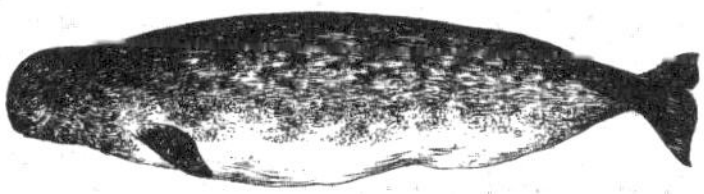

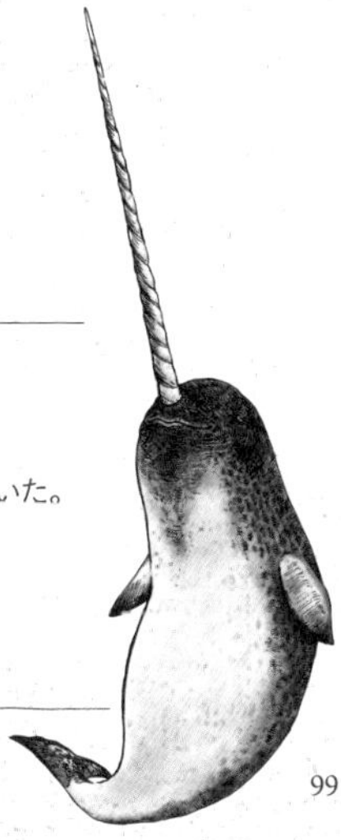

イッカク

数々の神話に登場する馬型の一角獣。
その角には様々な効力が秘められ、解毒、万能薬としてもてはやされた。
しかし、馬型の一角獣は実在しないため海の一角獣の角が贋物として流通していた。
イッカクの角は、正確には牙である。そのため、稀に2本持つものもいる。
オスしか持たず中は空洞で脆く、実際は戦闘などには使用しないという。
漢方薬でも解熱鎮痛効果があるとされている。

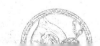

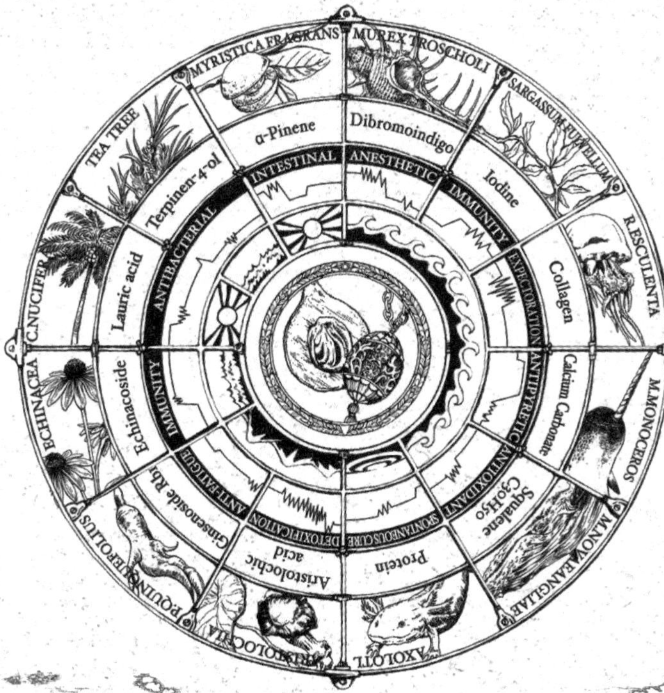

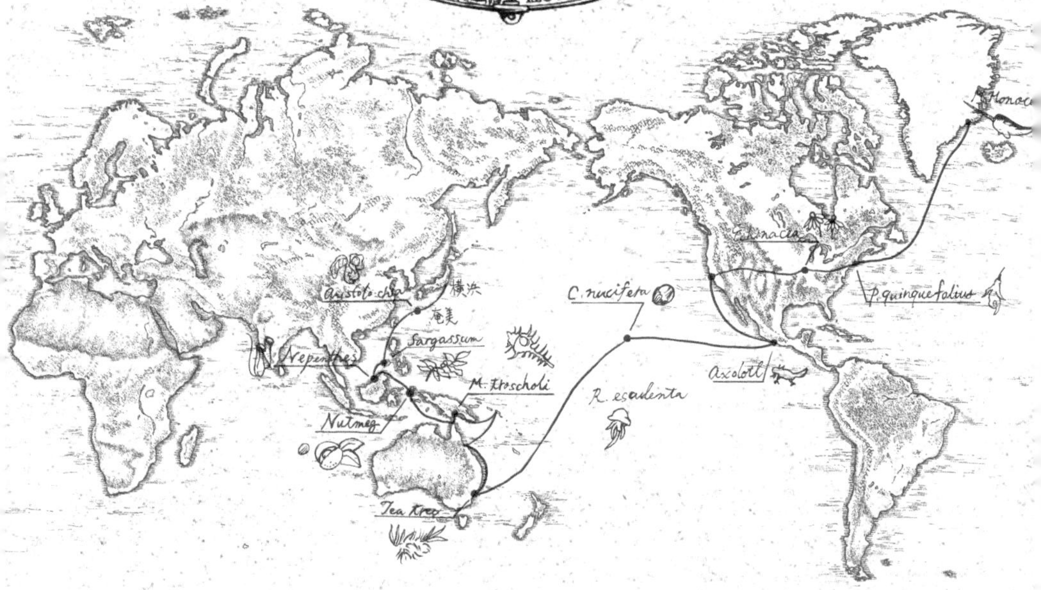

1904年
香辛料と植民地

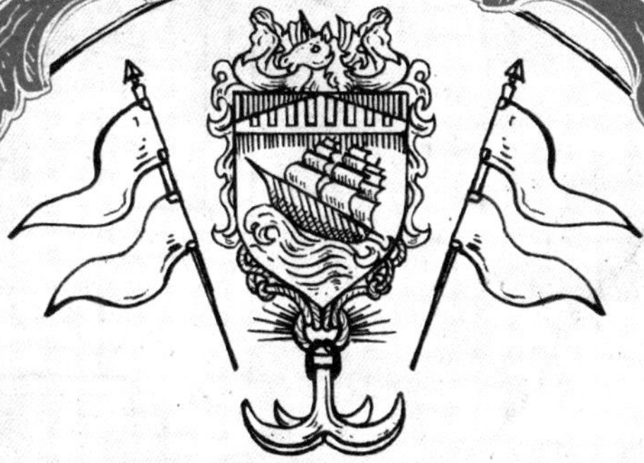

秘匿と伝承

1905

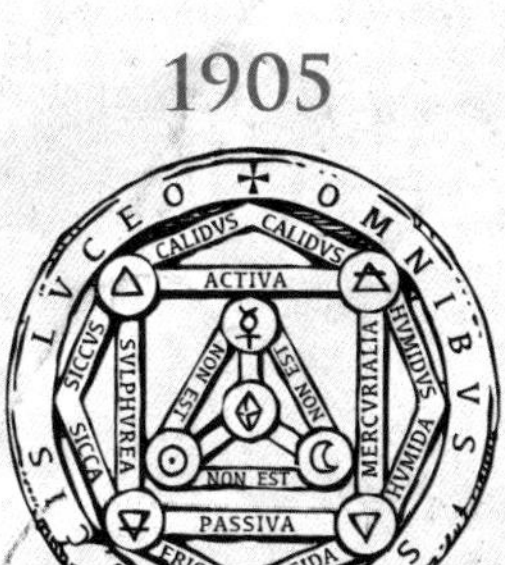
LVCEO OMNIBVS SED PAVCIS
CALIDVS
CALIDVS
ACTIVA
SICCVS
HVMIDVS
SVLPHVREA
MERCVRIALIA
SICCA
HVMIDA
NON EST
NON EST
NON EST
PASSIVA
FRIGIDA
FRIGIDA

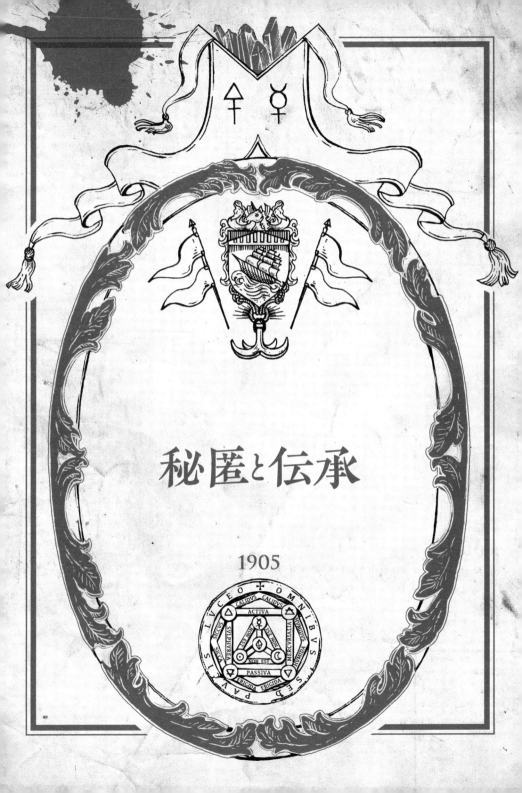

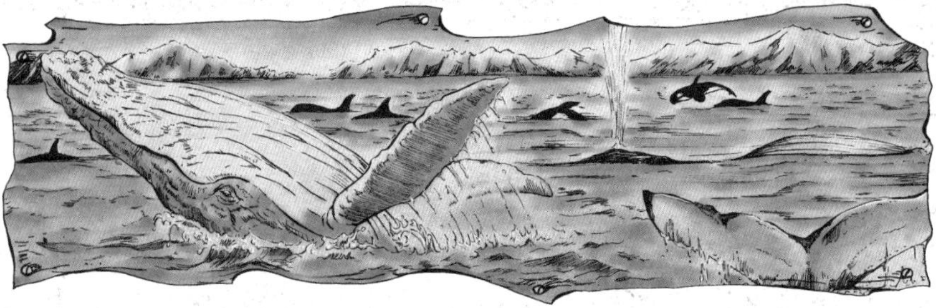

1905

北の海

大西洋を渡り、スカンディナヴィア近くで鯨と鯱の群れに出くわした。ボストンからの北上を反対していた助手も、目を輝かせるほどの大迫力だった。鯨油、髭、肉は世界各国で欠かせないものとなっている。しかし、鯨自体の数が少なくなってしまい、捕獲量は減少している。この年、ノルウェーは南極海にまで捕鯨の手を延ばした。獲り尽くされた他の海に比べ、南極海には鯨がまだ豊富にいるらしい。

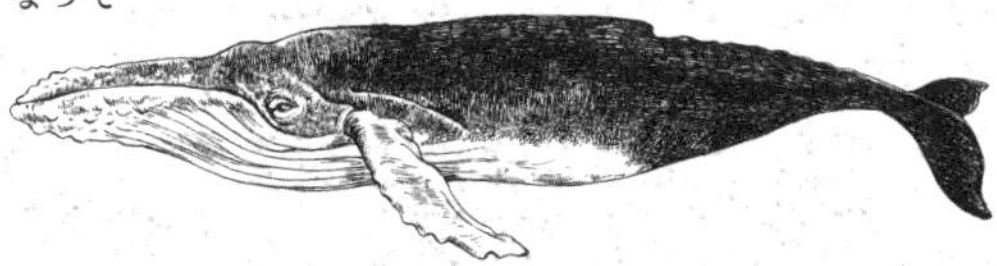

ザトウクジラ
鯨はその油、髭、骨、肉と余すことなく利用できる。
そのため、各国が競うように捕鯨活動をしていた。
鯨や鮫の肝油については、古くから漢方薬にもあり、
栄養価の高さは知られていた。
皮膚病や感染症、喘息などに有効とされている。しかし臭く苦い。
どうにか飲み易くなって欲しいものだ。
1906年にその成分、スクアレンが日本人博士によって発見され、
抗酸化作用が高いことが証明された。

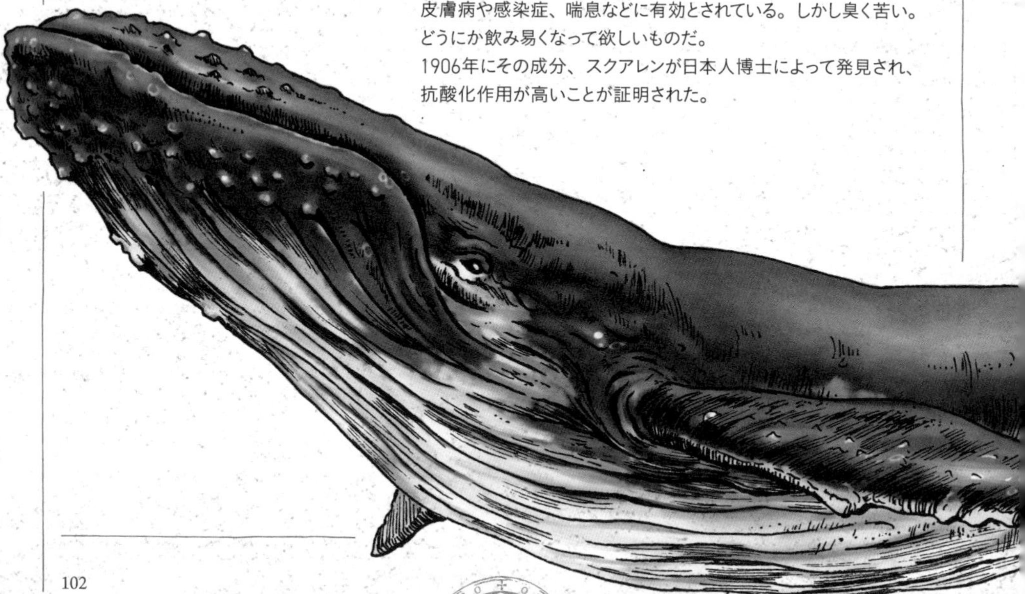

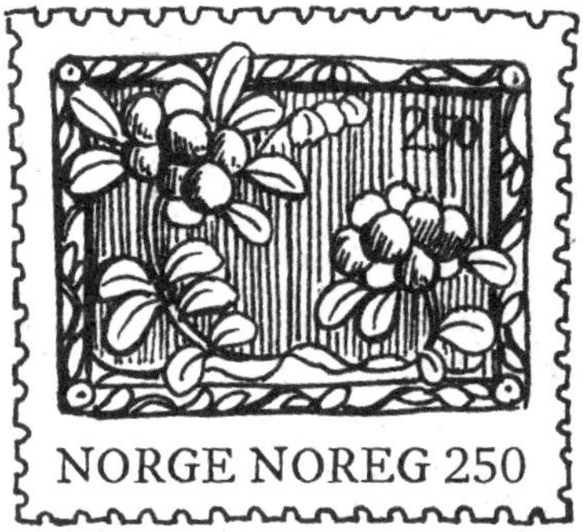

ようやく辿り着いたノルウェー。新年を迎え陸上で、やっと落ち着ける。ノルウェーでは目を惹く様々なジャムが、種類も多く鮮やかに冬の食卓を彩る。私のお気に入りはすっきりとした酸味のあるコケモモだ。口内炎に効くというので、助手たちにも積極的に食べさせた。今は雪一色の丘も、暖かい時期はコケモモで一面覆われているらしい。

穏やかな空気が流れ、少し緊張感が溶けたところで今後の旅程を組んだ。まだ行っていない所と考えるとアフリカ大陸の名が上がった。このまま大西洋沿いに南下し、アフリカ大陸沿岸をなぞることにした。

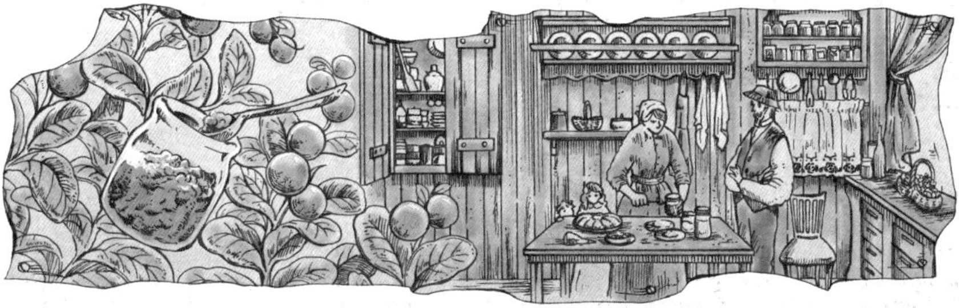

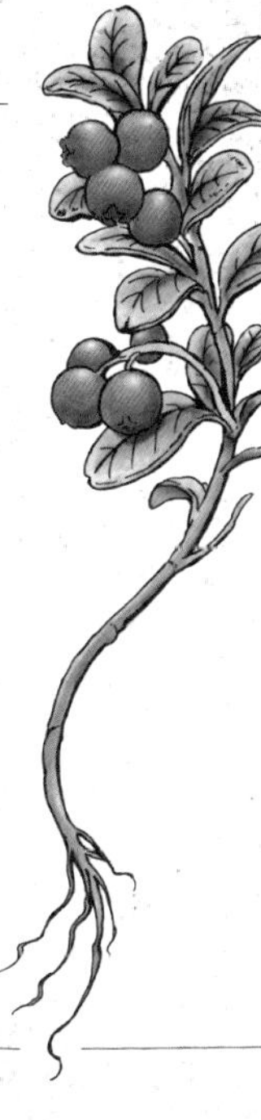

コケモモ

降り荒ぶ雪が止み、穏やかな午後。宿屋の女性が台所で鮮やかなタルトを作っていた。
こういう時、欧州諸国では馴染み深いコケモモのジャムを目にする。
実は古代ギリシャ時代から赤痢に効果があるといわれている。他にも口内炎、
夜間の視力低下などにも良い。最近では葉を糖尿病の治療に用いることもあるようだ。

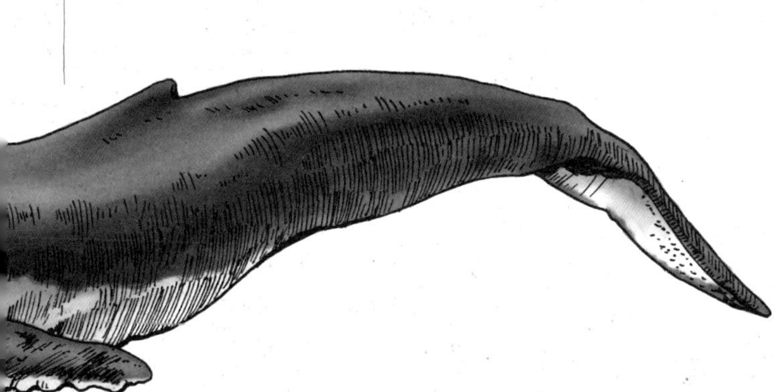

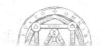

北の海獣目撃録

1月のノルウェーは寒く、道も滑るので屋内での作業が多かった。
宿泊していたベルゲンの街は文化的な街で
演劇、交響楽団、博物館と色々と揃っている。
そんな中、私がお気に入りだったのは図書館だ。
歴史の長い大きな図書館がいくつかあり、古い文献なども調べることができた。
いろいろと読み漁っていたのだが、図書館の一角にあった
シーサーペントに関する本に出会ってからは、それらに夢中になってしまった。
シーサーペントとは、海の怪獣のことで、北欧では目撃情報が多い。
あまり見向きをされない分野だが、
怪獣など未知の生物の話は興奮するものだ。

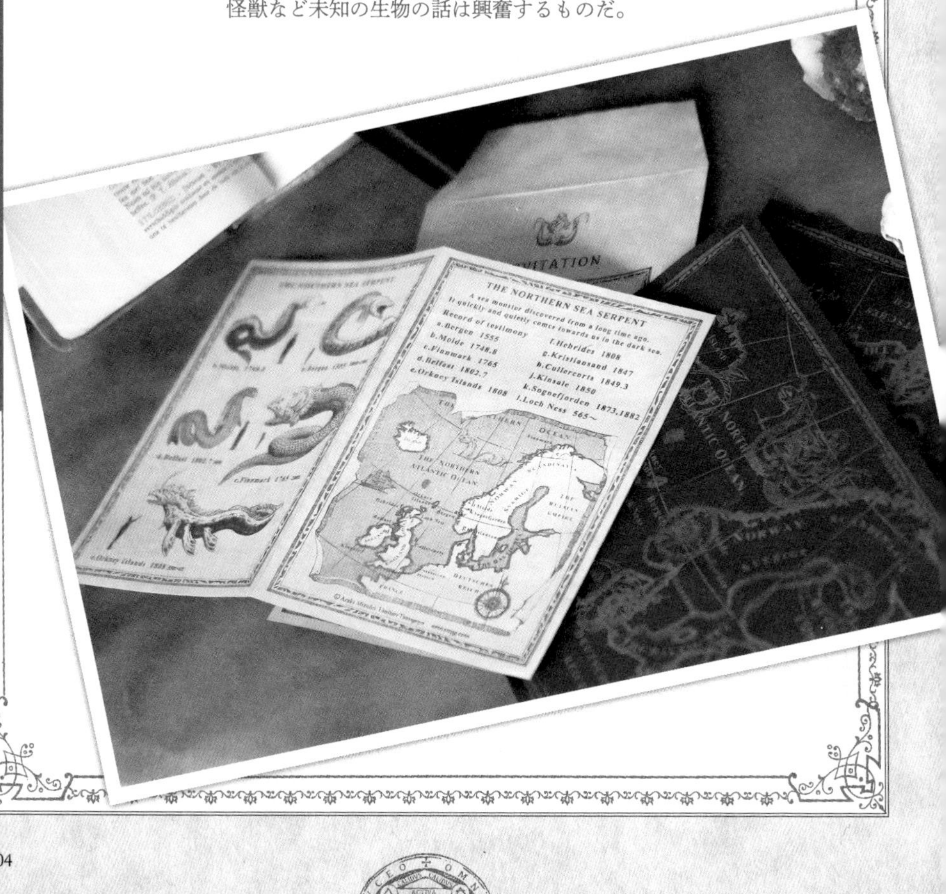
THE NORTHERN SEA SERPENT
A sea monster discovered from a long time ago.
It quickly and quietly comes towards us in the dark sea.
Record of testimony
a.Bergen 1555
b.Molde 1748.8
c.Finmark 1765
d.Belfast 1802.7
e.Orkney Islands 1808
f.Hebrides 1808
g.Kristiansand 1847
h.Cullercorts 1849.3
j.Kinsale 1850
k.Sognefjorden 1873,1882
l.Loch Ness 565~
THE NORTHERN ATLANTIC OCEAN

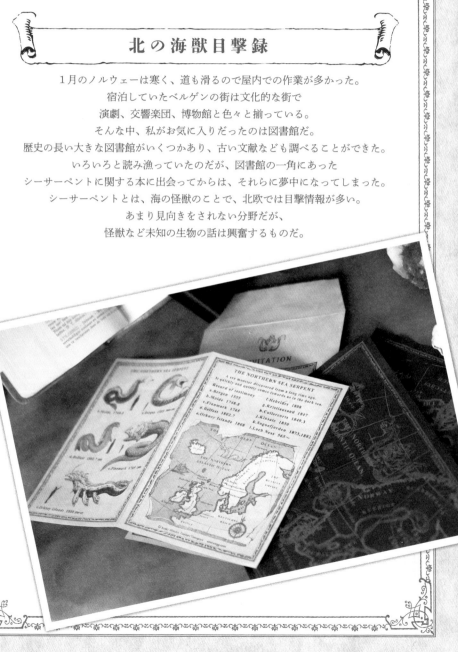

大航海時代以前、海に活発に繰り出していたヴァイキング。彼らの目には、
暗がりの中の巨大な生物（鯨や鯱など）が怪獣に見えたのかもしれない。
今でも一部目撃情報がある。
私が特に気になったのは、目撃情報をそのまま載せていた本だ。
古い情報は、大きさと特徴の誇張が特にすごいことになっている。
おそらく目撃者が話したことがそのまま掲載されているわけではなく、
伝聞される中で繰り返し誇張されてしまったのだろう。
海の怪物であるならば、大きな魚だろうと考えていたのだが、
そんな予想をはるかに超える証言の数々を読んでいるうちに、
これを絵にしてみたいという気持ちが湧いてきた。
持ってきた図画帳を机に広げ、久々に童心に帰って集中した。
すべての情報を絵にするのは難しいので、
北欧から英国周辺の詳しい記事のみを採用した。
書かれている大きさが分かるように、自分の影絵を置いて比較対象とした。
こうしてみると、昔は見上げても頭が見えないほどの大きな怪物が多かったが、
近年では現実味のある大きさに収まっている。
昔の人々にとって、いかに海が暗く、恐ろしい存在だったのか、
シーサーペントの絵をまとめたことで、少し窺い知れたような気がした。

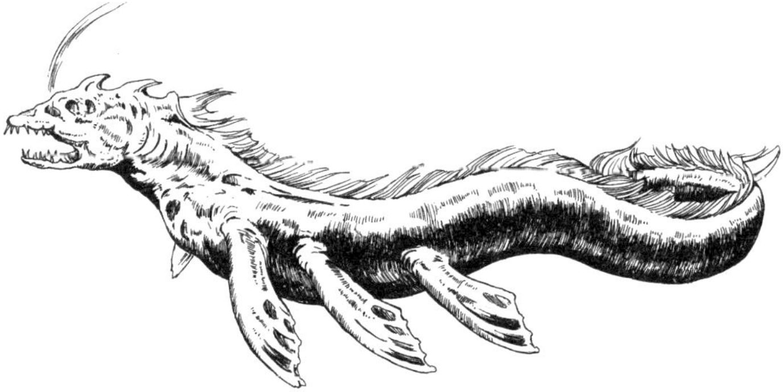

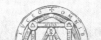

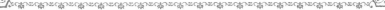

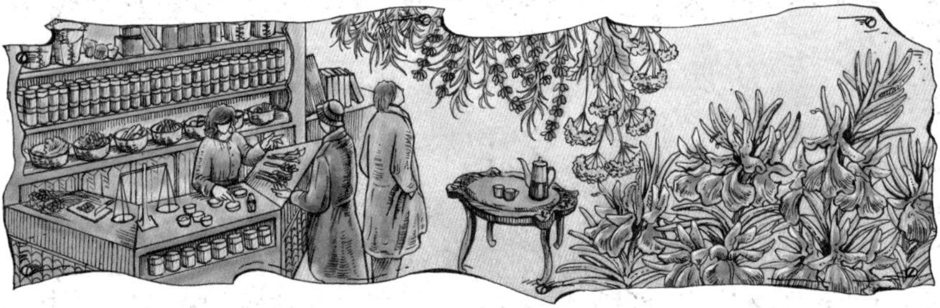

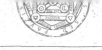

ノルウェーのベルゲンから出港し、スタヴァンゲルを経由して、英国エディンバラへ。2月の空はまだ灰色で薄暗い。エディンバラからグラスゴーへ移動する。宿屋の主人の紹介でハーブ薬局へ赴くと、店内は明るく、天井から干された沢山のハーブがまるで薄霧の森を思わせた。裏庭にはローズマリーの可憐な花が咲いていた。ハーブの中でも代表的なもので、料理に薬に香料と、様々な用途で使われ万能薬ともいわれている。

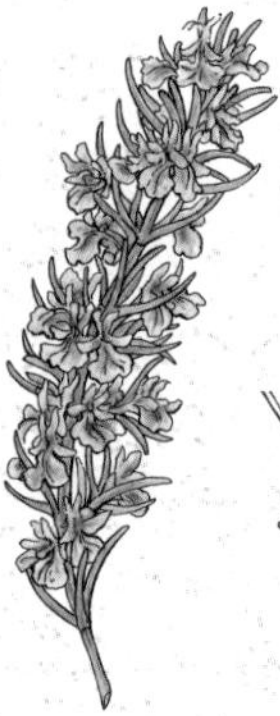

ローズマリー

英国では薬草医療に長けたハーバリストが多い。
ハーブの中でも名高いローズマリー。青紫の可憐な花が美しくハーブ園を彩る。
古くは記憶を助けるハーブとされ、冠婚葬祭や様々な儀式に使われてきた。
生葉、乾燥葉、精油は殺菌、抗酸化作用が高く、若返りのハーブとも呼ばれる。
この他リウマチ、外傷薬にも使われ万能薬との呼び声高い。

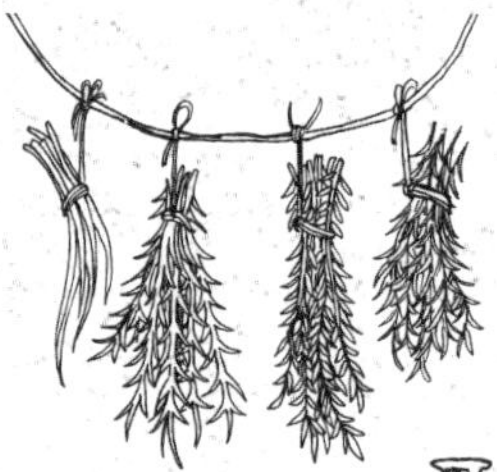

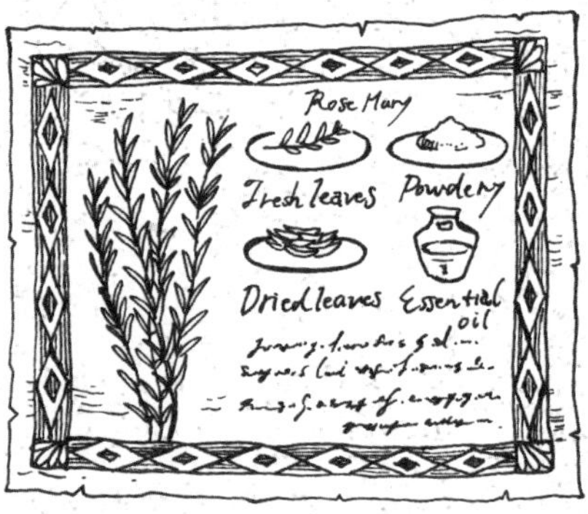

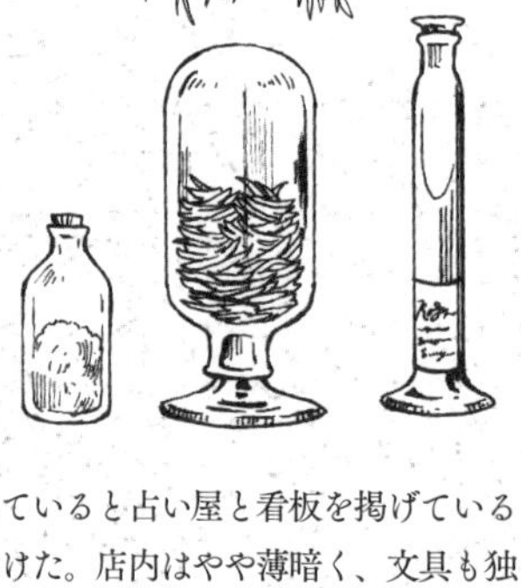

街を散策していると占い屋と看板を掲げている文具店を見つけた。店内はやや薄暗く、文具も独特なものが多い。店主はアイルランドから越してきたようで、自身を魔女だと名乗った。店の奥にある部屋では占いもできるらしい。占いには興味はないが、ケルト民族については興味があった。なにか面白いものはないかと店の中を見て回った。

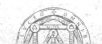

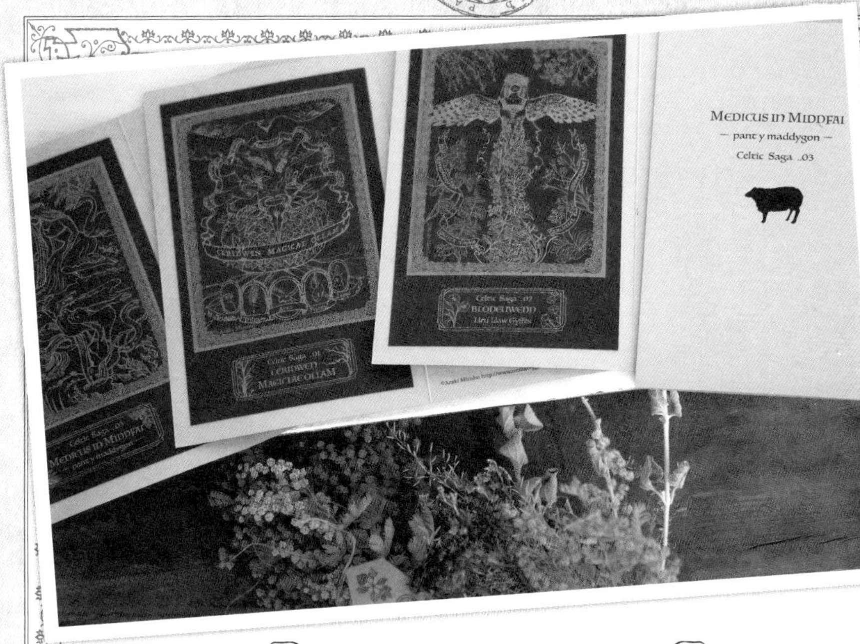

ケルトの伝承

戸棚の中に紙札を発見した。
それは美しい版画で三種類あり、「花から作られた女」
「ケリドウェン」「ミッドファイ」と題名が書かれている。
ケルト神話にまつわる絵らしく、店主が一枚一枚丁寧に説明してくれた。
「花から作られた女」はその名の通り、
人間の女と結婚できない光の神ルーのために、
ハーブを集めて女を作ったという話。
「ケリドウェン」は、彼女の変容の薬罐の話。
薬罐とは鍋のようなもので、
魔女が鍋で煮込むなどの視覚的な印象は
ここからきているともいわれている。
「ミッドファイ」は、彼の元に来た妖精が息子たちを医師へと導いた話。
どれもたくさんのハーブが出てくる話で、
ケルト民族の自然への豊富な知識と興味が垣間みえる。
私は版画を購入し、店主に聞いた話をまとめたものを添えた。
なかなかよいものが出来上がったと思う。

蒐集品備考——魔女の占い処方

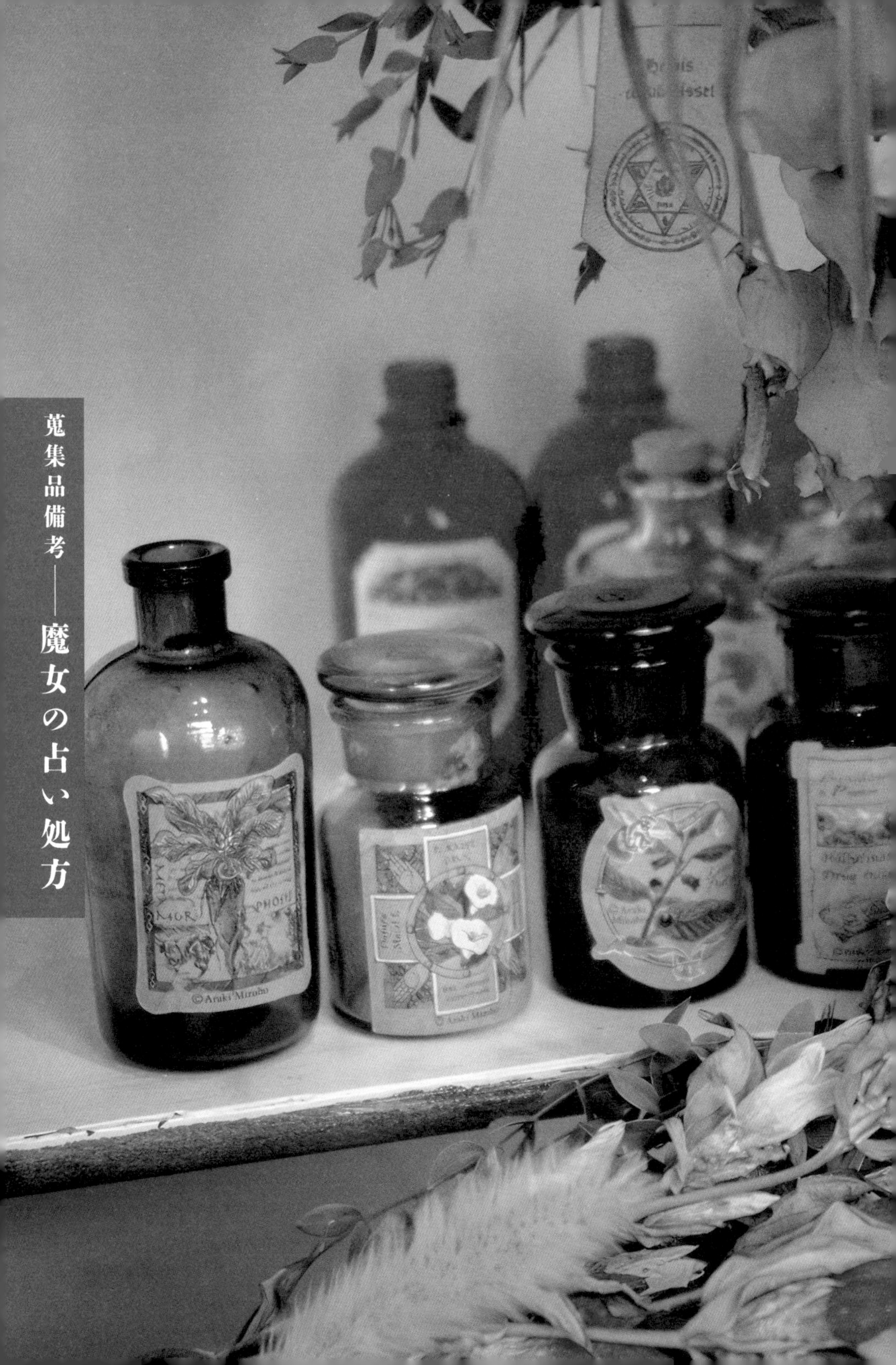

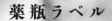

薬瓶ラベル

店の奥の方にあった棚の中を覗くと薬瓶が並んでいるのが見えた。
文具以外も売っているのだなと眺めていると、占いの結果で薬を処方するという。
それは面白そうなので、占いを頼んだが、やってみると占いというより相談に近かった。
私への処方は透視薬に決まった。
旅をしているので、先が見渡せる方が良いだろうということだ。
主な成分はバーベナで、その芳香蒸留水を点眼に使うのだという。
ケルトでは昔から、バーベナは目を浄化し霊的な視力を与えるといわれている。
西洋では魔除けや清めによく登場することから、身近なハーブなのだろう。
助手は旅の生活で眠りが浅いということで、安眠薬を処方された。
他にも様々な薬が置いてあり、中には惚れ薬なるものもあった。
ラベルにはベラドンナが描かれており、毒なのではと恐ろしくなった。
ベラドンナの実を絞った液を点眼すると、瞳孔が大きく開く。
すると瞳が大きく見えることから、魅力が増すということで使う女性がいた。
しかし、この液体は毒性が強く失明の危険がある。
日本ではハシリドコロという名前で、別名はキチガイナスビと呼ばれている。
名前からして何が起こるか予想できよう。
まさか本当に処方するわけではないだろうと尋ねてみると、実際には処方しないようだ。
観光客向けのものらしく、魔女を想像する１つの象徴として使っているとのことだった。
その他にもヒヨスが描かれた飛行薬なども置いてあった。

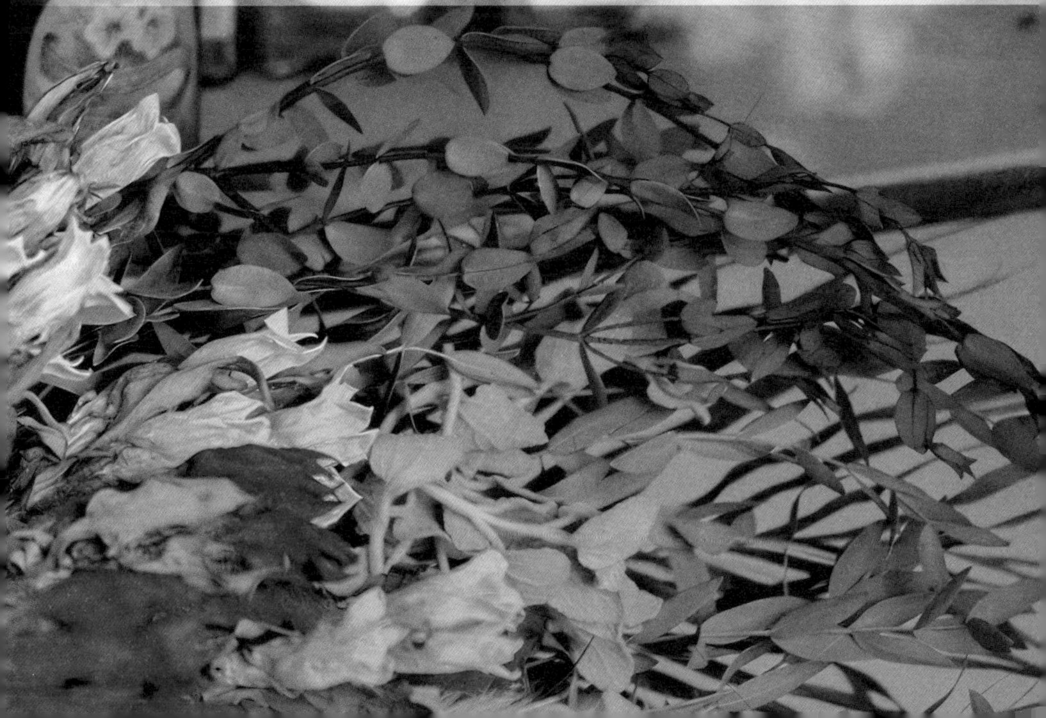

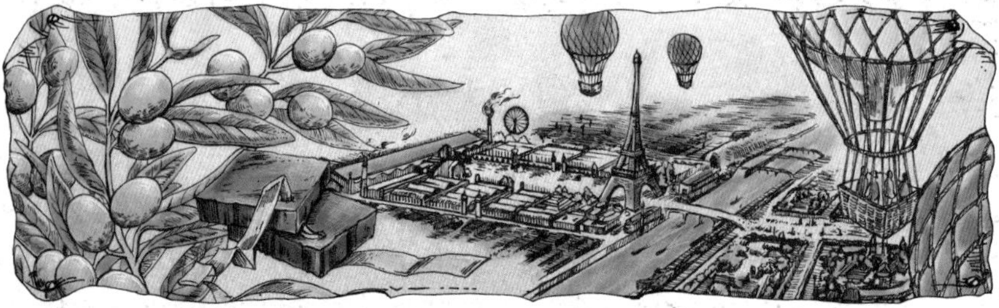

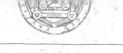

グラスゴーから列車で南下しマンチェスタ、ロンドンを経てドーバーへ。ドーバー海峡を渡り、フランスのカレーへ。そこから列車でパリに入った。寒い冬も終わり、3月中旬ともなると春の日差しが感じられた。風も弱く穏やかな午後、風船に籠に括りつけた気球というものに乗り、初めて空の旅を体験した。喜ぶかと思い同乗させた助手たちだったが、始終、動くな！ 揺らすな！ と騒ぎ立てていた。次回があるならば1人で乗りたいなと強く思った。空から見たパリの風景は一枚の絵画のようで素晴らしかった。さすが、芸術の都だと感じた。

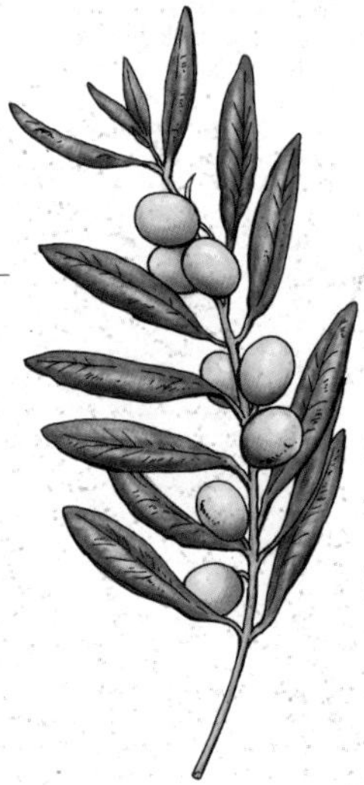

オリーブオイル

パリに立ち寄った際、何か土産にと思い入った店で勧められたのは
一見素朴な石鹸だった。蝋引きした薬包紙に包まれ、
四角い各面には文字や意匠の判が押されている。
オリーブオイルをふんだんに使用した天然由来の
泡立ちよく滑らかな石鹸だ。パリの万博では、
5つ星を獲得した逸品だと聞き、お土産にちょうどいいと購入した。
原料の7割を占めるオリーブオイルは、保湿、健胃などの効果があり、
健康的な油として欧州の食生活にも深く関わっている。
食用、薬用と幅広い用途があり、抗酸化作用や乾燥防止など
欧州の生活に欠かせない。

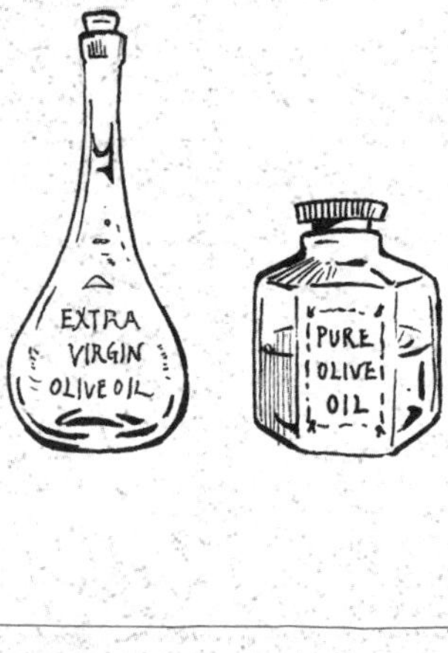

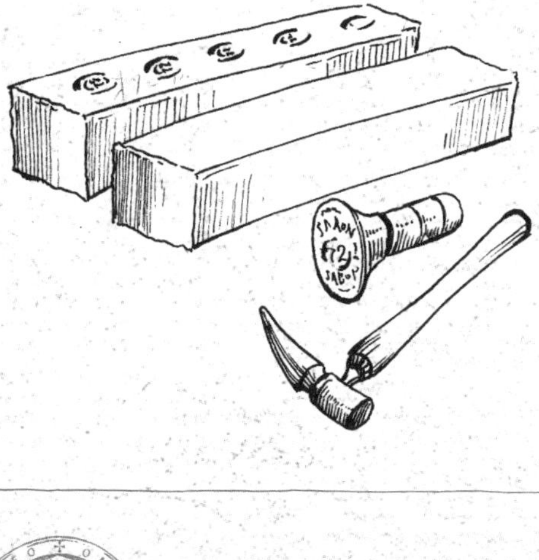

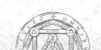

友愛の秘密結社

賑わうパリの街中で、喧騒から離れ、落ち着いた空気の本屋に入った。
いくつかの本を決め会計に向うと、会計横に飾られた絵が気になった。
絵は何種類かあったが、気に入った２種類を購入した。
原稿用紙くらいの大きさで、私の想定する使い方にちょうど良かった。
その使い道とは飾ったりするのではなく、書皮として使用することを考えていた。
書皮とは、本の表紙が汚れないよう紙、布、革で覆うもので、
私も大切な本には愛用している。
購入した２枚の絵はまったく違う絵だが、どこか意味ありげで意匠も好みでお気に入りだ。

１枚目の絵に描かれていたのは、マスクを被った女性が山羊に逆に跨っている絵だ。
脇には、毒草と魔獣の絡まった禍々しい柄が囲むように書き込まれている。
ヒヨスやベラドンナ、ジギタリス、イチイなどの毒草と、
魔女の物語に欠かせない植物ばかりで、
この絵が魔女を表しているのが分かる。

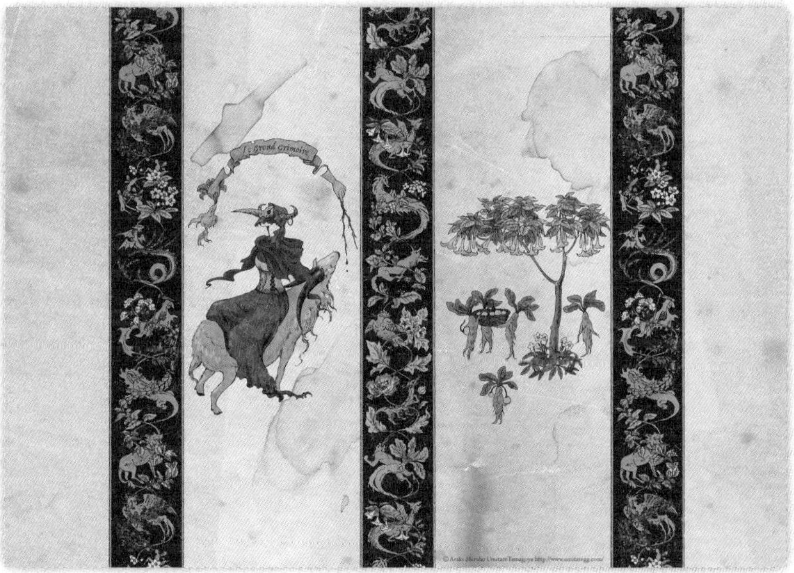

もう一枚の絵は、17 世紀の初めに出版された『化学の結婚』を題材にした絵だ。
当時、世間を騒がせていた友愛組織「薔薇十字団」の創立者を主役とした小説だ。
薔薇十字団は 3 冊の宣言書を発行しており、先に発行された 2 冊では、
組織の思想を広めるために、活動の目的や歴史、信条や教義が整然と記されている。
理解しやすいよう纏められたこの 2 つの宣言書と比べ、
3 冊目に発行された『化学の結婚』は毛色が違っており、
謎に濡れた秘儀伝授的小説となっている。

本文中に出てくる一つ一つの言葉には隠された意味があり、
動物や道具など大量の暗喩が散りばめられている。
宗教や錬金術の教義などは別の象徴や符号に置き換えられており、
どの言葉も意味ありげに思えてくる。
不自然な言葉を繋いでいるせいか、展開があまりに突拍子もなく
私には小説として楽しむことができなかった。
一般の人々には理解し難い文章なのは間違いない。
しかし、錬金術師や詩人、夢想家たちは深読みすることを楽しんだようで、
今でも著名な書物の 1 冊となっている。

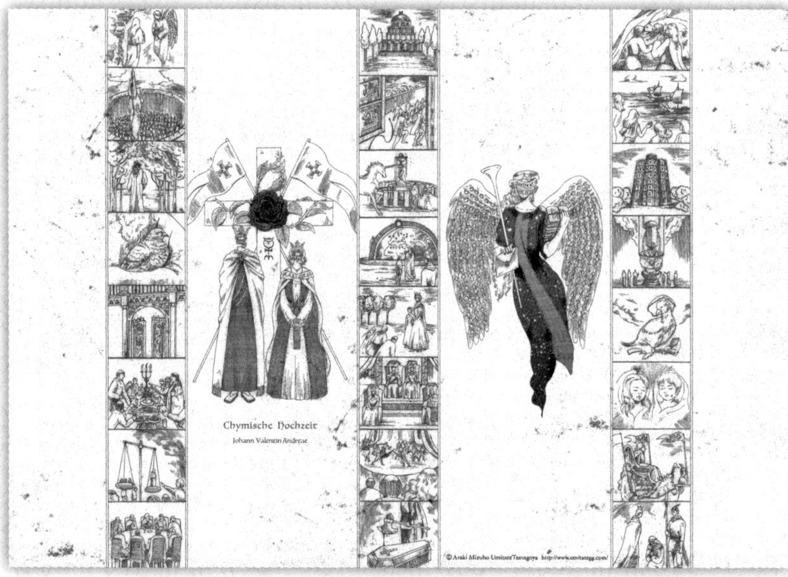

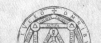

この書において化学とは錬金術を指す。
化学の結婚とは、太陽と月、火と水、男と女、精神と物質など、
対立する２つの要素を１つにすることを意味している。
この結婚は、錬金術を使って現実世界の不完全さを克服し、
完全な世界を実現するための手段だとされている。

物語の中で主人公は、様々な秘密の儀式を行う。
これは卑金属を貴金属に変えるという錬金術の過程を暗喩しており、
不完全さを克服し完璧な状態にすることを意味している。
それは同時に人間の精神を向上させる技術でもあり、
物語中に登場人物の精神が向上していくように描かれている。

薔薇十字団は15世紀に創設された秘密の組織であるとされているが、
表立って活動するのは宣言書が発行された数年前からだ。
当時、プロテスタントやカトリックといった厳格な宗教によって異端告発の脅威があった。
活動家はしばしば架空の秘密結社の陰に隠れて匿名で自分たちの考えを発表していた。
薔薇十字団の始まりもこのような活動の１つと考える人たちもいるようだ。
そもそも存在自体を疑問視する意見も少なくない。
薔薇十字団はキリスト教神秘主義、新プラトン主義、錬金術に大きく影響を受けている。
そして、その錬金術などの技術を私欲のためでなく
世界のために使うべきという名目を掲げている。
これらの思想は、当時の社会に大きな影響を与えた。特に、科学技術の発展や、
宗教改革の影響を受け、薔薇十字団の思想は、多くの人々に受け入れられた。
その後、低迷した時代もあったが、幾つもの団体が後継者を名乗っている。
フリーメイソン、黄金の夜明け団、ルドルフシュタイナーなど、
自称他称含め、たくさんの団体がその意志を引き継いでいる。

購入した絵には、小さな絵が並び、内容を順に説明していた。
改めて見ても展開に理解が追いつかない。
果たして作者の寓意はどれだけの人に理解されたのだろうか。

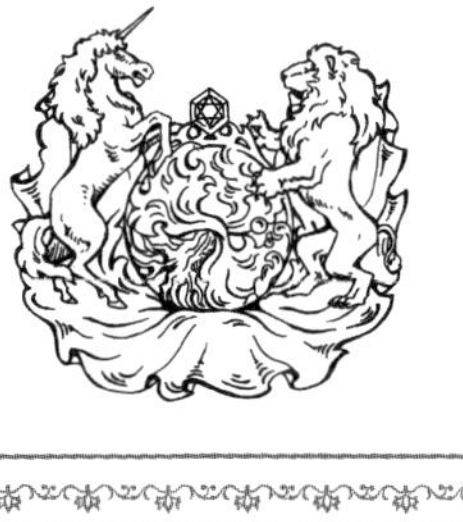

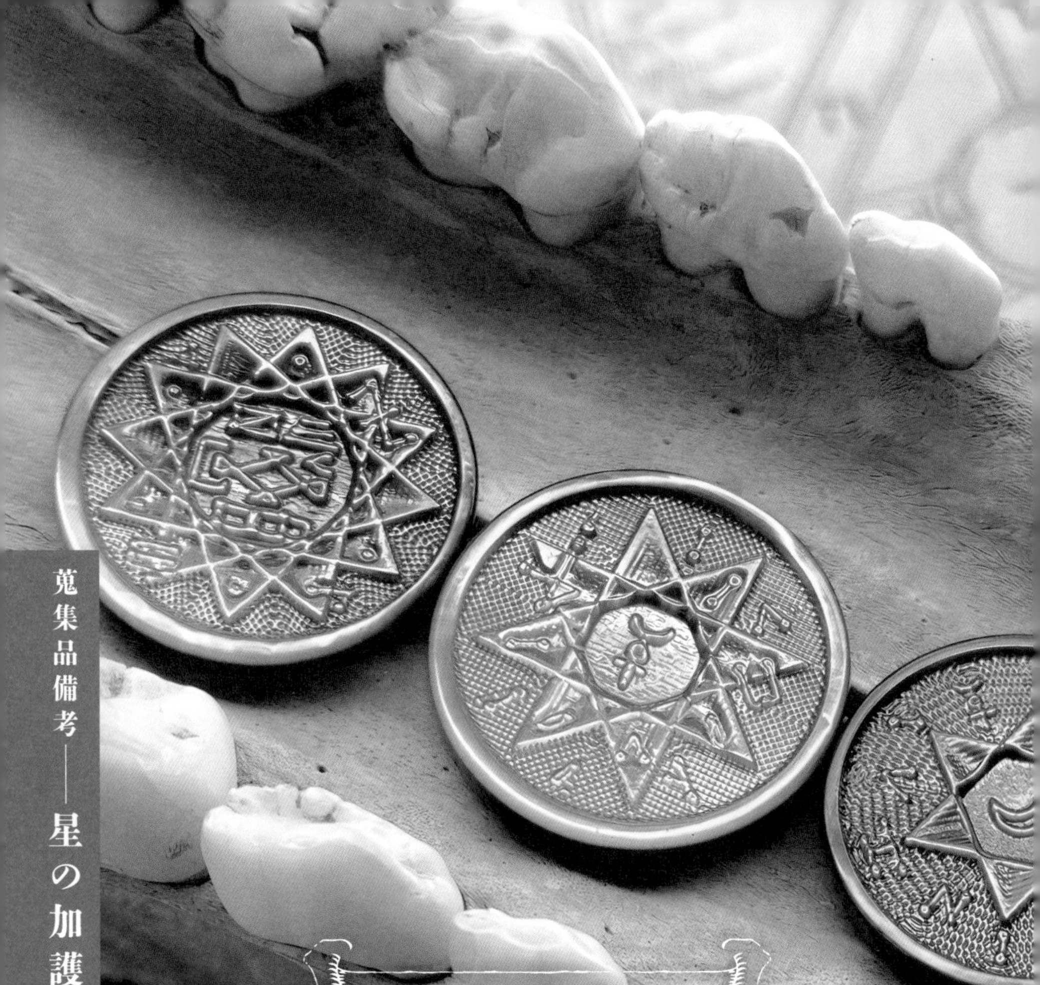

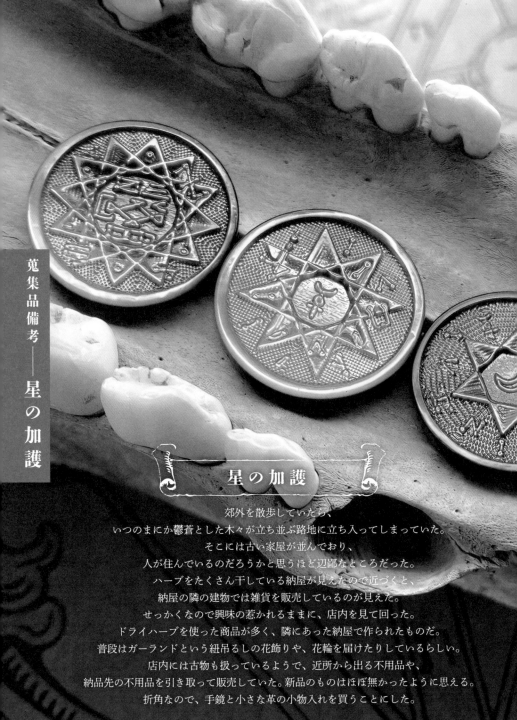

星の加護

郊外を散歩していたら、
いつのまにか鬱蒼とした木々が立ち並ぶ路地に立ち入ってしまっていた。
そこには古い家屋が並んでおり、
人が住んでいるのだろうかと思うほど辺鄙なところだった。
ハーブをたくさん干している納屋が見えたので近づくと、
納屋の隣の建物では雑貨を販売しているのが見えた。
せっかくなので興味の惹かれるままに、店内を見て回った。
ドライハーブを使った商品が多く、隣にあった納屋で作られたものだ。
普段はガーランドという紐吊るしの花飾りや、花輪を届けたりしているらしい。
店内には古物も扱っているようで、近所から出る不用品や、
納品先の不用品を引き取って販売していた。新品のものはほぼ無かったように思える。
折角なので、手鏡と小さな革の小物入れを買うことにした。

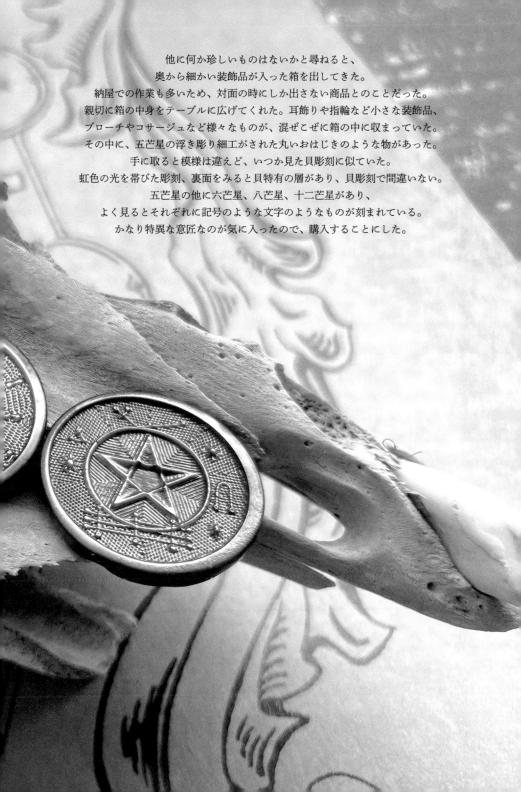

他に何か珍しいものはないかと尋ねると、
奥から細かい装飾品が入った箱を出してきた。
納屋での作業も多いため、対面の時にしか出さない商品とのことだった。
親切に箱の中身をテーブルに広げてくれた。耳飾りや指輪など小さな装飾品、
ブローチやコサージュなど様々なものが、混ぜこぜに箱の中に収まっていた。
その中に、五芒星の浮き彫り細工がされた丸いおはじきのような物があった。
手に取ると模様は違えど、いつか見た貝彫刻に似ていた。
虹色の光を帯びた彫刻、裏面をみると貝特有の層があり、貝彫刻で間違いない。
五芒星の他に六芒星、八芒星、十二芒星があり、
よく見るとそれぞれに記号のような文字のようなものが刻まれている。
かなり特異な意匠なのが気に入ったので、購入することにした。

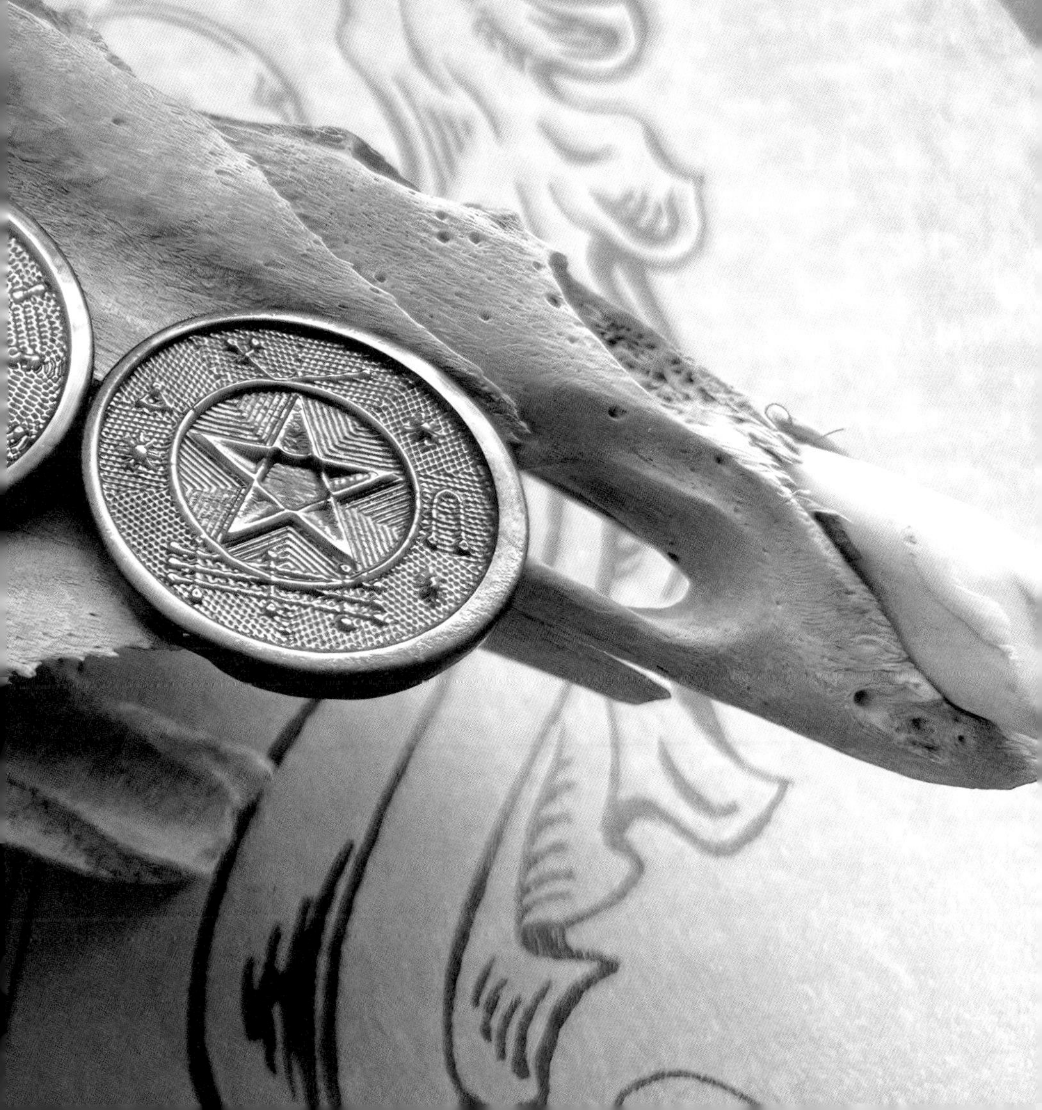

宿に戻ってじっくり観察していると、
記号に見覚えがあることに気づいた。
丸と線の組み合わせは、星座を表す記号も含まれているが、
この記号は占星術と魔術を合わせたものだ。
自身を守る護符であったり、願いを叶えるため使われることが多い。
芒星にも護符的意味合いがある。
組み合わせることでより強力な護符になるのだろう。

五芒星は、太古から使われており、守護、繁栄、再生などの意味を持っている。
また、魔法や悪魔を連想させ忌避されることも多い。
逆に悪魔崇拝者には人気があるようだ。
逆さにした五芒星を山羊の頭と見做し、バフォメットと関連づけられている。
五芒星は、5つの要素を調和させるものとして、
西洋の魔術師や占星術師によって使用された。
調和させることで、悪霊や邪悪な力から身を守ることができると考えられた。
日本でも五芒星は魔除けの意味合いがある。これは陰陽師という神職の影響が強い。
今ではみないが、彼らの占星や地相は政治に深く影響を残してきた。

六芒星は、ほとんどの場合、2つの要素の相互作用や調和の意味を持っている。
太陽と月、天と地、陽と陰、男性と女性、善と悪、生と死、物質と精神。
ちなみに、五芒星は上下の向きでこの二要素のどちらかを指す。
“ダビデの星”とも呼ばれ、
今ではユダヤ教、ユダヤ人の象徴として広く知られている。
ユダヤの文献には、ダビデ王の盾にはメタトロンの六芒星が刻まれてあり、
神秘的な力で守られたと記されている。
時代が下がるにつれ、中世には魔術や錬金術、
神秘主義などで大きな意味を持つようになった。

八芒星は、メソポタミアではイシュタルの象徴とされ、金星を意味する。
イシュタルは古代オリエントで広く信仰されていた重要な女神だ。
戦と豊穣の女神で、幸運と繁栄の象徴と考えられていた。
また、キリスト教ではベツレヘムの星といわれる意匠として使われている。
救世主イエス・キリストが誕生した際に空に輝き、
東方の三博士をイエスの元へ導いたのがベツレヘムの星である。
このことから魔術的意味合いというより、開運や幸福を意味するものと考えられる。

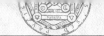

十二芒星は、メソポタミアでは太陽神シャマシュの象徴とされる。
ちなみにイシュタルとは双子の兄妹で、姉は冥界の女王エレシュキガルだ。
エレシュキガルは生と死を司るため六芒星で表されるが、
再生を意味するためか六芒星を2つ重ねた十二芒星で表されることもある。
キリスト教では12の使徒、古代ローマでは12の月を表した。
由来は不明だが別次元へ繋げる扉ができるらしい。
別次元とは、いわゆるあの世とこの世、夢と現世のようなものだろうか。

芒星と魔術的符号を合わせたこの意匠は、
護符や儀式に使うものなのだろう。
本体である貝も、古くから護符として世界中の様々な装飾に使われてきた。
この細かな彫刻でより多くの加護をのせたいという思いが伝わってくる品だ。

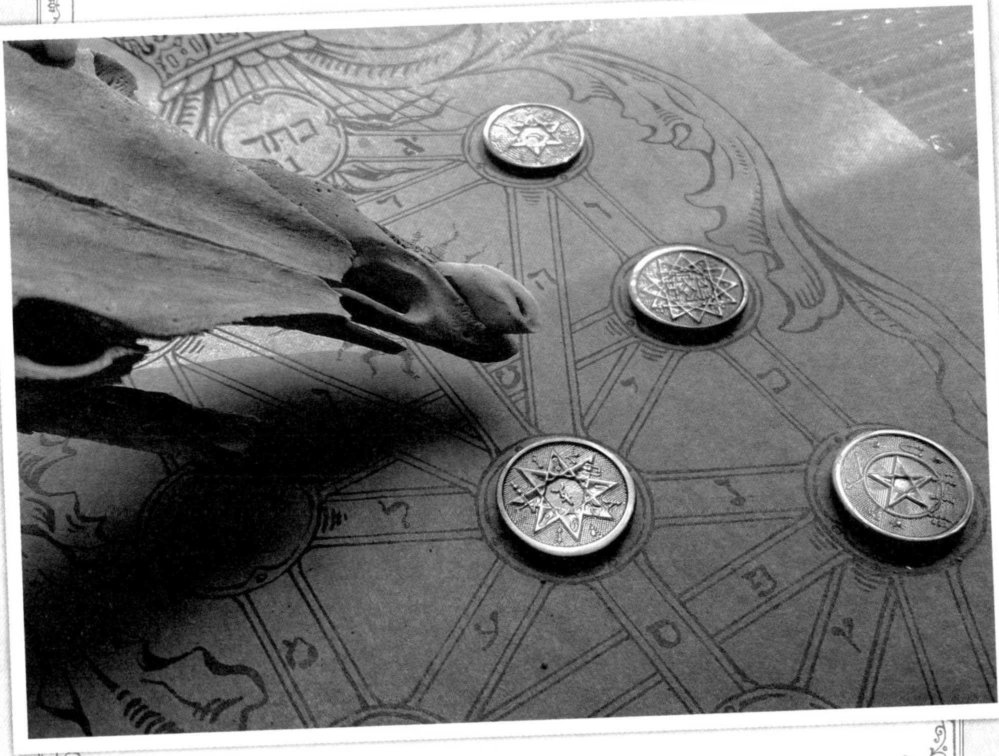

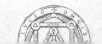

Akashic Schale

パリの北部クリニャンクールでは毎週日曜日に蚤の市が開かれている。
とても大規模なもので、区画によって取り扱っている品が異なっているのが面白い。
家具、雑貨、衣類など様々な物品が販売されていたのだが、
花、草、蔦、昆虫など有機物を題材に、自然な曲線で装飾されたものが多い。
これらは“アールヌーボー”と呼ばれており、「新しい芸術」を意味する。
芸術による生活の美化、生活に溶け込む芸術という思想があるようだが、
私は有機的な装飾ばかりに目がいってしまう。
それらの装飾も、どこか日本の浮世絵的で、親近感を感じる。
とはいえ、街で目にするポスターはアルフォンス・ミュシャの模倣が多く、
少し辟易とする。

蚤の市では、本当に様々なものが売っていて面白い。
ゴミのようなものの中に気になるものが混ざっていたり、
少し壊れているからと、高級なものがとても安価で売っていたりする。
可愛い小物が売っており、値段を見たら安価だったので複数まとめて買ったのだが、
とんでもない値段を提示された。騙そうとしているのかと抗議したら、
とても希少なものが１点紛れ込んでいたようだった。
見た目はたいして変わらないのにこんなにも価値が違うのかと驚いた。

高級な陶器やガラスの売られている区画もあり、突然値段が跳ね上がる。とはいえ、
高い技術で作られた高級品は見応えがある。
サルグミンヌ陶器という白地に青色で細かい線画が絵付けされた皿があり、
気に入ったので何点か購入した。
こういったものが好きならと、店主がガラスの容器を見せてくれた。
平べったい円盤形で、ペトリ皿のような形をしており、
とても繊細な彫刻が施されていた。
ガラスに、こんなに細かい線が入れられるものなのかと感心していると、
店主が細かい線なら他にもあるぞと、グラスや皿などを出して説明してくれた。
アシッドエッチングという技法があり、ワックスを塗り、
そこに線を入れて、ワックスのないところを酸で腐食させる技法だという。
この方法でガラスを曇らせるらしく、
酸の量や時間で曇り具合を調整して階調も表現できるらしい。
ここまで説明した後、店主が悩ましい顔で、この皿は腐食した形跡がないらしく、
どうやって作られたのかわからないといっていた。

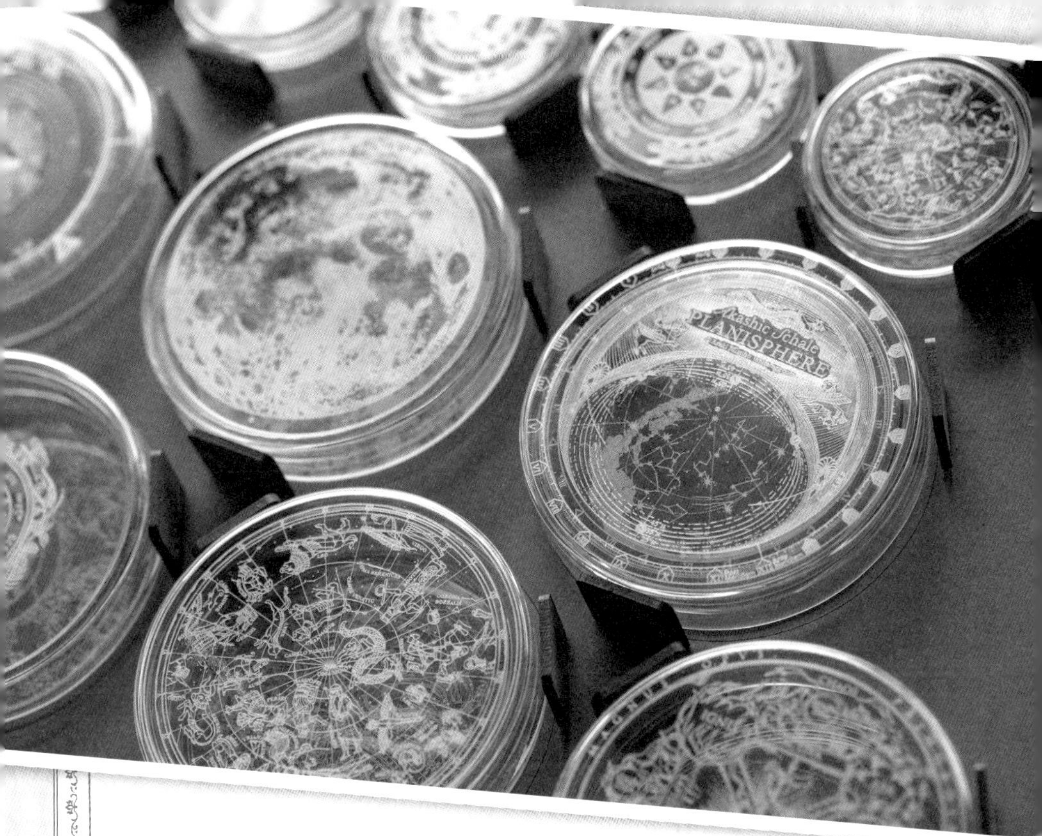

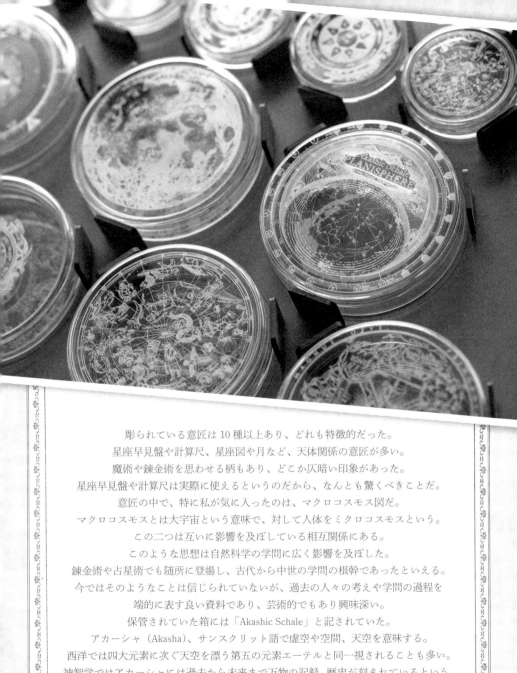

彫られている意匠は10種以上あり、どれも特徴的だった。
星座早見盤や計算尺、星座図や月など、天体関係の意匠が多い。
魔術や錬金術を思わせる柄もあり、どこか仄暗い印象があった。
星座早見盤や計算尺は実際に使えるというのだから、なんとも驚くべきことだ。
意匠の中で、特に私が気に入ったのは、マクロコスモス図だ。
マクロコスモスとは大宇宙という意味で、対して人体をミクロコスモスという。
この二つは互いに影響を及ぼしている相互関係にある。
このような思想は自然科学の学問に広く影響を及ぼした。
錬金術や占星術でも随所に登場し、古代から中世の学問の根幹であったといえる。
今ではそのようなことは信じられていないが、過去の人々の考えや学問の過程を
端的に表す良い資料であり、芸術的でもあり興味深い。
保管されていた箱には「Akashic Schale」と記されていた。
アカーシャ（Akasha）、サンスクリット語で虚空や空間、天空を意味する。
西洋では四大元素に次ぐ天空を漂う第五の元素エーテルと同一視されることも多い。
神智学ではアカーシャには過去から未来まで万物の記録、歴史が刻まれているという。
それは目に見えない板らしく、まさしくこれを題材にしたものなのだろう。

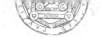

胡椒海岸

パリを散策をしていると、ベルギーのリエージュで行われる博覧会の張り紙を見つけた。

今まさに開催中なのを知り、急遽ベルギーに向かう。博覧会では、各国の展示のほか大型の遊具などが並んだ娯楽の区画があった。珍しい乗物や見世物を目当てに多くの人々が集まっていた。セントルイスの博覧会でも遊具はあったが、見たことのない遊具で興味を惹かれた。

折角なので一番激しい動きをしそうな、宙吊りの船の乗り物に並んだ。風が気持ちよく街も一望できたが、一緒に乗った助手が延々と叫ぶためやや不満が残った。

次いでチリのパビリオンを見学する。ここでは農薬として硝石が配られていた。日本では海藻から得られる硝石だが、チリでは山を掘るだけで出てくるらしい。グリセリンと合成されてできたニトログリセリンは、狭心症の薬として名高い。

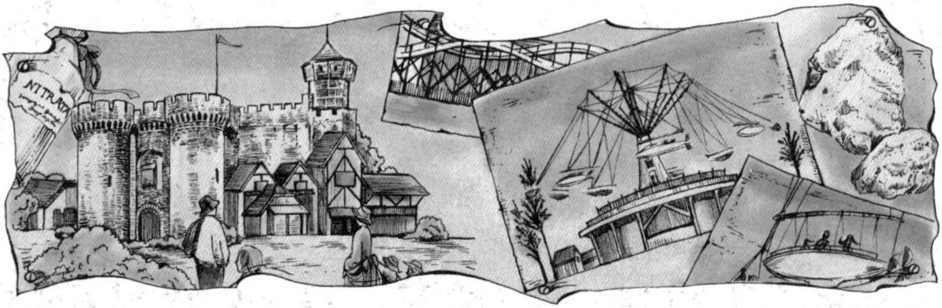

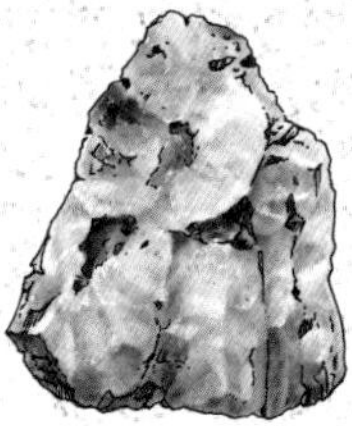

チリ硝酸

チリ硝石とは硝酸ナトリウムを指す。一般の硝石は硝酸カリウムだが、
どちらも農薬や火薬の原料となる。
焼いた海藻の灰からも製造できるが、チリでは採掘で容易に手に入った。
硝酸から得られるニトログリセリンは狭心症に効果があり、
重宝されている。爆薬を生産する工場員が狭心症を患っていたが、
作業中は発作が起きないことから狭心症の治療薬に使われ始めた。

スペインのメノルカ島でボートレース大会が有るという話を酒場で耳にした。船は年々新しい技術で進化しており、興味があったので見に行くことにした。マルセイユから船で南下しメノルカ島へ。

メノルカ島は美しい天然の港を持つ島だ。私が来た日は大会の中休みで、レースではなく催し物の日であった。それでも、装飾された派手なボートが港を埋め尽くす景色はなかなかに壮観だった。

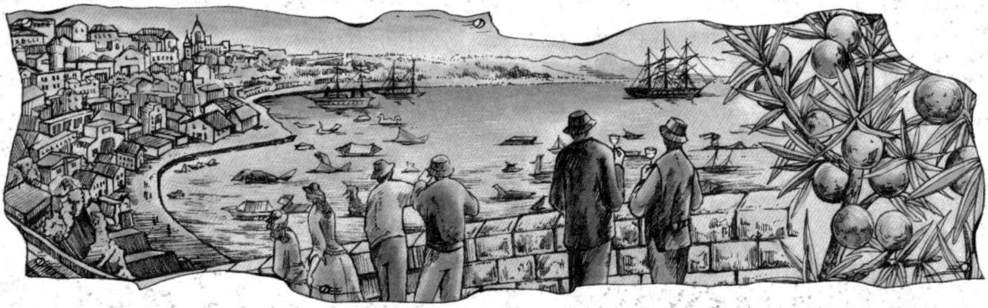

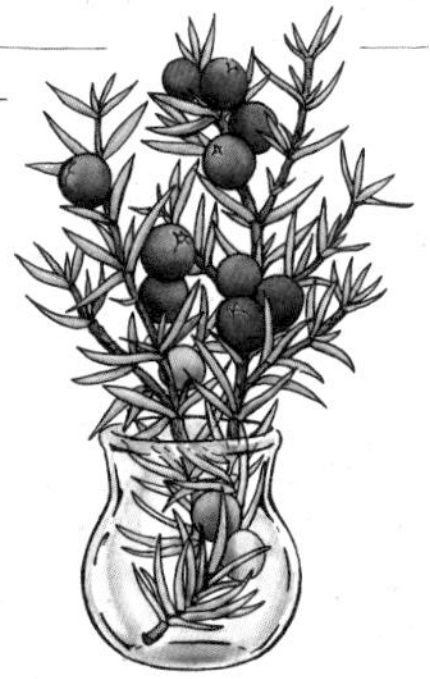

ジュニパーベリー

針のような葉を持つセイヨウネズの実は、香り付けのスパイスである。
実が熟すまでの期間が長く、18ヶ月もかかる。そのため、同じ枝に未熟、
完熟の実が混ざっているのが面白い。古くは黒胡椒の代用品として使用されていた。
時代が下ると利尿作用と解熱効果から薬として使われ始めた。
やがて大航海時代後期に熱病対策として薬用酒に使われたのをきっかけに、
ジンという名前で各国に広がった。この薬用酒は口当たり良く飲みやすかったため、
庶民に親しまれた。無味無臭のアルコールに、ジュニパーベリー以外にも
植物由来のハーブやスパイスを数種入れ込むのが一般的なジンの作り方だ。
メノルカ島のジンは、ワインアルコールとジュニパーベリーのみで作られている。
ジュニパーベリーの香りが強く、すっきりとした味わいの珍しいジンだ。

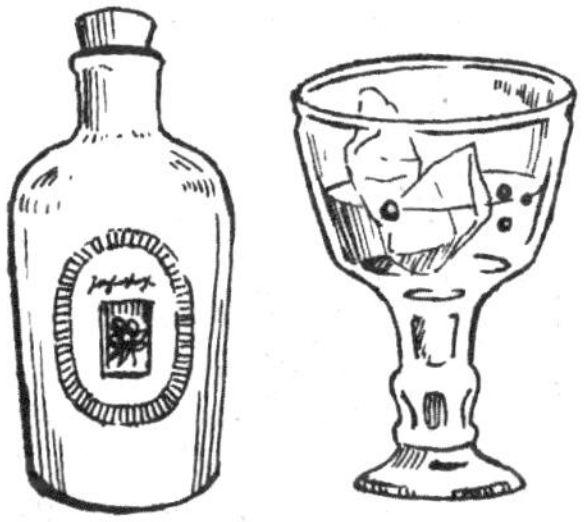

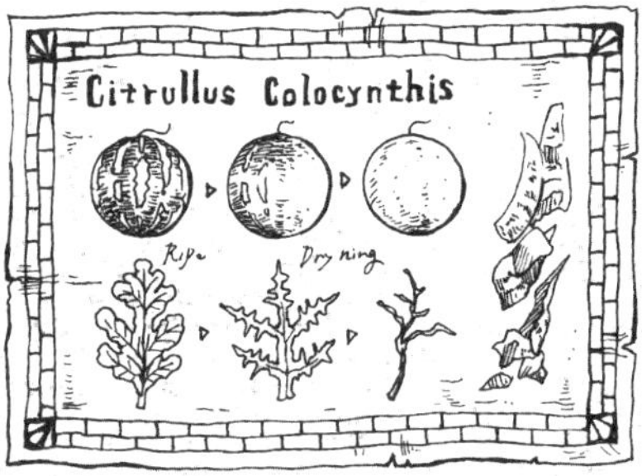

ボートレース大会を満喫した後、船で南西へ進みジブラルタル海峡を抜けた。その後南下し、アフリカ大陸セネガンビアのサンルイスに到着。サハラ砂漠のオアシスを目指してラクダを買い、北へ進んだ。暫く旅を続けるとスイカを小さくしたような果実が地面になっていた。話に聞いていたスイカの原種と思われるコロシントウリだ。駆け寄ると、食べると思われたのか、「腹を下すぞ。」と止められた。折角なので、乾燥しておりカラカラ音がなるものを採取した。

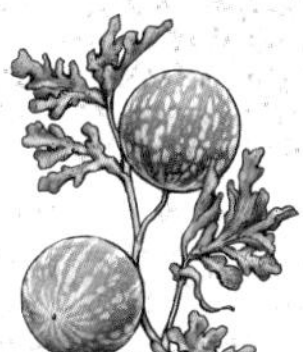

コロシントウリ

日本の夏に欠かせないスイカだが、その起源はアフリカのサハラ砂漠にある。
それは手のひら大の小さなスイカでコロシントウリと呼ばれている。
古代エジプトの時代から各地の乾燥地帯で栽培されてきたという。
外見はスイカに似ているがその実は苦味が強く食用には向かない。
瀉下作用が強いため薬用植物とされてきた。間違えて食べないように注意が必要だ。

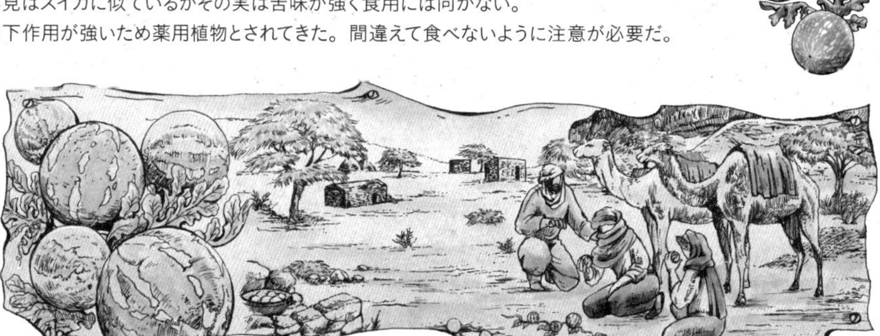

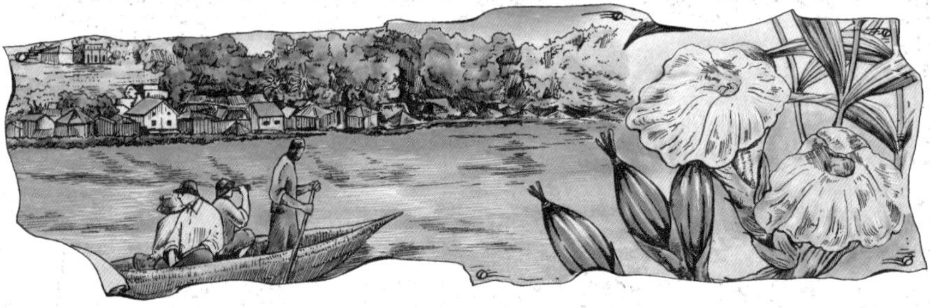

サンルイスから船で南下し、リベリアの胡椒海岸へ到着する。天候は悪いが、世情は比較的安定した国なので暫し休んだ。

この辺りの海岸には、採取できる物の名前が付けられていることが多い。穀物海岸、象牙海岸、黄金海岸、奴隷海岸と趣味が悪い。15世紀頃に欧州各国がつけた名前で、植民地への扱いが窺い知れる。名前からしてここでも胡椒を採取できるのかと思ったが、そうではなかった。ここでは胡椒の代用品になる植物が採れるということだった。その植物の見た目は葉と茎含め全体的に生姜によく似ている。赤い果実がなり、実の内部には黒い種があり、それが胡椒の代わりに輸出されるらしい。地元民の中では、スパイスではなく薬として使うという。興味深い。

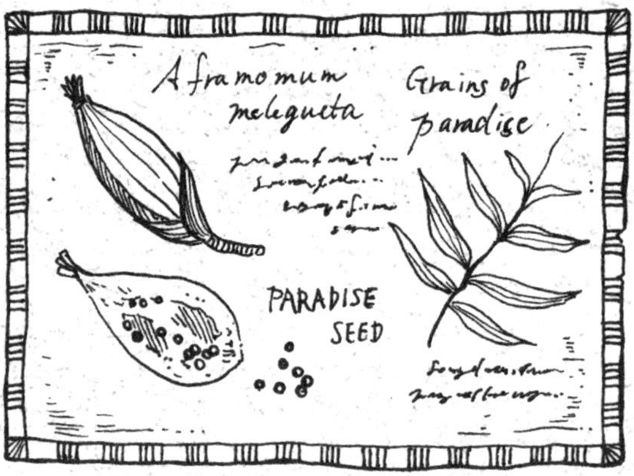

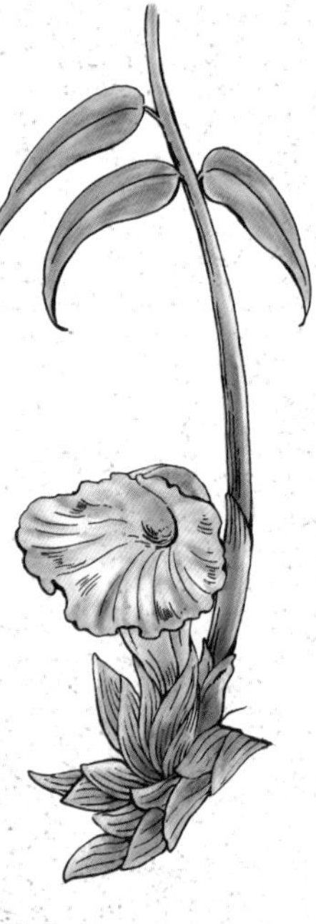

ギニアショウガ

ギニアには胡椒海岸と呼ばれる場所がある。
しかし胡椒が実際に採れるわけではない。
胡椒はインド原産で重宝されたが、西洋で入手するのは難しく価値は高まった。
そこでこのギニアショウガの実が胡椒の代替品になった。
乾燥させたものは胡椒の見た目と風味に近く、パラダイスシードと呼ばれた。
スパイスの他、胃潰瘍や頭痛等の内服薬として伝統薬の側面も持つ。

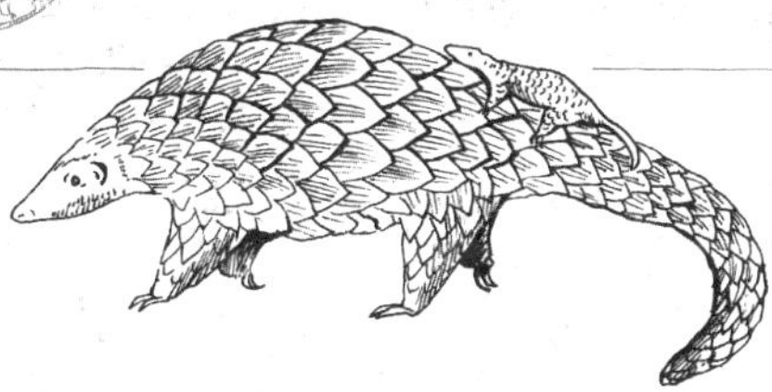

アフリカでは植民地統治による戦が多いため、いくつかの安定した国を渡る。ギニア湾沿いを転々と移動し、密林地帯のガボンに到着。家屋の側を散策すると、小さな黒い動物が動いているのに気がついた。

初め爬虫類かと思い警戒したが、それは大きな鱗に包まれた哺乳類だった。物珍しさに近付こうとすると体を丸め球状になってしまった。地元民に聞くと、この動物の鱗は中医薬の本草綱目に記載されている穿山甲らしい。てっきり爬虫類の鱗だと思っていたので、非常に衝撃的であった。

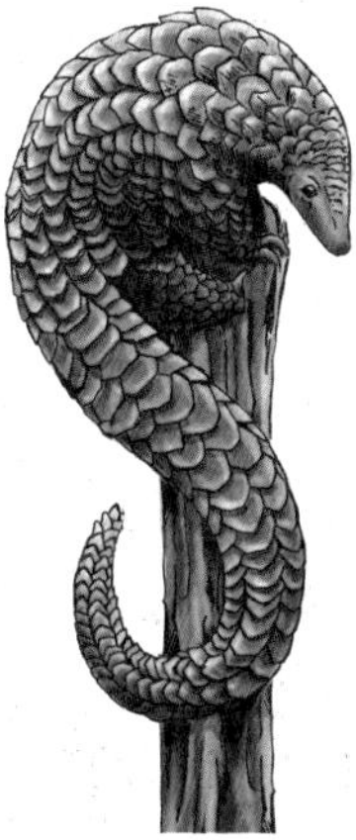

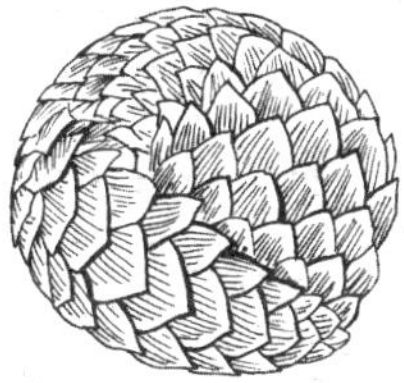

センザンコウ

アフリカの木々の間をゆっくりと、ややぎこちない動きで進む鎧を纏った生物。この動物はセンザンコウ（パンゴリン）といって、つぶらな瞳が愛らしい。鱗は硬く肉食動物の牙も通さない。身を守るために直ぐに丸くなる。尾が長いもの、小型、大型など含めアフリカに4種、アジアに4種いる。この身を守るための鱗は中医薬や魔除けの材料など需要が高く、乱獲が後を絶たないため、絶滅が危惧されている。

ガボンからさらに南下。途中アンゴラを経由しつつ、南アフリカ最南端のケープタウンへ。アフリカで旅したどの国よりも、かなり近代化された都市に驚いた。ヨーロッパの建築様式の大きな建物、路面列車トラムの運行もある最先端都市だ。9月だがケープタウンは南半球のため、かなり涼しかった。助手の一人が体調を崩してしまい、腹痛を訴えていたので宿屋の主人に医者の紹介をお願いすると、紹介のついでにアロエを手渡してきた。この地域で栽培されているアロエは、成長すると株が地面から盛り上がる。まるで棕櫚（しゅろ）の先端に葉と花がついているようだ。日本南端にも見られるがここのは大きい。これらはケープアロエと呼ばれ、数あるアロエの中でも薬用効果が高い種といわれている。このあたりの伝統薬で、鎮静剤や腸の調子が悪いときに食べるという。助手は慣れない食感に訝しい顔をしていたが、無事に後日回復した。

ケープアロエ

鮮やかな房状の花を咲かせるアロエは、南アフリカの代表的な植物だ。分厚く棘のある葉は一見硬そうに見える。しかし切るとその断面からは透明なゼリー状の葉肉と汁が溢れる。薬用目的で使われる種もいくつかある。中でもアロエ・フェロックスは原住民が鎮静の伝統薬としていた。この他、苦味成分アロインには健胃、整腸作用がある。古代より各地で万能薬として親しまれてきた。

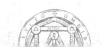

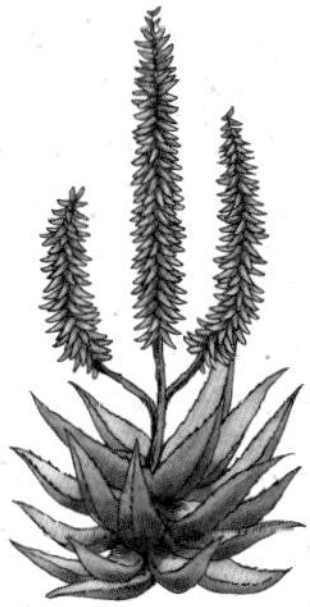

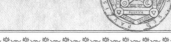

フォブシールペンダント　錬金薬局

南アフリカの最南端、ケープタウン。
航路の重要拠点でとても発展している。
ちょうど今の時期は気候も良く、大きな建物で溢れる市街をぶらつく。
西洋の港町といってもまったく違和感はない街並みだが、
巨大なプロテアの花が目に入るたび、
今いるのは南アフリカなんだと実感していた。
プロテアは乾燥しても形が崩れ難く、
乾燥加工に向いているようなので、実家に送ることにした。
ついでに手紙をと思い、封筒を購入するために文具店に入った。
内装が重厚な店で、少し値の張る品揃えだった。
店内を見て回ると、片隅で封蝋の道具が売られていた。
封蝋とは、手紙の封筒や文書に封印を施したり、瓶容器などを密封したりする蝋のことで、
古代エジプトやメソポタミアで使われ始めたとされる。
粘土に模様をつける印章から続く文化で、粘土から蝋に変わって使われていた。
しかし現在では廃れてしまい、普通の手紙には使わないというのだが、
結婚式や祝い事などの手紙では目にすることがある。
格好がよく、見た目も美しいので前から気になっていた。
ガラスケースには封蝋がいくつか並べられていた。
話を聞くと昔のものだという。個人が使う判子のようなものなので、
基本的に本人が亡くなった後に廃棄されるのだが、
稀に市場に流れてくるらしく、出てくるものを根気強く蒐集しているとのことだった。
中には持ち手の軸がなく、首飾りのように鎖のついた小さなものがいくつかあった。
それらは 16 ～ 19 世紀くらいに貴族の間で流行った装身具型の封蝋だ。
流行り過ぎた結果、印章がない形だけの装身具もあったらしく、
本末転倒だと店主が笑いながら教えてくれた。

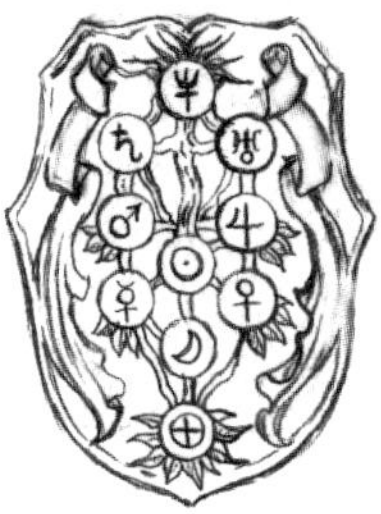

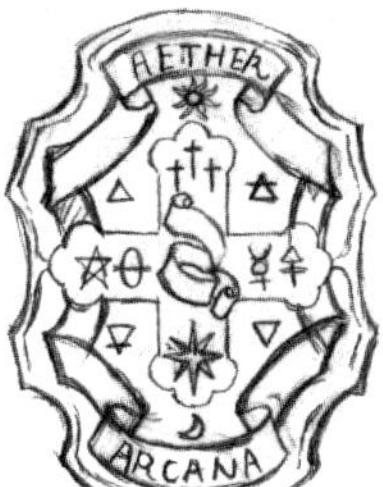

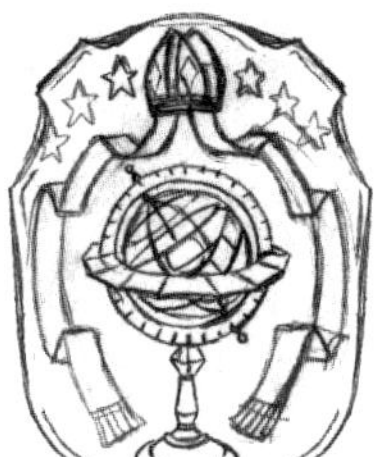

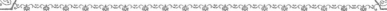

少し変わった封蝋があると見せてくれたのは、
回転軸を持ち印章が三面あるものだった。
ちらりと見えた印面には、特徴的な十字に四元素の錬金記号がある。
薔薇十字であった。
十字の面を回転させると、セフィロトの樹が出てきた。
もう一面は天球儀だった。
天球儀の周りの帯には、錬金術の標語ともいえる文言が刻まれていた。
この封蝋は錬金術に関係したものなのかと助手と話し合っていると、
店主がカバー部分に錬金薬局というようなラテン語が刻まれているのを教えてくれた。
この封蝋は貴族の地下室から出てきたものらしく、錬金術工房の名残を感じる。
表立って使用されることは少なかったのか、摩耗も少なく美しい。
この封蝋は手紙に使っていたというよりも、
瓶の蓋を固めて封緘する時に使用されていたのかもしれない。
錬金術師の工房で作られた秘薬に、この封蝋で封をする場面が想像できた。

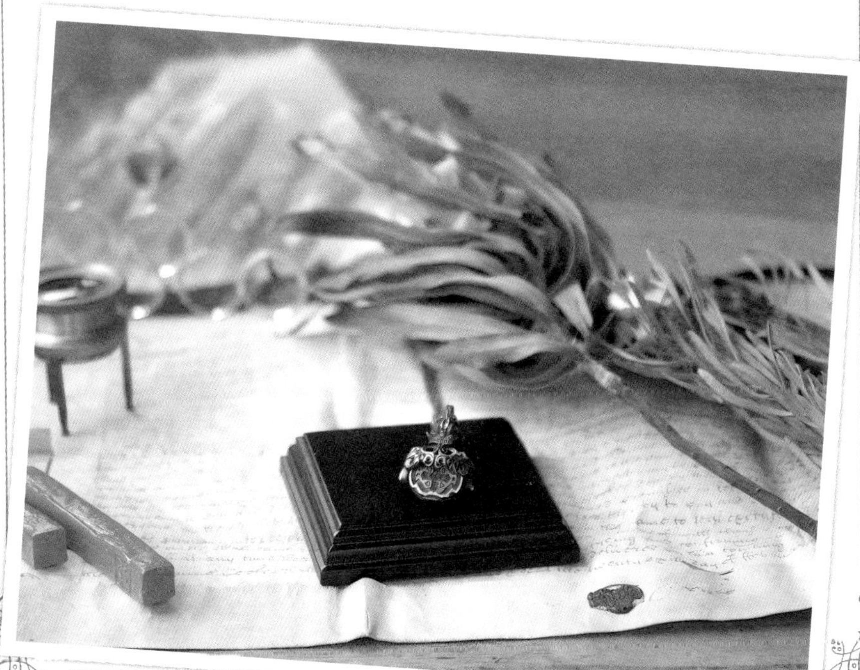

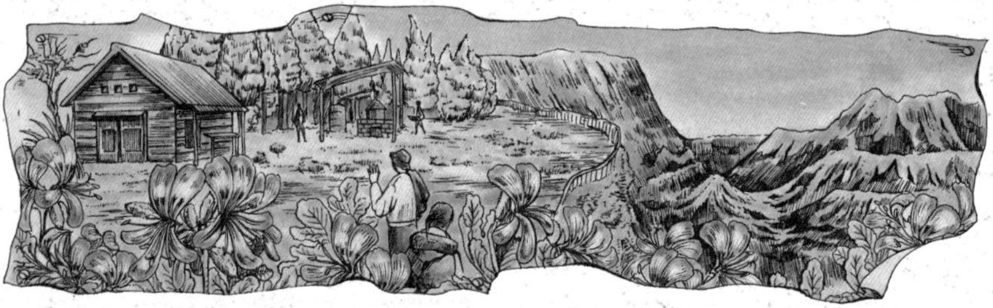

1905

香料植物

9月末に届いた手紙には、無事終戦との報せがあった。日本も落ち着いただろうか。東京に残した家族が心配だ。丸2年も海外を移動しながら過ごすとは予想していなかった。手荷物が嵩張ってきたので、そろそろ帰国をしなければという話になった。惜しいが、アフリカ大陸の東側はまた次の機会ということにした。

ケープタウンから北東に移動。マダガスカル島の東、レユニオン島に到着。この小島はフランス領で、香料植物としてセンテッド・ゼラニウムを栽培している。同じ植物でも品種によって薔薇、檸檬、林檎、シナモンなど、数多くの香りがある。これらを精油して沢山の種類の香水などが作られている。香料以外にも、元々南アフリカでは下痢止めとして利用されてきた。品種によっては胃炎や神経痛、発熱などの薬に用いられるという。

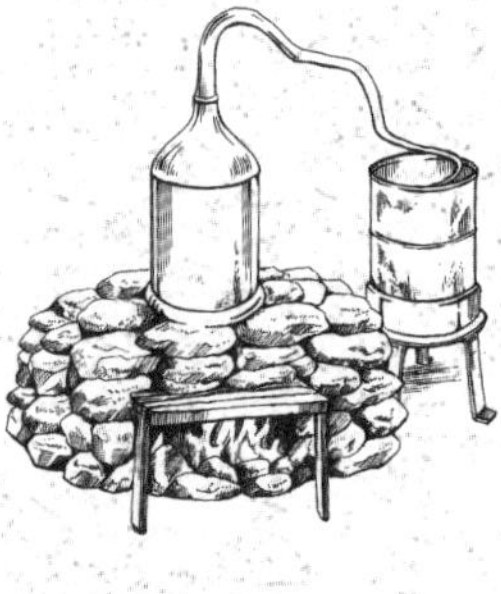

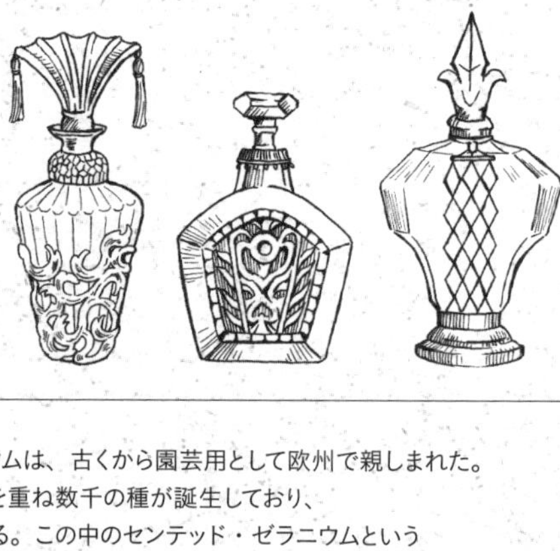

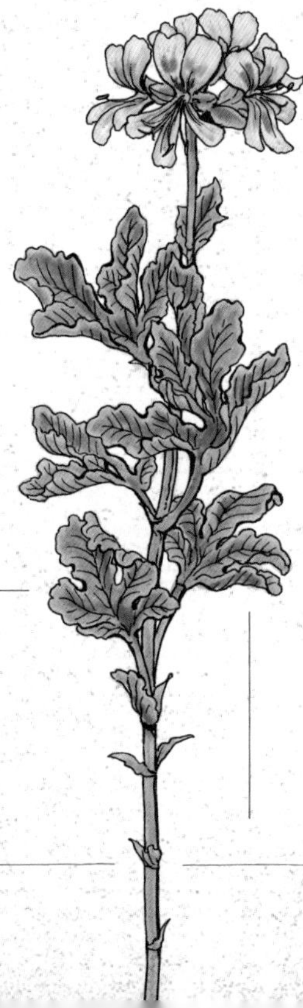

センテッド・ゼラニウム

南アフリカのペラルゴニウムは、古くから園芸用として欧州で親しまれた。
約20種程度から、交配を重ね数千の種が誕生しており、
お馴染みの花とされている。この中のセンテッド・ゼラニウムという
香り豊かな品種は、薬用植物でもある。伝統薬として止瀉、健胃、神経痛、
解熱作用があり、現在でも使われている。精油の他、ハーブティー、スパイス、
果ては湿布まで用途は幅広い。

レユニオン島から北上し、セーシェル諸島を抜けてアフリカに別れを告げた。アラビア半島南端のアデン港へ。欧州とインドを繋ぐ重要な港だ。この港は英国の保護領で、英国が所有するスエズ運河、ムンバイ、ザンジバルへ等距離にある。航行中の英国船を海賊から守るため海兵隊が駐在しているらしい。また石炭基地でもあり、寄港する船も多く港の周辺は発展している。

知人の紹介で某所へ訪れると、玄関先まで爽やかな香りに包まれていた。聞くとこれは"乳香"だという。西洋の文献でも度々目にするので大変興味が湧いた。帰りに市場に寄ると、行きに見た時は豆の販売かと思っていたものは、多種多様な乳香の販売だった。乳香は乳白色の樹脂で、様々な種類がある。この地域では焚く以外に、口の中で咀嚼しているのをよく見た。癒しの効果があるそうだ。

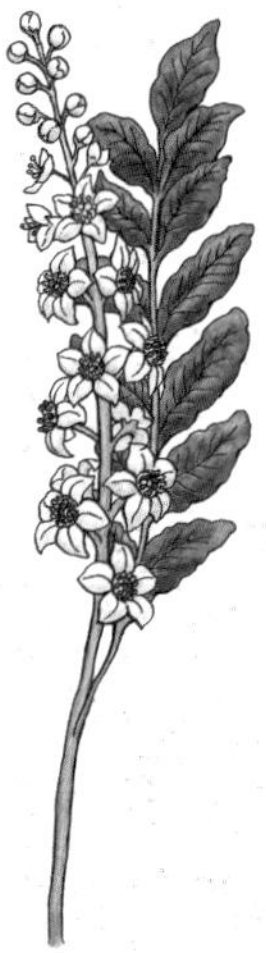

乳香
中東の国々の家を訪れると、得も言われぬ爽やかな香りで饗してくれる。
香りの元は乳香と呼ばれる樹脂だ。ボスウェリア属の木の樹皮を傷つけると
出てくる乳白色の樹液である。乳香の歴史は古く、
紀元前40世紀には利用されていた。聖書を初め宗教書物や儀式に登場し、
西洋文化に馴染み深い。また、抽出した精油は保湿や喉の炎症、
咳など呼吸器の粘膜にも作用する。

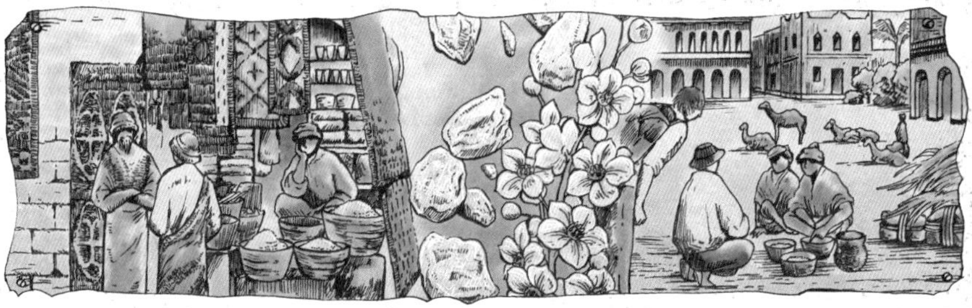

アデンから東へ向かい北インドの要港、英国領ボンベイに到着。3度目のボンベイ。高級ホテルや鉄道などを見て、改めて綺羅びやかな都市だと思った。この土地特有のものを探そうと市街地から少し離れると、大型のベンガルトラが出たそうでざわめいている。我々は建物の屋上で、彼らと一緒にトラの行方を目で追った。ふと虎骨酒を思い出した。トラの骨を炙って酒に浸けると、関節痛に効く薬になるという。

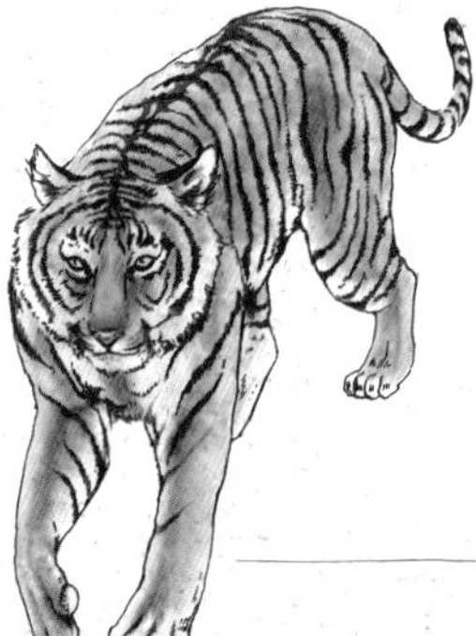

ベンガルトラの骨
ベンガルトラは、インド北部に生息する。
トラの中でも大型で、体長3mに及び、その牙や爪に適うものは少ない。
森林地帯や湿地に住み、高地でも見かける。狩りは夜間が多く、
動物のほか爬虫類、魚なども食べる、また泳ぎが上手い。
中医学では骨を薬として服用する。特に脛の骨がよいとされ、
粉末にする他、炙って酒に浸け虎骨酒にする場合がある。
関節痛や神経痛の治療によいとされている。

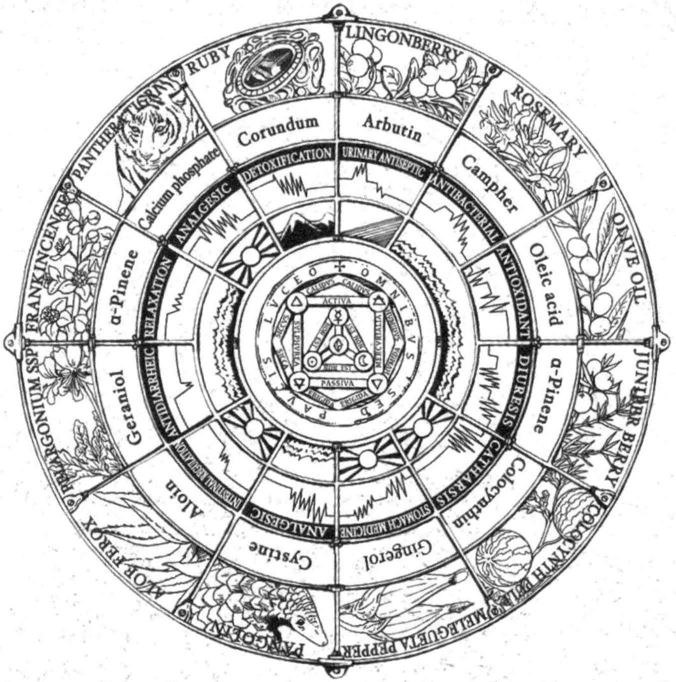
RUBY
LINGONBERRY
ROSEMARY
OLIVE OIL
JUNIPER BERRY
MELEGUETA PEPPER
PANGOLIN
ALOE FEROX
PELARGONIUM SSP
FRANKINCENSE
Corundum
Arbutin
Campher
Oleic acid
α-Pinene
Colocynthin
Gingerol
Cystine
Aloin
Geraniol
α-Pinene
Calcium phosphate
DETOXIFICATION
URINARY ANTISEPTIC
ANTIBACTERIAL
ANTIOXIDANT
DIURESIS
CATHARSIS
STOMACH MEDICINE
ANALGESIC
ANTIDIARRHEIC
RELAXATION
ANALGESIC
ACTIVA
PASSIVA

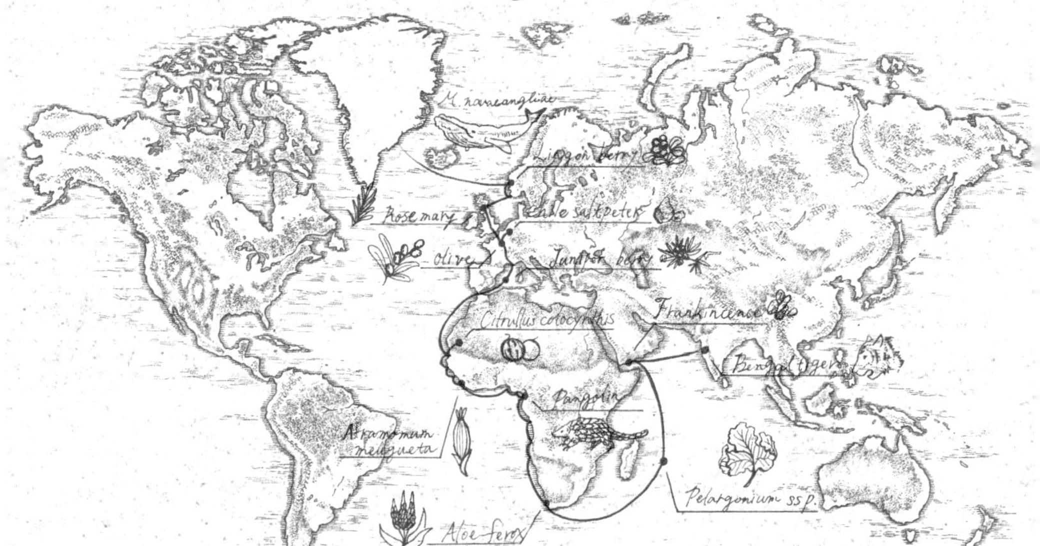
Lingonberry
Rosemary
Chile saltpeter
olive
Juniper berry
Citrullus colocynthis
Frankincense
Bengal tiger
Pangolin
Pelargonium ssp.
Aloe ferox

1905年
秘匿と伝承

世界を変える植物

1906

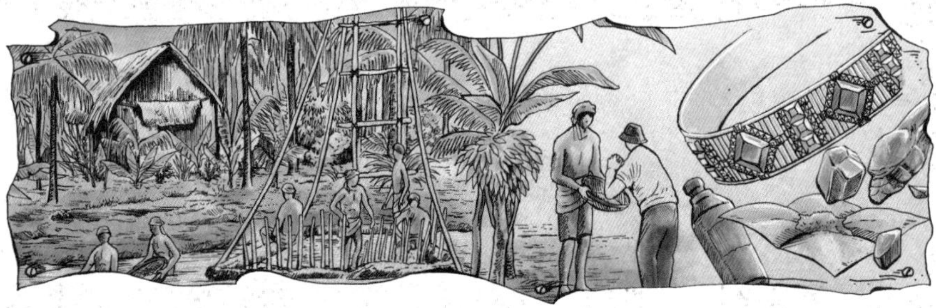

帰路

新年をインドで迎えた。インドでの正月はディワリといってヒンドゥー暦のカールッティカ月の新月の夜に行われる。日付は毎年変動し、10月から11月にかけて、蝋燭などで街が彩られ、花火や爆竹で賑やかに祝われるらしい。1月1日自体はディワリに比べるとささやかに祝われてる程度で、私たちも静かに過ごした。

ボンベイの市場を見て回っていると、紅玉の粉を薬として売っているのを発見した。擦り傷や解毒に効くらしい。紅玉とはコランダムの赤い色をしたものだ。紅玉粉はインド南部のセイロン島で採れると聞き、島を訪問することにした。島では紅玉・青玉・黄玉・月長石・猫目石・柘榴石など、色々な宝石が採れるという。実際の採掘場まで案内してもらい、現場を見学して、採れる原石を見せてもらった。

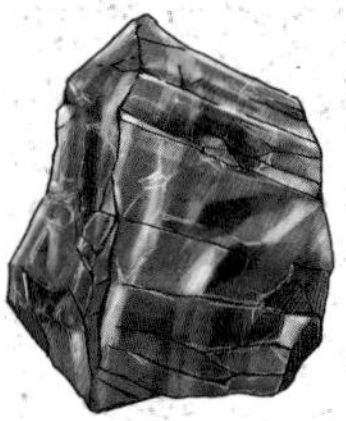

ルビー

インドの南にある島、セイロン島は、
様々な宝石が採掘される魅惑の島である。
コランダムの赤いものはルビー。
青いものはサファイアと呼ばれる。
ルビーは薬効があるといわれており、
宝石としては価値のないものが粉末状にされ、
しばしばインドで売られている。
外傷や毒に対する解毒などにも使われ、
血液の流れを改善するといわれている。
また戦場では必勝のお守りとして兵士が手にし、
様々な護符として使われていた。

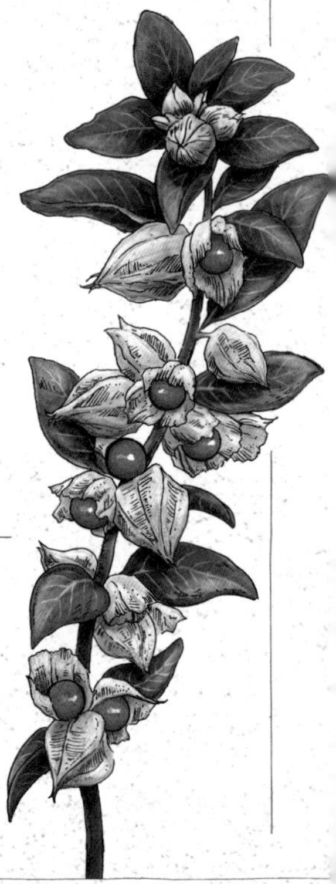

アシュワガンダ

セイロン島から首都カルカッタへ移動。
インドの伝統医学アーユルヴェーダの調査も兼ねて、近くを散策する。
鬼灯のようなものが目に入り、観察するとアシュワガンダという薬草だった。
葉は小ぶりで、提灯は垂れておらず白い。
アーユルヴェーダでは、4000年前から薬として重宝されている。
よく目立つ実や葉にも薬効はあるが、最も重要なのは根の部分だ。
インドの朝鮮人参、インド人参とも呼ばれ効果は想像以上だ。
免疫向上、抗炎症、脳機能改善、抗癌など、まさに万能薬である。

インド北部に連なるヒマラヤ山脈。カルカッタから北へ行くと、ヒマラヤの山岳を登る鉄道があると聞き、興味を持ったので乗車しに向かった。山道に沿った曲がりくねった線路を、ゆっくりと上る鉄道だった。英国人がインドの夏の厳しい暑さから逃れようと、涼しい高所へ避暑するためにこの山岳鉄道を作ったという。標高2000mを越えた所に紅茶栽培で有名なダージリンの街が姿を表した。

高所のため少し肌寒い。英国人たちの避暑地なだけあって、立派な街だ。眺めもよく、茶畑の風景も気に入り、しばらく宿泊することにした。宿で出された紅茶はとても美味しかった。

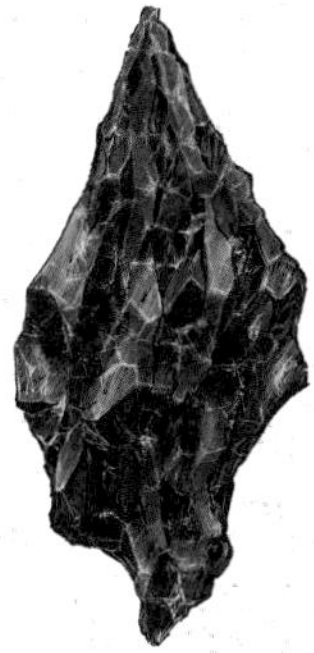

シラジット

ヒマラヤの高地を散策していると、
崖の辺りをするすると登る現地民に遭遇した。断崖から何かを採取しているようだ。
気になったので話を聞くと、採取した黒い塊を見せてくれた。
アーユルヴェーダの古典書物にも名を残す万能薬で、“シラジット”という薬石だという。
それは鉱物に見えるが鉱物ではない。ヒマラヤ山脈はその昔海で、
長年かけて圧縮された海洋微生物類の塊だという。
砕けやすく、粉末で使用する。健康改善効果があるという。

思いのほか、インドに長居してしまったので、改めて日本に帰るべく帰路を急いだ。カルカッタから船でシンガポール、サイゴンを経由し、ハイフォンへ。ハイフォンからは陸路でフランス領インドシナの首都ハノイに寄り道をした。ハノイの料理はさっぱりとしていて肌に合う。米粉の料理が多いのもその理由の一つだろう。満足気にしている私に、店主が自慢げに健康にもいいといってきた。

この辺りの料理は陰陽五行思想を取り込んでおり、要素の均衡をとることで、健康と幸せを獲得できるという。味（辛・酸・苦・塩辛い・甘）や、色（白・緑・黄・赤・黒）、五感（視・味・触・匂・音）他にも栄養や臓器など、五行（木・火・土・金・水）に当てはめ、これらすべての要素を含んで均衡をとるといい、陰陽は冷却と加熱を意味し、素材の持つ陰陽に、逆の調理（冷却・加熱）を行ったりして均衡をとるようだ。美味しくて健康にいいものが、緻密な計算の上にできているのだと感動した。

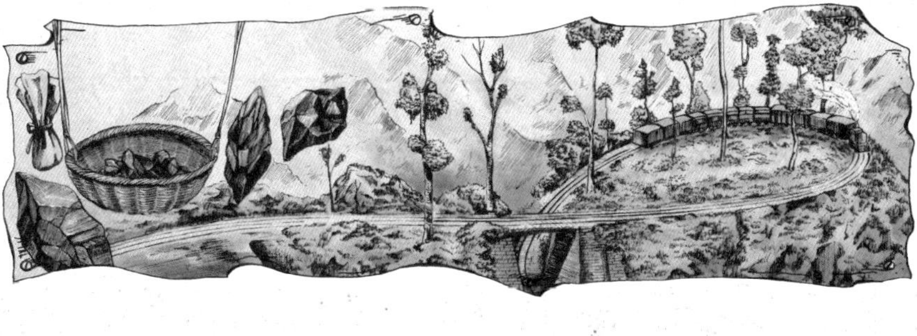

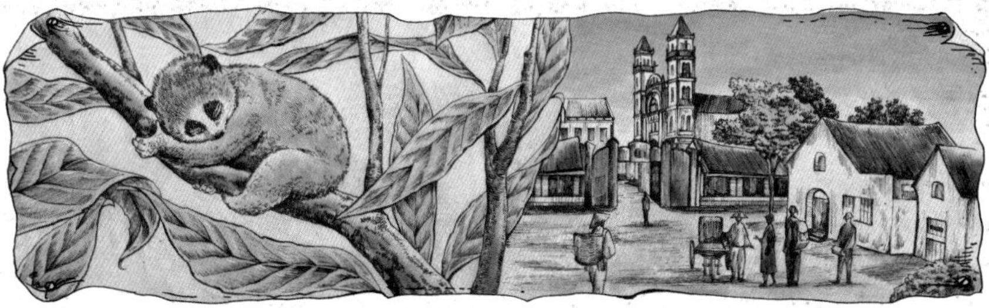

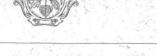

スローロリス
望遠鏡を片手に木々を観察していると、
木の上に鳥ではない小動物を見つけた。
東南アジアの一部に生息している特殊な小型の猿スローロリス。
片手に乗るほど小さく大きな瞳が愛らしい。臆病で、高い木の上で過ごしている。
昼間はほとんど寝ている夜行性で、夜、暗闇の中を驚くほど静かに動く。
また霊長類としては非常に珍しく、肘の内側と唾液に毒を持っている。
伝統医療の材料として乱獲されており、傷薬、喘息や胃の病に効くとされる。
惚れ薬の効果まであると信じられているという。

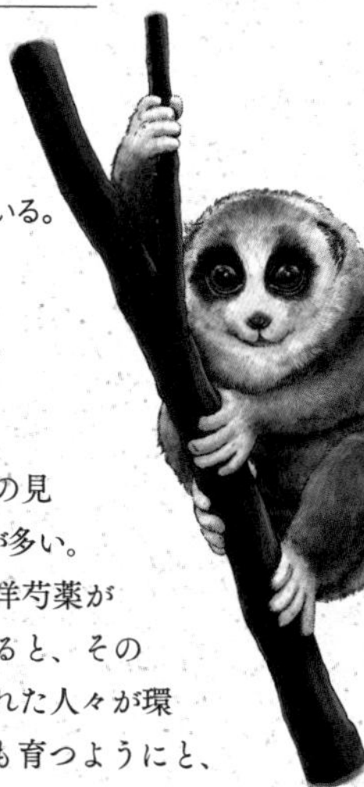

1906

4月の暖かい春風が吹く中、ようやく長崎港に到着。2年を超える長い旅であった。一先ずゆっくりしたく、知人の別荘に身を寄せた。久々に会った知人に、最近何をしているのかと聞けば、芍薬の栽培だという。芍薬の花は大変美しく華やかで、牡丹と共に古くから園芸種も多く生み出されている。清国原産で紀元前から薬草として重宝され、日本には平安時代に薬用として伝わった。清国、フランス、日本では品種改良が盛んだ。日本が品種改良したものは和芍薬、フランスがしたものを洋芍薬という。和芍薬は、白く一重咲の端正な品種が多く、比べて洋芍薬は、大きく色鮮やかで薔薇咲き、八重咲の見応えのある品種が多い。

明治の初期に洋芍薬が日本に入ってくると、その美しさに魅せられた人々が環境の違う日本でも育つようにと、品種改良を始めた。江戸時代には肥後国、現在の熊本で和芍薬の品種改良が盛んだった。知人はその和芍薬と洋芍薬の配合を行っているらしい。建物裏の敷地はすっかり花畑だった。ちょうど開花の時期で、多様な品種が咲き乱れていた。

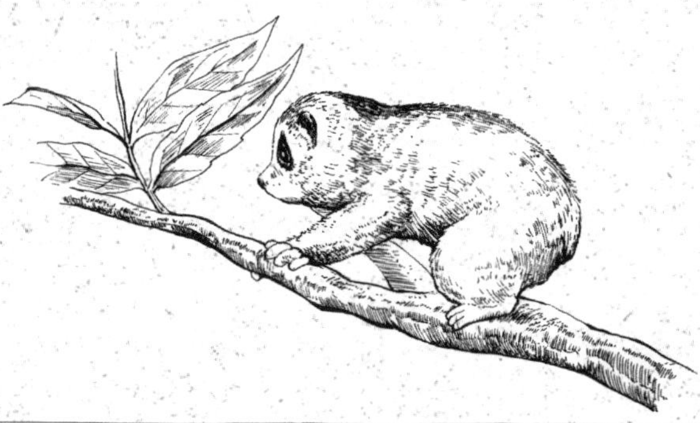

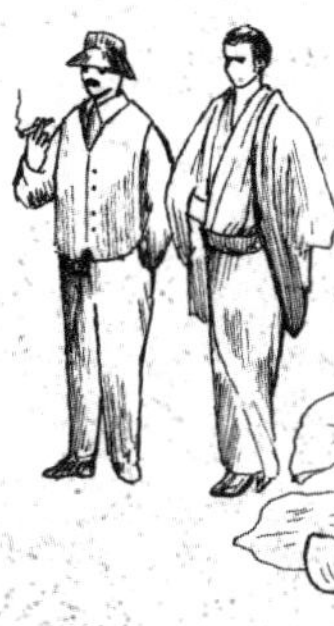

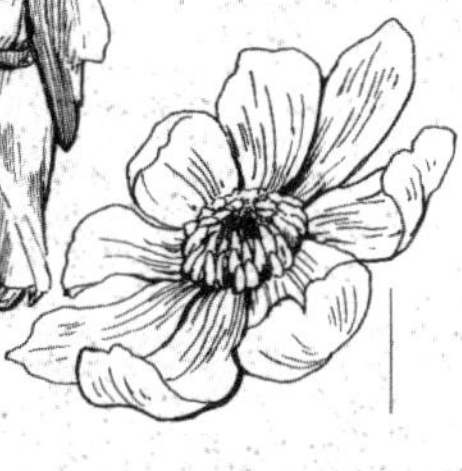

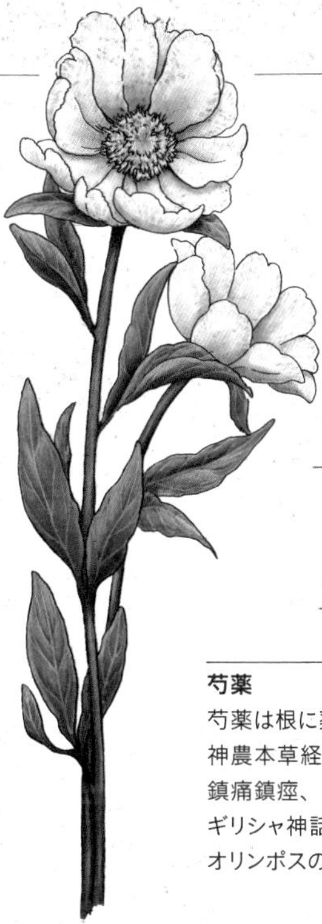

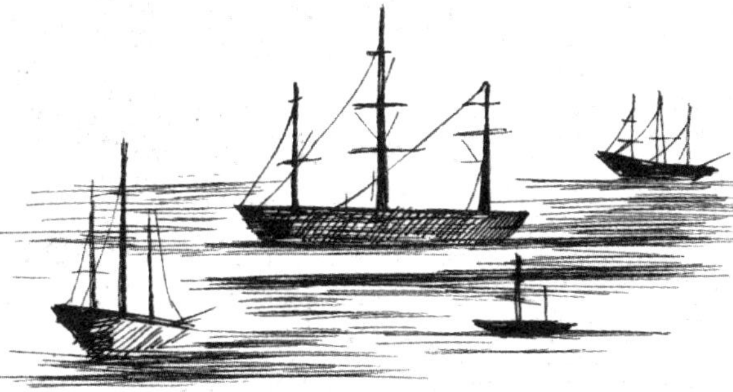

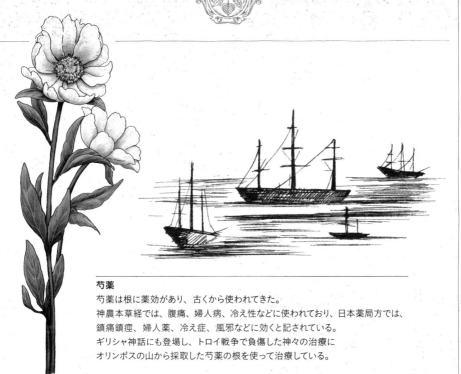

芍薬

芍薬は根に薬効があり、古くから使われてきた。
神農本草経では、腹痛、婦人病、冷え性などに使われており、日本薬局方では、
鎮痛鎮痙、婦人薬、冷え症、風邪などに効くと記されている。
ギリシャ神話にも登場し、トロイ戦争で負傷した神々の治療に
オリンポスの山から採取した芍薬の根を使って治療している。

資料整理に勤しんでいると、大学の研究室にいた時の同期から封書が届いた。甥が書いた遺品整理の報告書が面白い内容だからと送ってくれたようだ。錬金術師の資料室と書かれたそれには、祖父の遺品整理でやってきた蔵で、隠し扉を発見してしまったという浪漫溢れるものだった。同期の父親が香辛料や薬を生業にしていたのは知っていたが、その長い歴史の一端が綴られていた。特に香料に魅せられたようで、探究心が素晴らしい。秘密の部屋には香料を作るために集めた資料や道具が大量に置いてあったようだ。

添えられた手紙には、その蔵を一緒に見ないかとの誘いであった。明後日とは急だったが、予定を整理して行くことにした。

錬金術師の資料室へ到着すると、同期の彼と甥が待っており歓迎された。例の蔵は思っていたより大きかった。隠し扉の奥の階段は、真っ直ぐ2階へと伸びていた。保管されている錬金術の道具は、貴重なガラス製のものもあり、やや曇ってるものも磨けば綺麗になりそうだ。

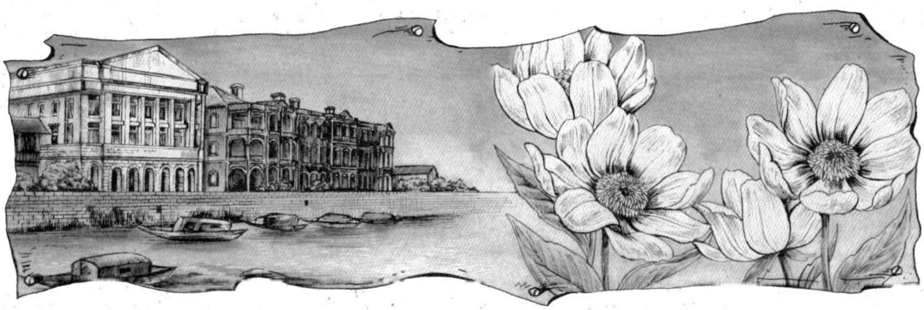

錬金術師の置き土産

一体いつから集め始めたのかわからないが、
これだけの道具を集めるのは大変だっただろう。
錬金術師が大勢いた西洋ですら、宗教上の弾圧で道具はおおっぴらに売っておらず、
集めることは難しく自作が多かったという。
そのため個人の独自性が大いに発揮され、謎の錬成道具が多い。
特にフラスコは実験の象徴であり、とても重要視されていたため、
今日みられるフラスコとは一線を画したデザインのものが多い。
残念ながら、ガラス製のため多くは残されていない。
不思議なことに、この部屋にはいくつか面白い形のフラスコが残っている。
小さなものを集めて丁寧に磨いてみることにした。
あの報告書では錬金術ではなく、「香水」に興味があったようだ。
そのため、細かなものは香水瓶やハーブを入れるための器などが多かった。
他には“竜涎香（りゅうぜんこう）”や“海狸香（かいりこう）”などもあった。
竜涎香はマッコウクジラの腸内結石で、
海狸香はビーバーの香嚢（こうのう）の分泌物を乾燥させたものである。
どちらも貴重な香料原料だ。素人目にはどちらも判別がつきにくく、
単なる汚れた石と思われることが多いが、わずかな香りで判別できる。
小さな個体でも非常に高価だ。金と比べても何倍もの値がつく。

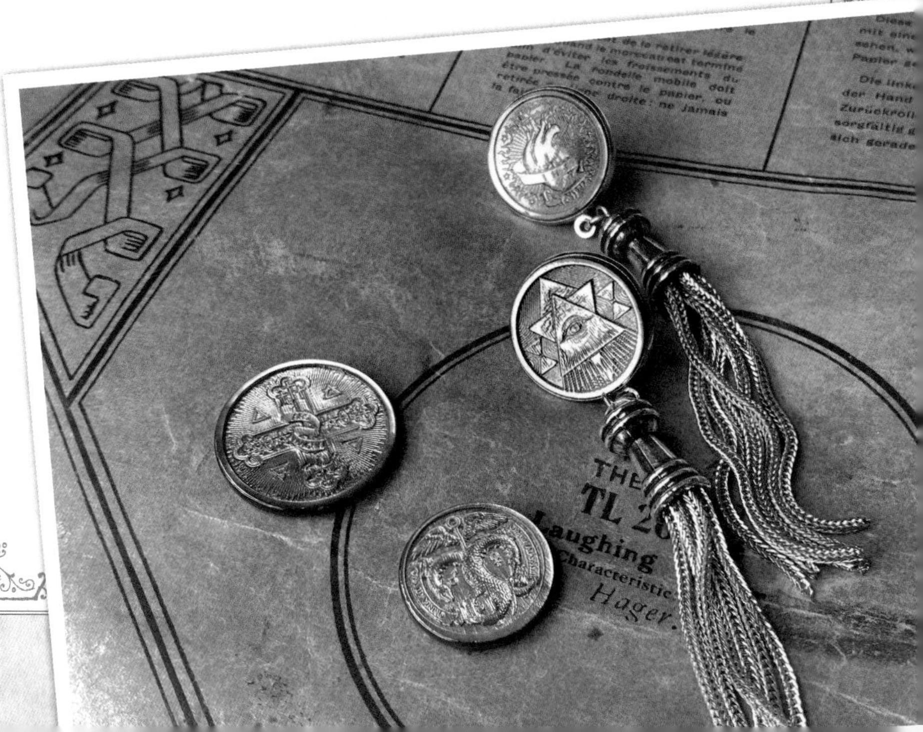

この他に小さな硬貨や装飾品が数種類あった。
特徴的な意匠が多く、錬金術の他に魔術に関わるようなものが多かった。
指輪や首飾りの他にブローチもある。特に目を引いたのが小ぶりの記章だ。
面白い意匠だったのでいくつか紹介したい。

三角の中に目があるものは、通称プロビデンスの目という意匠だ。
三角はキリスト教でいうところの三位一体を表し、
中央にすべてを見通す神の目が描かれている。
錬金術界隈では、薔薇十字団を始めとする秘密結社が
この意匠を好んで使用しており、本や建物など様々なところで見ることができる。

2匹の蛇が絡んだものは、カドゥケウスの杖と呼ばれている。
ギリシア神話のヘルメスが使っていたとされる。
彼の残したとされるヘルメス文書は、錬金術の世界に大きな影響を及ぼした。
このことから、カドゥケウスの杖も錬金術を表す意匠となっている。
ちなみに同じく蛇が絡んだ杖でアスクレピオスの杖というものがある。
こちらの蛇は1匹である。
アスクレピオスは名医で、その杖は医療関係の意匠として使われている。

そして薔薇十字。
先が3つに別れた十字と、錬金記号が組み合わされた薔薇十字団のシンボルだ。

最後はイエスの心臓。聖心と呼ばれるこの意匠は
イエス・キリストの愛を示すものとして、様々な場面で登場する。

引き出しを開けると、記章の意匠部分のみがいくつか保存されている。
欠けたものもあるが、比較的綺麗に保存されていた。
よく見ると、海外で幾度と出会った硬貨と同じ貝彫刻のようだ。
脈絡のない場所で出会う貝彫刻に、不思議と強い縁を感じずにはいられなかった。
静かに興奮している私に気付いた同期の甥が話しかけてきた。
今までの経緯を話すと、せっかくだからと、いくつか譲ってくれた。
嬉しくなってしまった私は家に帰ると、貝彫刻を集めた標本箱を作り始めた。

休暇をとり東京で荷物を整理した後、翌年に帝国大学へ昇格を控えた札幌農学校を訪れた。5月の札幌は非常に過ごしやすく、朗らかな日が続いた。

学校周囲を散策していると、澄んだ鐘の音が響き渡る。鐘の音の方へ近づいていくと、時計台に辿り着いた。ここは少し前まで農学校の学内演武場であった場所だ。見晴らしがよく天体観測ができる展望台があった。天体観測で時刻調整をして、正しい時間に鐘を鳴らして教えてくれた。

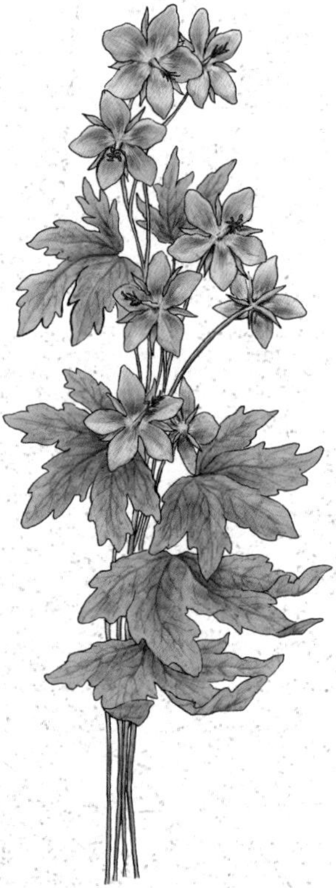

チシマフウロ

時計台の周囲には青々とした緑が茂っている。
よく見ると可憐な小さな花が咲いていた。
フウロソウ科は似たような花が多く、一見すると分かりづらい。
同じフウロソウ科のゲンノショウコと比べて
チシマフウロはかなり大きい。
大きいものだと腰丈くらいのものもあり、
形は似ているのに4倍近い大きさだ。
この地の先住民族であるアイヌの人々の薬草だという。
茎葉を煎じて服用する。

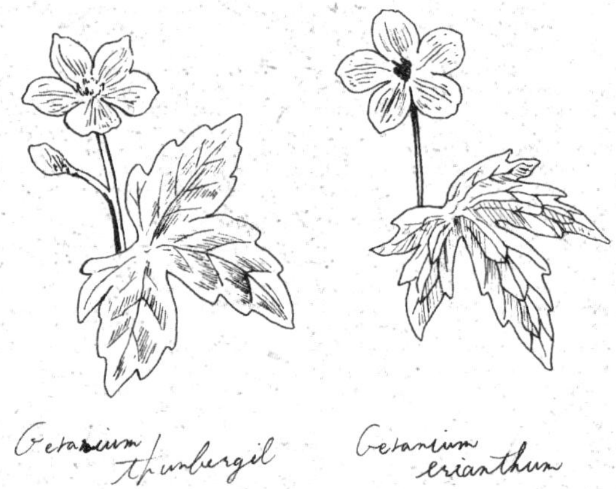

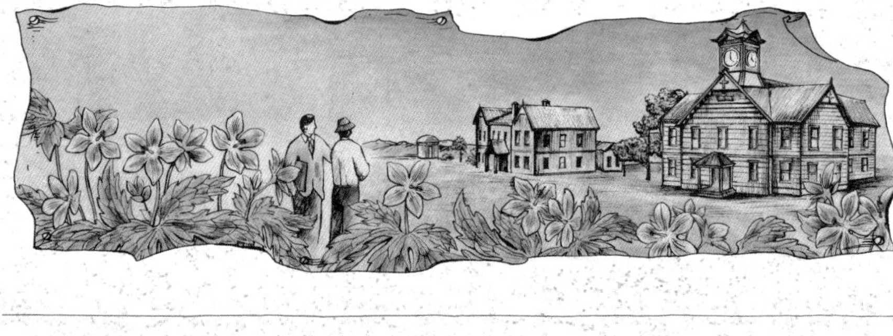

北の植物標本

北海道では、先住民族であるアイヌの
伝統医療に使われる植物を重点的に調べたかったのだが、
薬草とは関係のないところで関係性が悪化しており、なかなか進んでいなかった。
明治政府はアイヌ民族に対し、あまりにも圧力が強いと危惧している。
ロシア対策として、自国の編成を急いでいるのは分かるが人道的な対応をお願いしたい。
アイヌについてはまだ情報が少ないが、彼らの使う薬用植物は、
世界各地の北に住む人々と共通性が見られる。
また、北海道には驚くことに北欧が原産と思わしき植物がいくつかあるのだ。
清国やロシアを通り、遥か遠くから伝わったのだろう。
鎖国をしていた本州よりも、はるかに多く外国との交流や民族移動があったのだろう。
調査によると独自に大陸と交流したり、過去には攻め入られたこともあったという。
アイヌと一括りで呼んでいるが、一つだけの文化というわけではない。
島ごとに習慣や風習が違っていたり、北海道本土でも地区によって全く違っていた。
薬用植物を調べることで民族の歴史や生活、文化を理解する一歩になりそうだ。
集めてきた植物を乾燥させ、試験管に１本ずつ入れていった。
実験的に立体標本を作ることに決め、比較的蒐集しやすい植物を使って棚を作った。
植物標本は紙に挟んでできるだけ扁平に作ることが多いが、
立体的に観察できる標本があっても良さそうだと考えた。
保管に適した植物は多くはないが、とにかく試すことにした。
そのまま出し入れができるように、１本用の試験管立てを作ってもらった。
組み立て式なので、標本が増えたり減ったりしても保管に困ることはない。
一段作った頃には夜になっていたが、見た目も非常に美しく、資料室の一角が華やいだ。

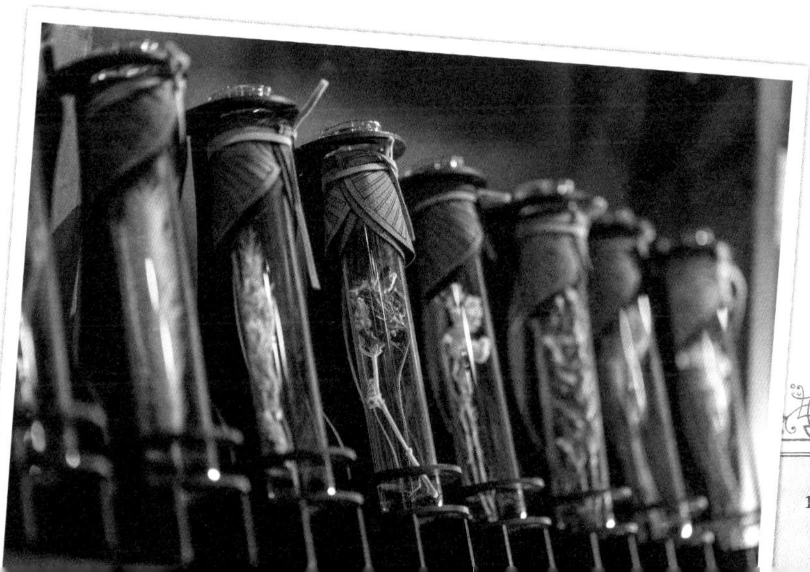

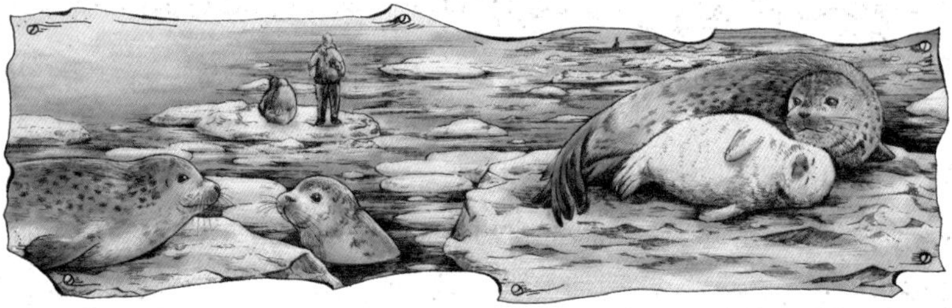

樺太から北極海航路の試運転の情報を得る。北極海航路とは西洋と太平洋側のアジアとを結ぶ航路だ。

現在、西洋から南下して紅海を抜けアジアの南を抜ける航路が最短だが、北極海航路は北極側を氷砕しながら進み、シベリア、極東を抜ける航路だ。なるべく暖かい時期に北極圏を航行するため、6月のこの時期に出発するようだ。函館港から樺太に渡り、北極海航路の試運転に便乗させてもらった。

北極圏に位置する米国のアラスカ州ノーム。北極海の玄関ともいえる街だ。これ以上は北に行くのは危険と判断し下船した。この時期でも極寒の地、やはり寒い。ノームは金鉱発見で賑わっており、原住民の人たちはノームから締め出されていた。

伝統医薬を調べにきたのに、ままならないので街から離れ人里を探した。

1906

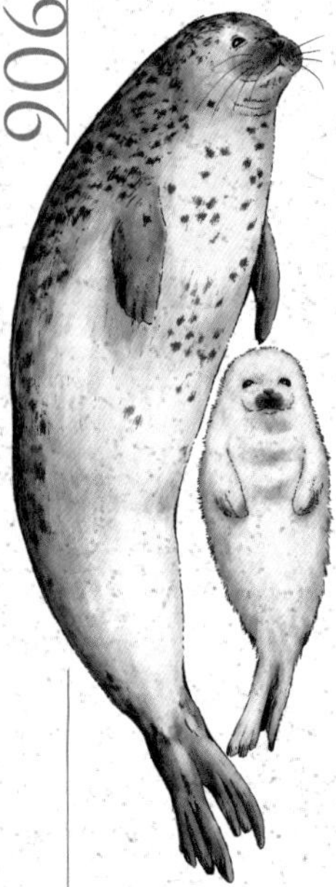

アザラシ

アザラシは寒い海域なら世界中にいるが、
アラスカは特にたくさん生息している。
氷上では動きが鈍く、
ずんぐりとした見た目だが、
海中では非常に滑らかに泳ぐ。
北の原住民族の貴重な食料でもあり、
薬でもある。
最近では毛皮目的で乱獲され
数が激減したという。
脂肪は万能薬としても使われ、
「天然ペニシリン」とも呼ばれる。
皮膚の病、切り傷、やけど、喉の痛み、
凍傷、風邪などに効果があるらしい。
特にアゴヒゲアザラシは
効能が高いといわれている。

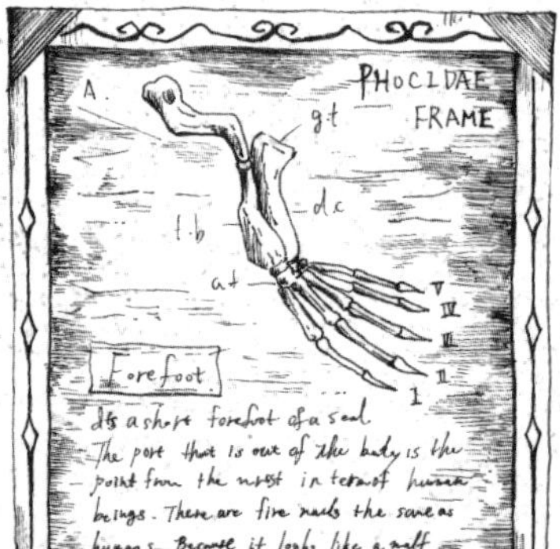

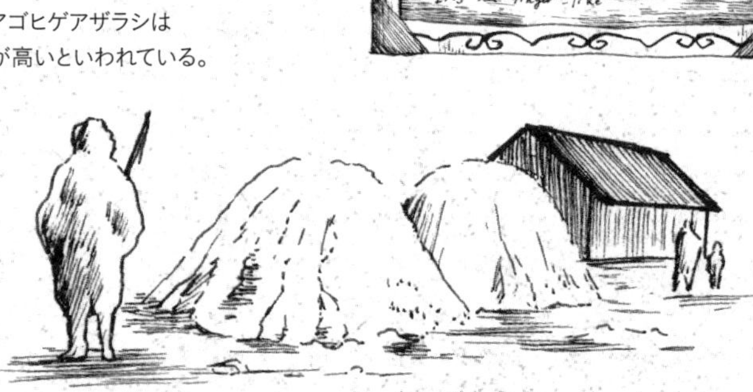

ようやく寒さが弱まってきた7月。ノームを後にし、南下した。コディアック島はまだまだ高緯度だが、それでもなかなか暖かく快適に過ごせた。自然豊かな島で、山々や野には花が咲き乱れ、ちょうど野苺の収穫の時期だった。果物ができにくい北の大地では、自然に実る野苺類はとても貴重だ。サーモンの漁獲時期だったようで、宿ではサーモン料理がたくさん並んでいた。

美味しくいただき腹ごなしに外を歩いていると、犬の餌が大量のイクラであった。大変羨ましくもあったが、犬の健康が心配になった。

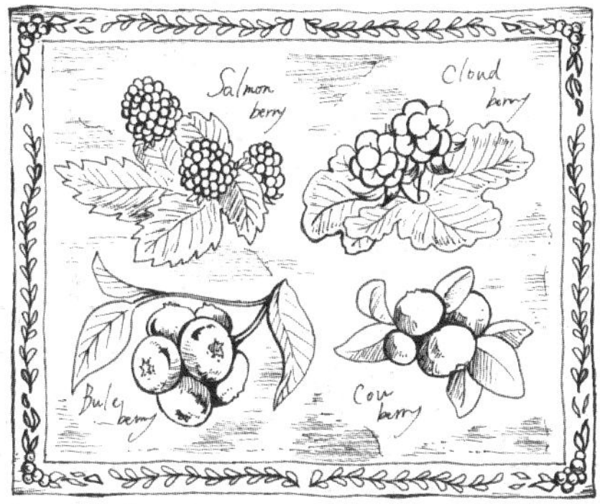

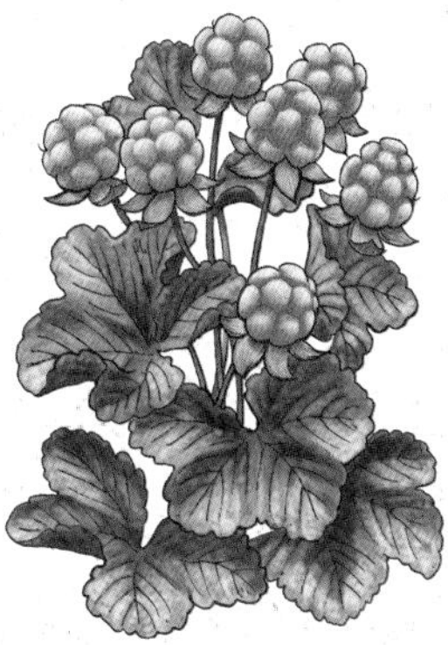

クラウドベリー
アラスカのすぐ南にあるコディアック島。
花々の中に印象的な野苺を見つけた。
ふくふくと弾けそうな外見で、傘をひっくり返したような葉に乗っかっている。
実は熟すと色が濃くなるものが多いが、
クラウドベリーは赤い実が熟すと琥珀色に薄くなる。
そのまま食べても美味しく、ジャムとして保存し食べることが多い。
お腹の調子を整え、美肌や病気の予防にいいとされる。
また葉で作ったお茶は美味しく、
腎臓の病気や腹痛など色々な病気の治療に使われる。

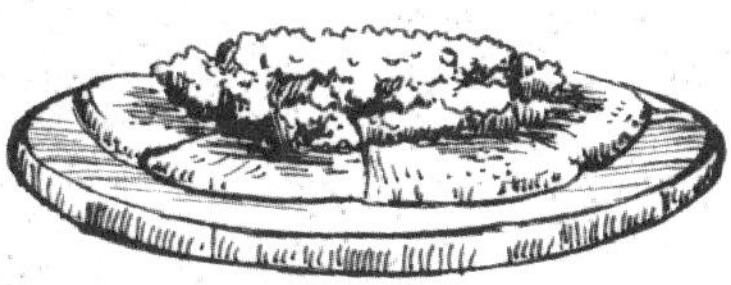

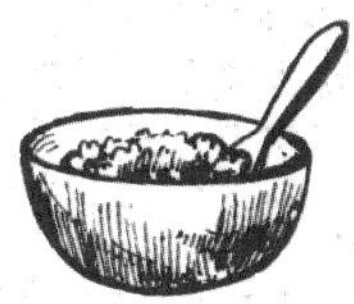

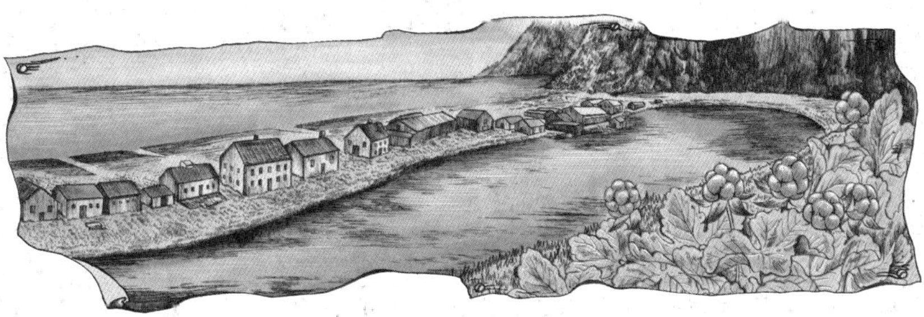

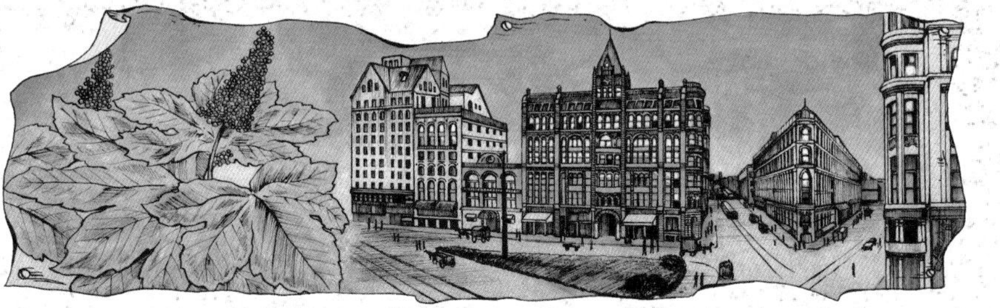

北の大地に別れを告げ、米国西部有数の都市シアトルに到着。大都市では薬の原料採集は困難なところがある。しかし、人が集まるところには情報が集まる。薬局に聞き込みをしたり、大学の図書館や博物館など色々なところに調べに出掛けた。

今後の旅順を話し合い、候補の土地について調べた。旅順はこのまま太平洋沿いに南下し、南米を見て回ることにした。原住民の伝統医薬について調べるも、大陸が植民地化されていく過程で土地を奪われており、ほとんどの土地で歴史が途切れている。移動した民族も移った先は気候の違う土地で、それまでの文化が受け継がれていないことが多い。また、新天地を目指した者、占領から逃れた者、奴隷として連れられた者など、いろいろな立場の人々が混ざり合い、また別の新しい文化が根付いている場合もある。

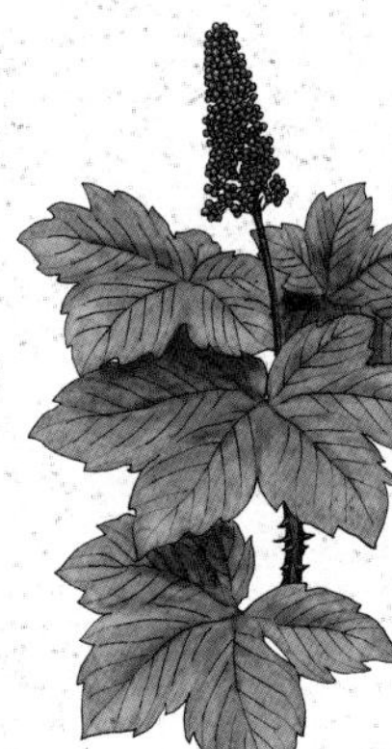

デビルズクラブ

シアトルの薬局にて近辺で取れる薬草について尋ねる。
デビルズクラブ（悪魔の杖）という恐ろしげな名前の植物があるという。
都市部での採取は難しく、やや郊外の渓流近くの林でそれと出会った。
それは非常に大きく高さは人の背丈程もあり、葉や茎が棘だった。
先端には赤い実がずっしりと実っている、
この実の付き方を見て、御種人参を思い出す。
どうやらと同じウコギ科のようだ。
先住民の万能薬というのも納得である。
糖尿病や胃潰瘍に効き、滋養強壮の効果があるという。

最古の薬物

シアトルは、ここ数十年で大きく発展した都市だ。もっとも米国はすべての都市が同じように急速に発展している。

夕食にと入ったホテルのレストランでは、演奏を聴きながら夕食を楽しむことができた。
片隅には使われてないオルガンがあり、なんとなく気になっていた。

手洗いにと離席した際に近づいてみると、上品な手袋が忘れ去られたように置かれていた。手袋には、青いケシの花がとても繊細に美しく刺繍されていた。陰影が入った立体的な意匠が特徴的だ。

青いケシはヒマラヤや中央アジアの高山地帯に咲いている。この刺繍の花はもともと大きい品種だ。野生種の青いケシも花が3寸になるものもあるらしい。また、ケシの花のすべてにアヘンが含有されているわけではない。その種類は世界中に150種ほどあり、その中のソムニフェルム種他数種が通称「阿片ゲシ」になる。

アヘンとはケシの実から取れる白い果汁を乾燥させた粉だ。ケシの花にはアヘン採取のために改良を重ね、花や実が大きくなっているものもある。

アヘンは人類最古の薬といわれるほど歴史が古く、紀元前1500年前のエジプトでも使用されていたという。鎮痛、睡眠導入に使われたが、効果が高いため頻繁に使用されていた。やがてアヘンを使うことで、多幸感や恍惚感を感じることが広く知れ渡った。しかし、効果は長くは続かず、幸福な時間が終わると、恐ろしい幻覚や吐き気、痛み、悪寒、不眠、言語障害などありとあらゆる障害に襲われる。一度でも使用すると依存症になる人が多く、依存後の回復は困難とされる。過剰摂取や禁断症状で起こす危険な行為での死亡者は数えきれない。

一方でアヘンから医療用鎮痛剤モルヒネが誕生している。モルヒネは非常に強い鎮痛効果があり、どんな痛みにでも効果がある。その強さも有効限界がなく、痛みの度合いによって量を増やすことで効果がある。植物が獲得した生き残るための毒は、時に人を癒し、時に人を蝕む。

手袋に施された青いケシの花は、アヘンなど関係なく、美しく私の目を引いていた。

中毒性の高さ、またその美しさから、ケシは魔法の力を持つ植物、魔女を象徴する花として考えられている。手袋の忘れ主は魔女だったのかもしれない。食事を終える頃には手袋は消えていた。

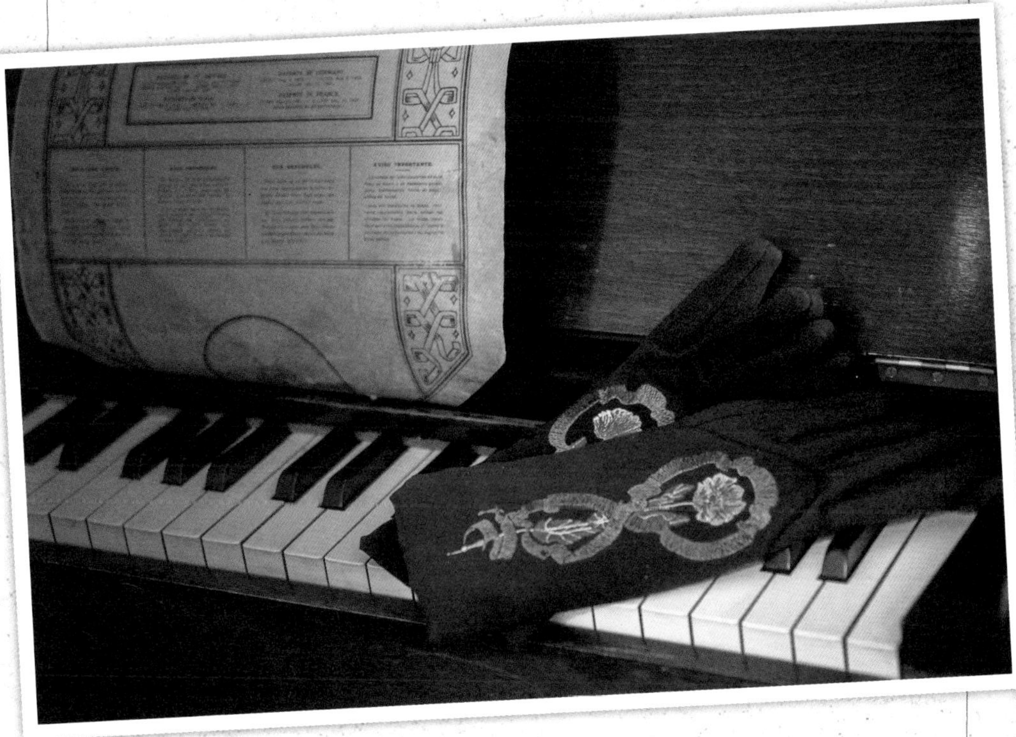

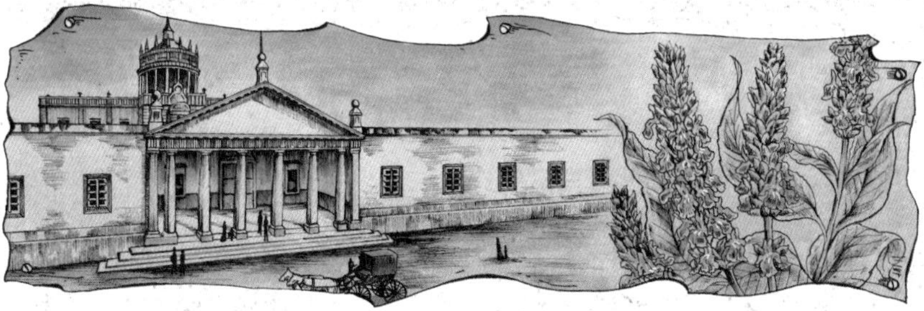

シアトルから鉄道を乗り継ぎ、サンフランシスコを経由してメキシコのグアダラハラへ。

9月の気候は穏やかで、気持ちを落ち着かせてくれた。宿の周囲を散歩し、夕食の席につく。伝統的な料理タコスを頂いた。トルティーヤという薄く伸ばした平べったいパンに、皆思い思いの具材を巻いて食べる。トマトや野菜でさっぱりした物や、肉と辛いソースで食べ応えのある物といろいろ楽しめる。黒胡麻があったので香りを楽しもうと、タコスの具に掛けようとしたところ止められた。すると隣の若者が、水に入れて飲むんだとレモンと合せて飲み物を作ってくれた。

チアという植物の種らしいが、水につけると寒天状の皮膜ができ、体積が膨張する。不思議な食感だが美味しかった。

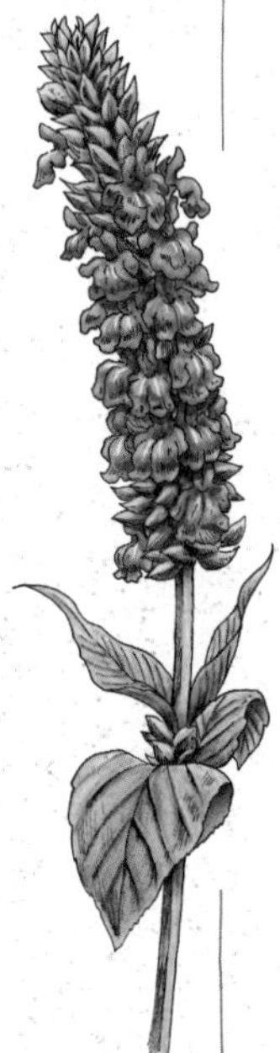

チアシード

真っ直ぐに伸びた穂のような蕾と花が印象的なチア。中米では非常に知られた植物だ。
アステカの時代から栽培されており、小さな種を食用としている。
その種は水を含むと寒天状の皮をまとって膨らみ、食感が面白い。
非常に高い栄養が含まれている。水とこの種だけで暫く生きていけるほどだという。
抗酸化作用、貧血予防など、様々な薬効もある。

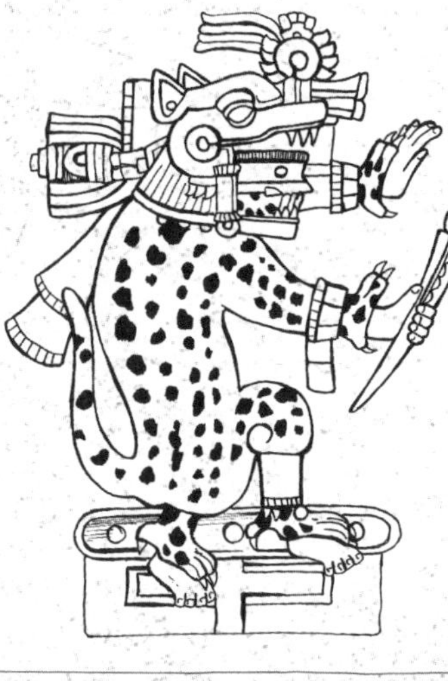

嗜好品

グアダラハラから鉄道で南下し、メキシコシティを抜けてアカプルコに到着。アカプルコの港は2度目だ。前回はすぐに移動だったが、今回はゆっくりと散歩できた。この辺りは常に暑いが、今は雨期も終わりの方なので比較的過ごしやすい。

ふと庭先の御婦人が飲んでいる、真っ赤な飲み物に目が留まる。聞くとムイクレという植物を煎じたものだという。庭先に咲く花は、細く独特な形で、鮮やかな橙色だ。この辺りでは万能薬で、主に血液や消化器に効果があるらしい。

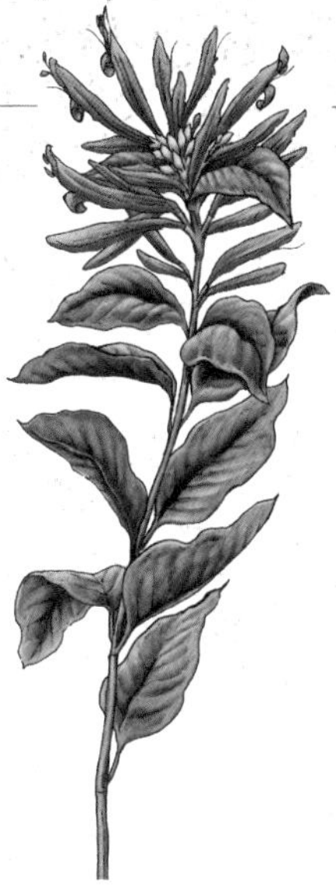

ムイクレ

細い筒状の花を咲かせるムイクレは、メキシコの伝統薬で万能薬とされている。
花を煎じると見事な赤紫、葉を煎じると真っ青なお茶ができる。
花と葉はそれぞれ薬効が違い、呼吸器、皮膚、胃などの疾患に効く。
赤癬、デング熱、丹毒、梅毒、治療が難しい腫瘍など、
深刻な病気の治療に利用されている。
柔らかい芽は婦人病に効果があり、現地の薬師たちは大切に育てている。
葉を煮出したその美しい青色は染料にも使われており、深い青色に染まる。

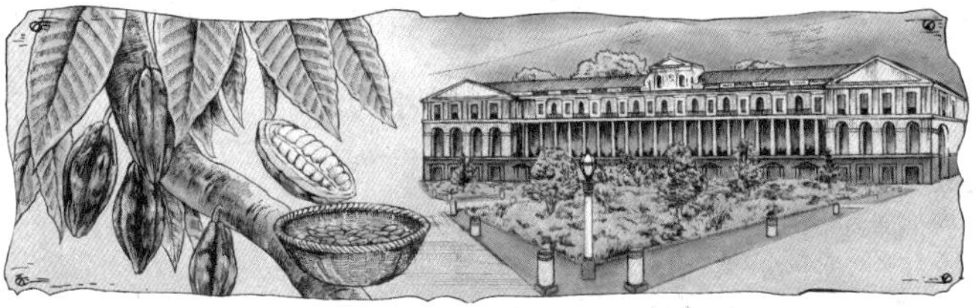

アカプルコから船に乗りパナマへ。パナマは西海岸と東海岸の距離が短く世界最短の大陸横断鉄道がある。同じように運河も作ろうとされているが、疫病や資金面から何度か白紙になっている。近頃では、マラリアや黄熱病の感染を防ぐため蚊の駆除をしているらしく、疫病は殆ど発症しなくなったと聞く。

パナマからさらに南へと移動。いよいよ南米へ足を踏み入れた。

エクアドルのグアヤキルの港につく。カカオ、コーヒー、バナナの輸出拠点となっている。これらはアフリカでも栽培されているのだが、元々は中南米の植物だ。グアヤキルからエクアドルの首都キトに向かう途中に、カカオ農園がいくつかあった。幹に直接ぶら下がる実の姿は、何度見ても興味深い。

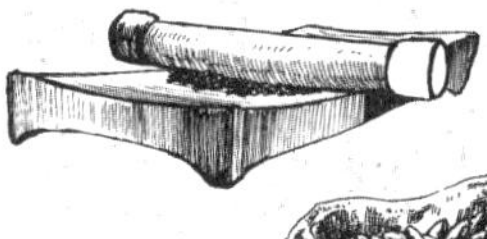

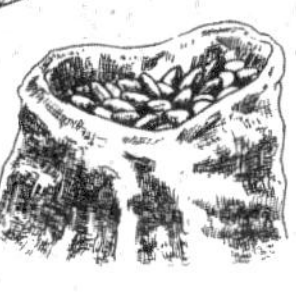

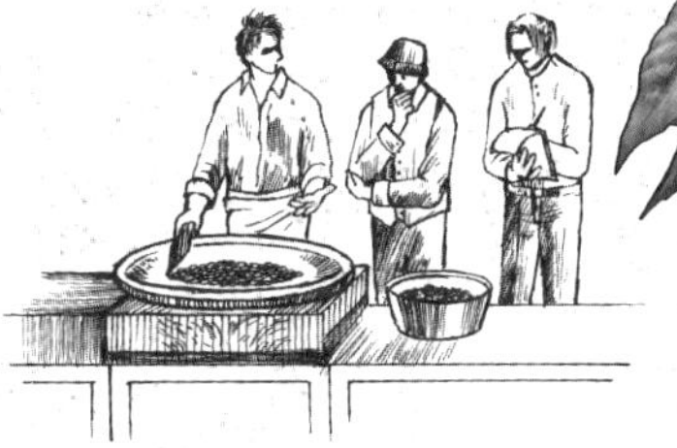

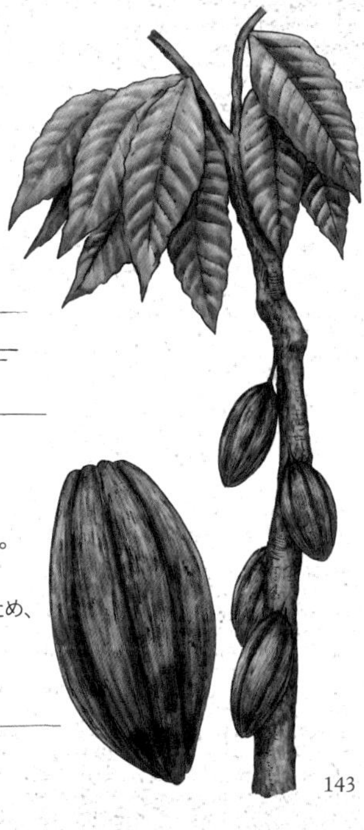

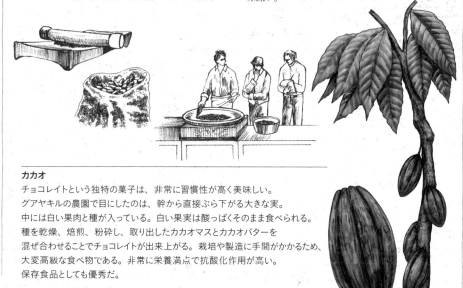

カカオ

チョコレイトという独特の菓子は、非常に習慣性が高く美味しい。
グアヤキルの農園で目にしたのは、幹から直接ぶら下がる大きな実。
中には白い果肉と種が入っている。白い果実は酸っぱくそのまま食べられる。
種を乾燥、焙煎、粉砕し、取り出したカカオマスとカカオバターを
混ぜ合わせることでチョコレイトが出来上がる。栽培や製造に手間がかかるため、
大変高級な食べ物である。非常に栄養満点で抗酸化作用が高い。
保存食品としても優秀だ。

1906

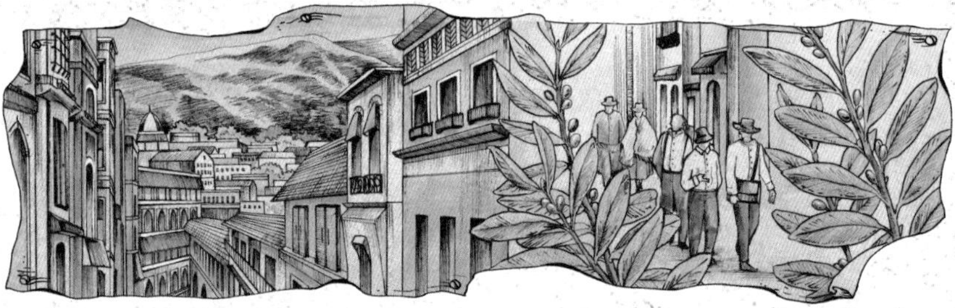

キトからグアヤキルに戻り、船で南下し、ペルーのイスライで下船。イスライは魚介類は美味しく名物のセビチェを頂く。細かく切った魚介、玉ねぎ、トマト、レモン汁、香辛料を合わせた物で、冷たい料理で刺身感もあり酸味と辛味で美味しかった。

鉄道に乗りチチカカ湖へ。チチカカ湖はインカ帝国発祥の地といわれている。

インカ帝国に思いを馳せつつ、アンデス山脈の世界一高い都市ボリビアのラパスへ。ラパスはすり鉢状の街だ。街で最も低い地が経済の中心地であるため、低所得者ほど高所に住むという。

大地への感謝のお祭りパチャママという大きな儀式が郊外で行われると聞き見学に出掛けた。行く前に案内役より植物の葉を渡された。高山病に効くコカの葉だという。

米国で問題視されている薬物の原料だ。先住民は昔から噛んだり、お茶にしている。

高山病予防にと噛んでいたが、葉の苦味があるので助手たちは苦手なようだった。

コカ

ボリビアのラパスは世界で最も標高が高い首都として知られている。
空気が薄いこの街では、
高山病対策にコカの葉が古くから噛まれていた。
コカの葉には力があると考えられており、
嗜好品として以外にも、儀式や治療などに使われてきた。
主に呼吸器、消化器系に効果がある。
濃縮精製したコカインには、常習性、興奮刺激が強く危険である。

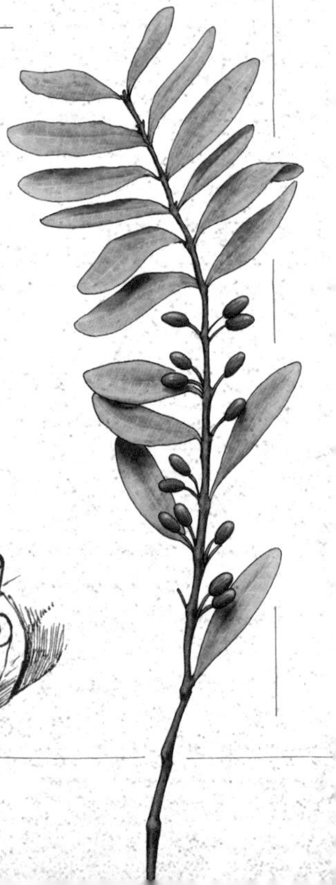

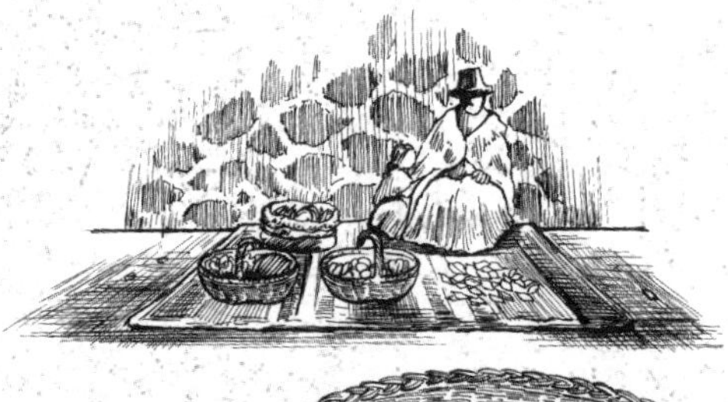

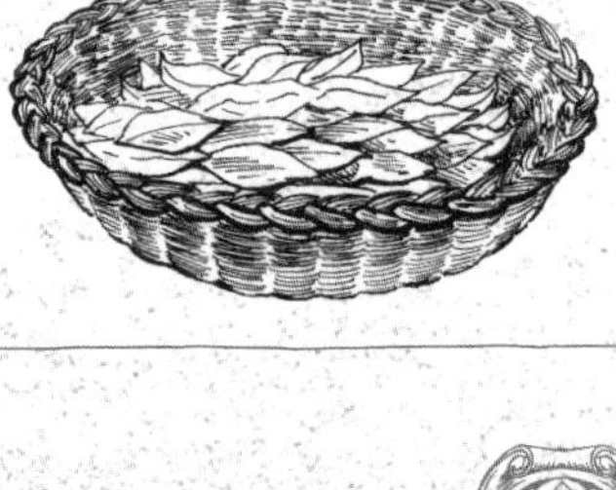

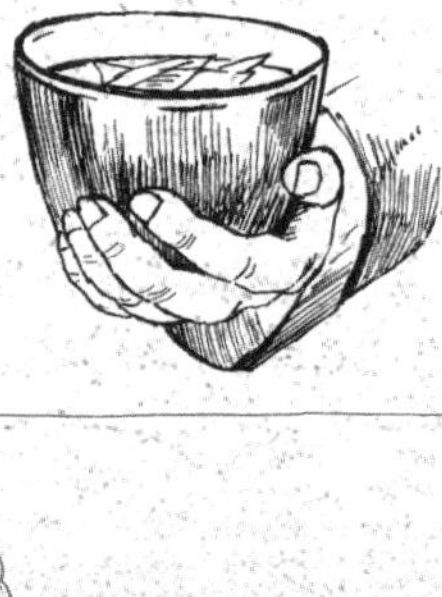

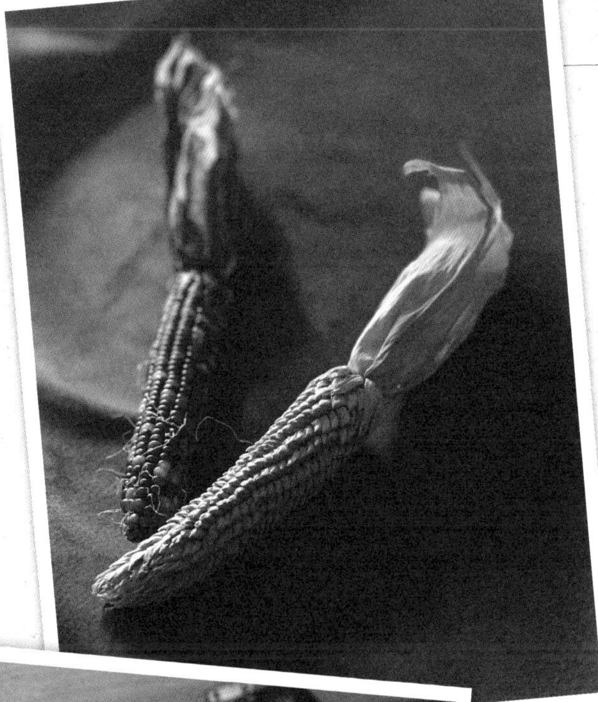

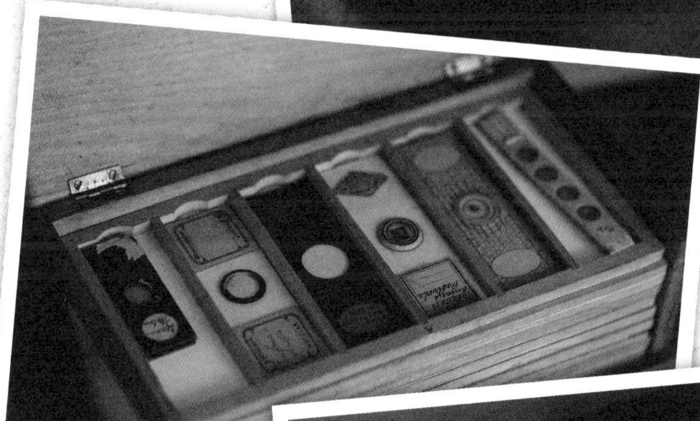

ÉTHER

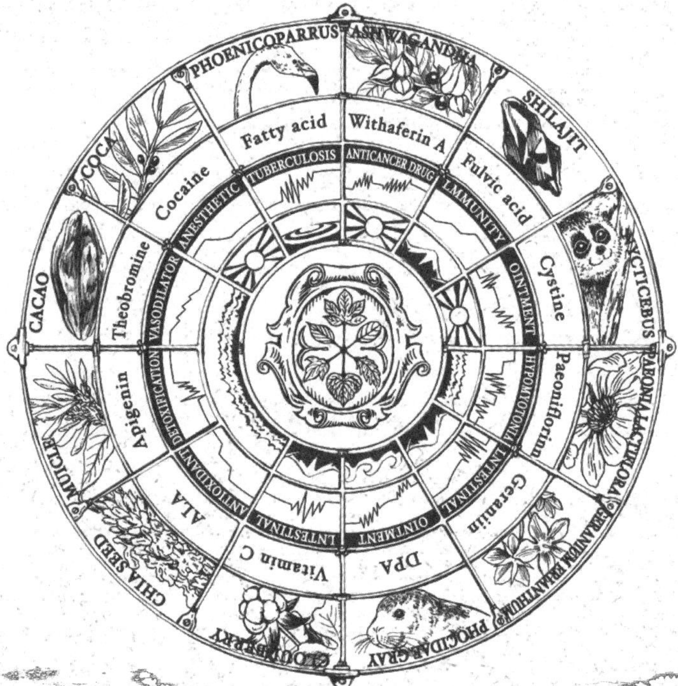

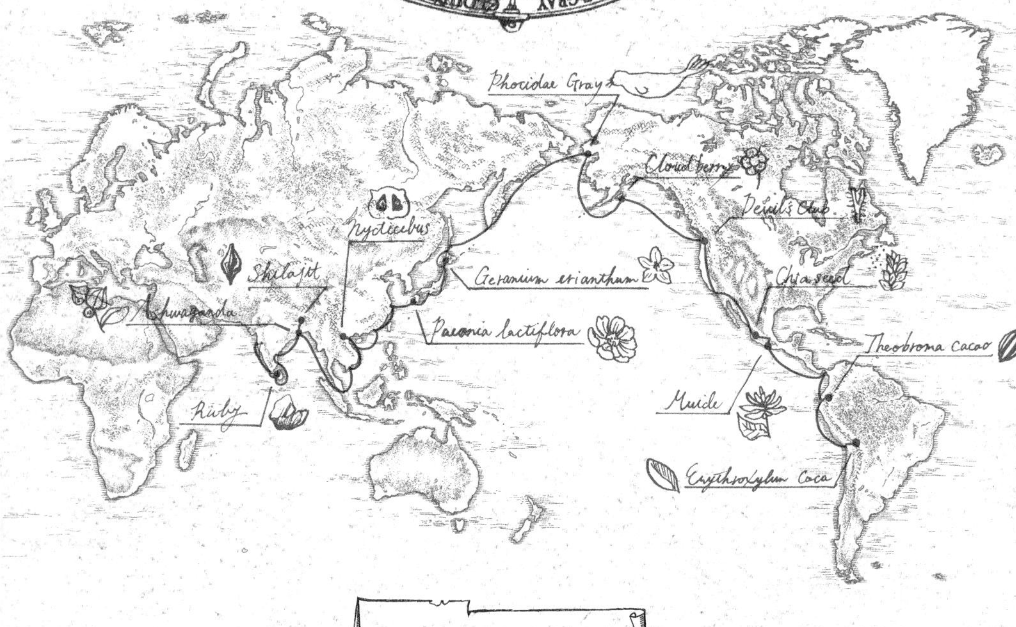

1906年
世界を変える植物

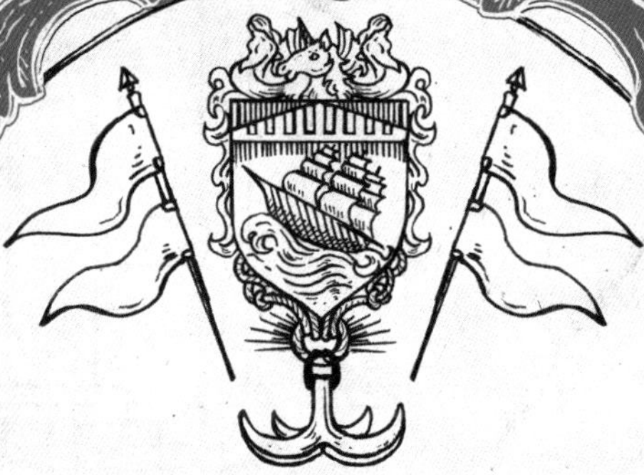

鮮やかな旅

1907

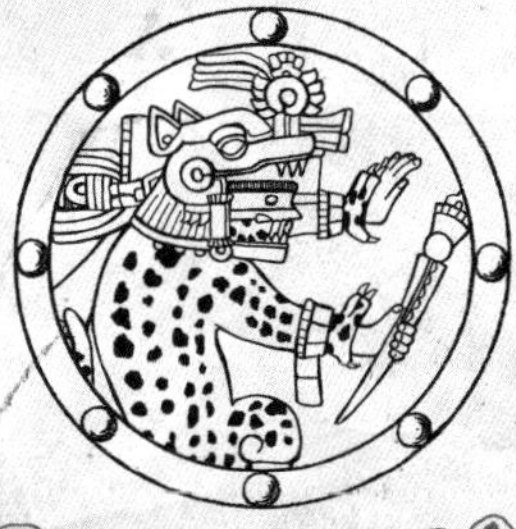

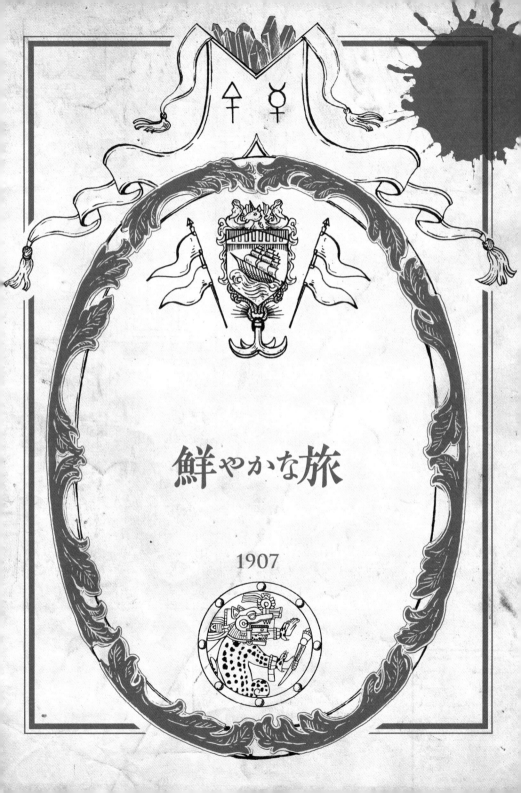

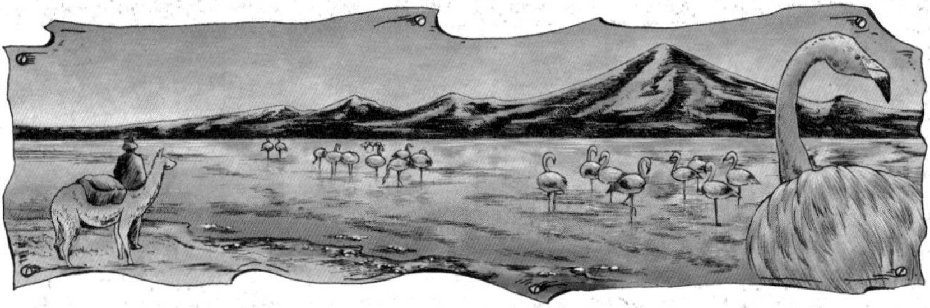

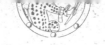

ラパスで高山病に苦しみながら新年を迎えた。大変だったが、どうにか回復したので散策してまわった。南方に塩湖がいくつかあり、その塩をチリに運ぶための鉄道があると情報を得た。鉄道に乗って塩湖を見て回る。一口に塩湖といっても色々と違いがあって面白い。有名なウユニ塩湖はこの辺りで最も大きく、地平線の終わりが見えるほどだ。干上がっているため水分は少なく、鏡のように周りの景色を映し、天気の良い日だったので天空に浮かんでいるような景色だった。

ウユニ塩湖も大変美しかったが、ラグナ・コロナダも素晴らしかった。赤い湖水と白い硼砂、そこで群れをなすピンク色のフラミンゴ。赤色と青空の対比は見事で、見たことのない景色にすっかり心を奪われた。赤い色は、藻類や微生物が関係しているらしいが、赤潮に似た状態なのだろうか。

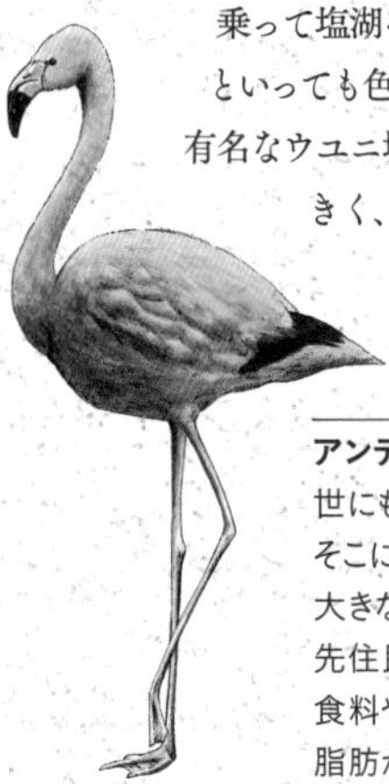

アンデスフラミンゴ

世にも珍しい真っ赤な塩湖が標高の高いアンデスの山奥にある。
そこには同じく紅色の体をした沢山のフラミンゴが棲息している。
大きな体を一本足で支え、真っ赤な湖に佇む姿はとても美しい。
先住民族とフラミンゴとの関わりは古く、
食料や医薬品、装飾や儀式などに幅広く利用している。
脂肪が結核に効くといわれている。

ボリビアから鉄道で西南へ、チリのアントファガスタ港に移動した。南半球なので、気候は暑い時期で、海岸では海水浴を楽しむ人々が多かった。この辺りは数年前までペルー領だったが、硝酸塩の利権で争いがありチリ領となっていた。

近くの港イキケに移動し散策をした。大きな時計台があり、近くのホテルで宿をとった。

サンペドロ

アンデス山脈を中心に広く分布し、現地では馴染みのサボテン。
育つのも早く大きく高くなる。夜に咲く美しい花は月下美人といわれる。
古くから薬用として用いられ、頭痛、歯痛、関節痛、皮膚炎、下痢などに効果がある。
また、シャーマンの儀式にも使われ、呪術者が使う幻覚剤の一つだという。
大地の女神パチャママとの交信や、隠れた病気を探るのに使うようだ。
サンペドロは、南のペヨーテと呼ばれ、同じくメスカリンという幻覚剤を含む。

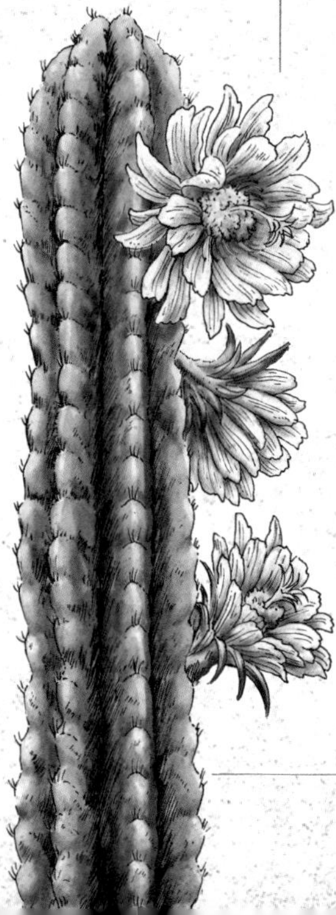

夜中に目を覚まし庭を散策すると、背の高いサボテンに沢山の白い大きな花が咲いていた。後日知ったのだが、夜に咲き始め一晩しか咲かず、朝には萎れてしまうらしい。実に幸運だった。

イキケから船で南下しサンディアゴのヴァルパライソの港に到着。夏の陽気は増し、気温は益々上昇した。街を散策すると、街中にこんもりとした山があり立派な門が構えているのが見えた。近づくと何度も改築を繰り返されたような歪な建築物があった。それはサンタルチアの丘と呼ばれ、街の象徴として愛されているようだった。

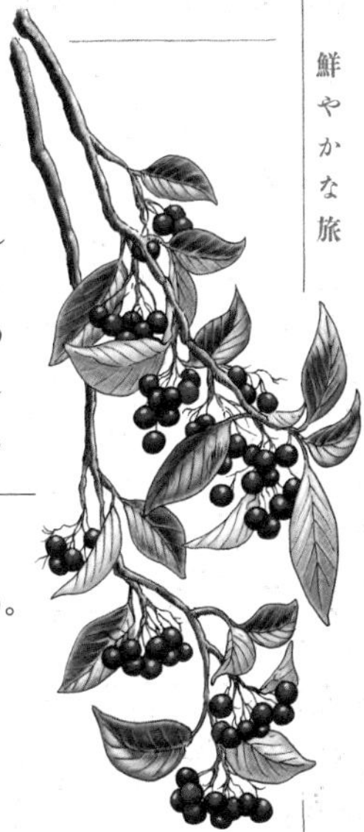

マキベリー

サンディアゴで先んじて歩く案内人が、小さな黒い実をいくつか摘んで食べていた。
マキベリーと呼ばれるこの実は、美味しいだけでなく抗酸化、抗炎症作用があるという。
見た目は小さなブルーベリーのようで、味もよく似ているが、より濃厚である。
現地の民族には昔から食用、薬草、大切な儀式などにも使われてきたという。
炎症を抑制する効果の他、血液の老化を防ぐ抗酸化作用が高い。
いつまでも若々しく元気でいられ、奇跡の食べ物と呼び声高い。

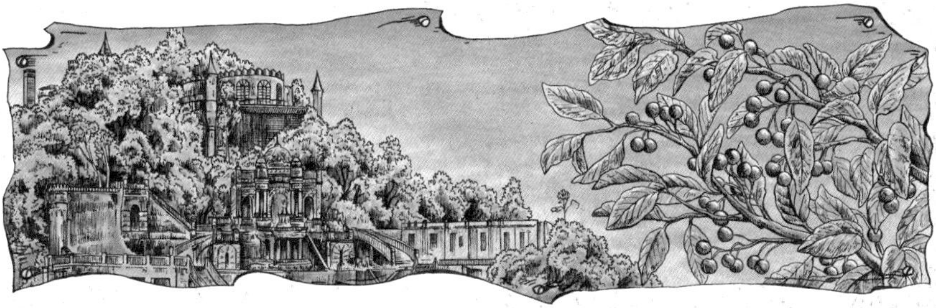

ヴァルパライソから鉄道に乗り大陸を東へ横断しアルゼンチンに入った。南米でも屈指の発展都市ブエノスアイレスへ到着。西洋建築が並ぶ美しい街並みは、南米であることを忘れる。

我々は招待にあずかり、岸辺の美しいホテルに滞在した。散歩を楽しんでいると、果実を結んだ時計草の花を見つけた。大きな実はパッションフルーツと呼ばれており、栄養豊富だ。日本では奄美以南でも栽培していると聞く。

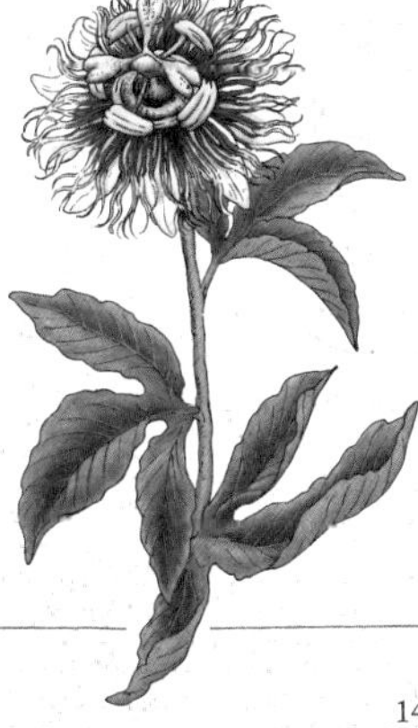

パッションフラワー

ブエノスアイレス郊外を散歩中に、面白い形の鮮やかな色の花を見つけた。
パッションフラワーと呼ばれるその花は、雌しべが3つに分裂している。
時針、分針、秒針の三本に見立てて、日本では時計草と呼ばれている。
つる植物には不似合いな大きい実は、強い酸味と甘味があり美味しい。
パッションフラワーは南米の代表的な花で、伝統医療にも使われてきた。
神経系に作用し、鎮静、催眠効果の他、
近年では花から抽出したオイルも注目されている。

自然の箱舟

季節は5月、秋が終わり、
南米アルゼンチンでは冬が始まろうとしていた。
ホテルでまったりと過ごしていると、
ちょうど私宛の荷物が届いた。数年前に設計したもので、
見目よく安全に試験管を運べるものが欲しかったのだ。
試験管を12本収納できる木製の箱で、
ある程度衝撃にも強くなるように工夫している。
また、潮風や錆にやられないようにネジ釘なしで制作してもらった。
意図していなかったのだが、おかげでそこまで重量もなく運びやすいものとなった。
試験管に入るものならば草花も入れられるが、種などを保存するのにちょうど良い。
様々な種を運ぶ箱ということで、ノアの方舟を思い起こす。
ふと、各地の自然を運ぶこの箱を
「自然の箱舟」と名付けた。

採集段階ではこれまで通り胴乱を使用し、
ある程度、乾燥させた状態で管に入れるものを選定した。
胴乱にもいろいろあるが、
植物採集で使うものは大型で円筒形のものが多い。
袋や籠でもよいが、袋だと尖った枝が痛いし、
籠だと網目に細かい葉や枝が引っかかり、破損してしまうことがある。
革は水に弱いので、木製か金属製が良いだろう。
また、より壊れやすい個体は
押し花のように古紙に挟んで蒐集している。

今まで蒐集したものは、野暮ったく人に見せるのに苦慮していた。
自然の箱舟を手に入れてからは、見せる私もそうだが、
見る側も気持ちが昂っているように見えた。

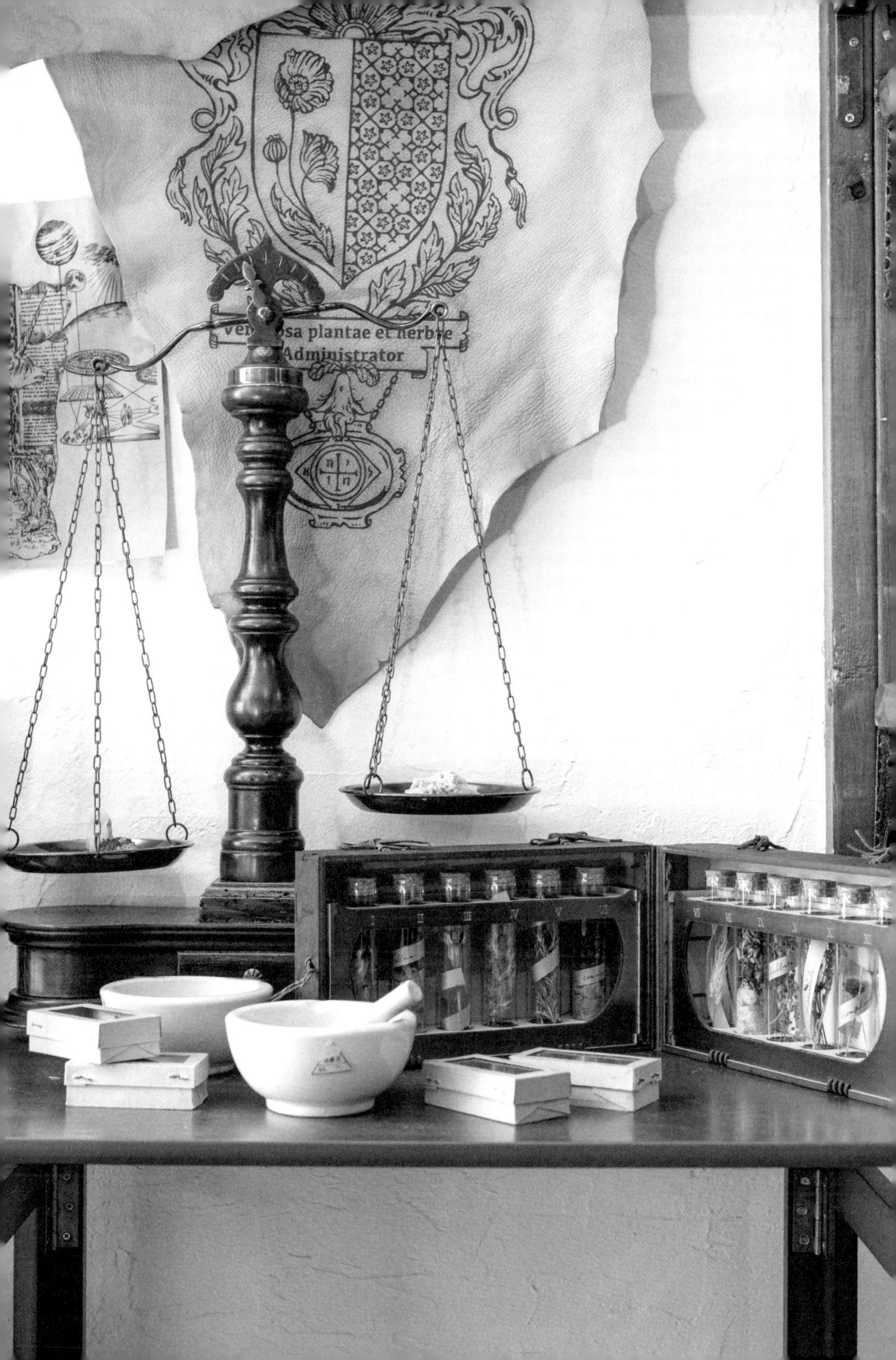
Administrator

ブエノスアイレスからブラジルのサンタカタリーナへ。船の直行便があるというので乗船し、サンタカタリーナのフロリアノポリス島へ到着。この島の北半分は移民の街で、近代的な西洋建築の街並みが広がる。南側は自然が多く、そこからやってくる野鳥や小動物が街に顔を出す。青緑色に輝く美しい小さな鳥が、蜂のように空中に留まり停空していた。よく観察するとツバメハチドリだった。長い嘴を持っており花の蜜を吸って生きている。軒先に砂糖水の入った器を吊るしておくと寄ってくるらしく、とても愛らしい。

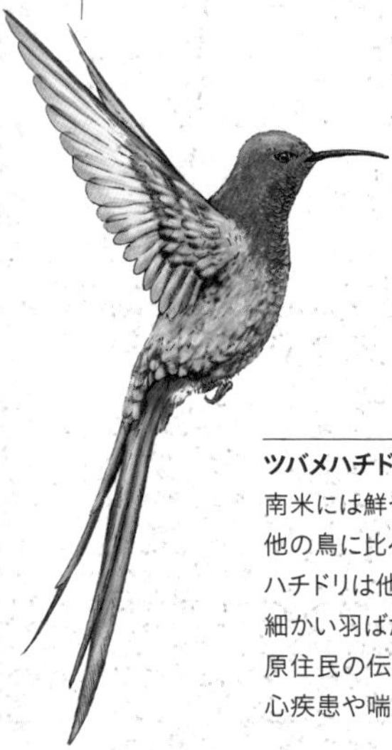

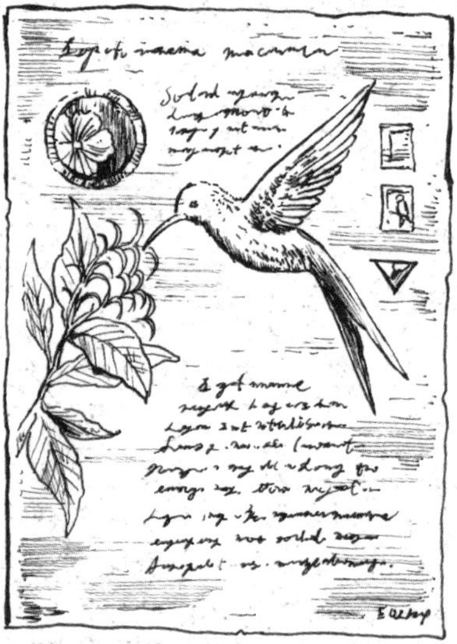

ツバメハチドリ

南米には鮮やかな鳥が多いが、その中でもハチドリたちは本当に美しい。
他の鳥に比べても極端に小さいその体は極彩色に煌く宝石のようだ。
ハチドリは他の鳥にはできない動きをする。
細かい羽ばたきで、体を空中で静止させ、長い嘴を使って蜜を吸う。
原住民の伝統医薬としては、ツバメハチドリが利用されていた。
心疾患や喘息、鎮痛に効果があるという。

フロリアノポリスから船で北上し、サンパウロへ。

サンパウロ、リオ周辺の鉄道が充実していると知り、周辺を乗り継いで内陸を見て周った。線路のほとんどがコーヒーやカカオ、バナナなどの特産品を運ぶために作られており、終着点には広大な農場が広がっていた。アフリカも南米も、港街周辺は西洋文化が持ち込まれ発展しているが、少し街を離れただけで、未開の地が広がっている。不思議との出会いや驚きの発見ばかりではなく、危険なものがとにかく多い。町と町の間はいつも不安が付きまとう。それでも次の街での思いも寄らぬ出会いには心踊る。途中、かつて金鉱で栄えた街オウロプレットに立ち寄った。10年前までは州都だったこともあり街全体は立派で、長い坂道から歴史ある街並みが一望でき美しい。

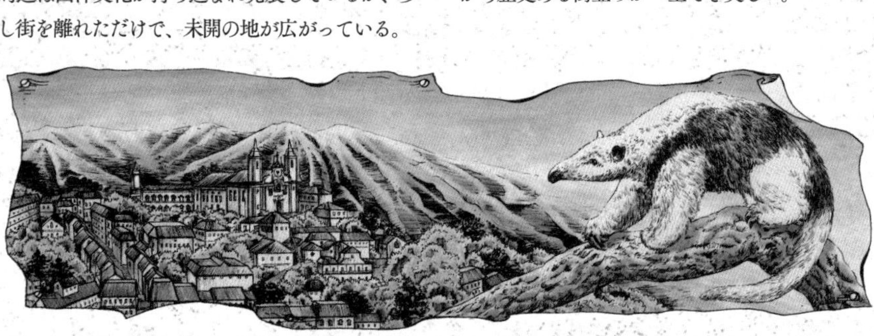

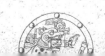

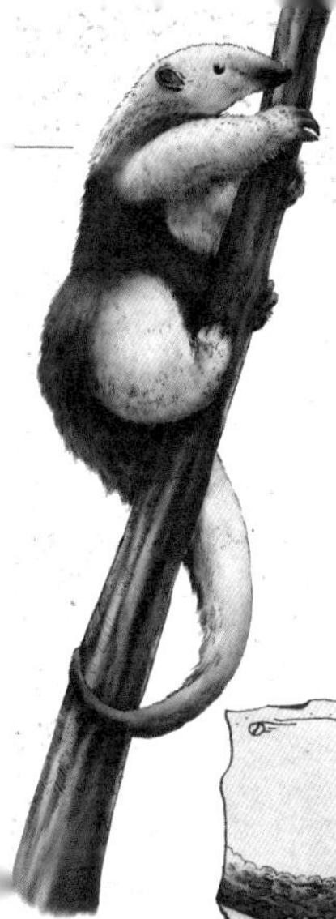

ミナミコアリクイ

オウロプレット郊外で、樹上に大きな体でゆっくり動く動物がいることに気がついた。
ナマケモノかと思ったが、どうやらミナミコアリクイだ。
白い獣が黒い服を着ているみたいな大きな体だが、木登りは得意のようで細い枝に
飛び移っていた。幹を抱いて滑り降りる様は、落下するのではと心配になった。
親の背に乗る子供も可愛く、微笑ましい。可愛らしい動きが魅力的だが、
生息地でもあるこの南米では、伝統医薬にも使われる。伝統医薬では浮腫、
血栓症、かゆみなどに有効らしい。

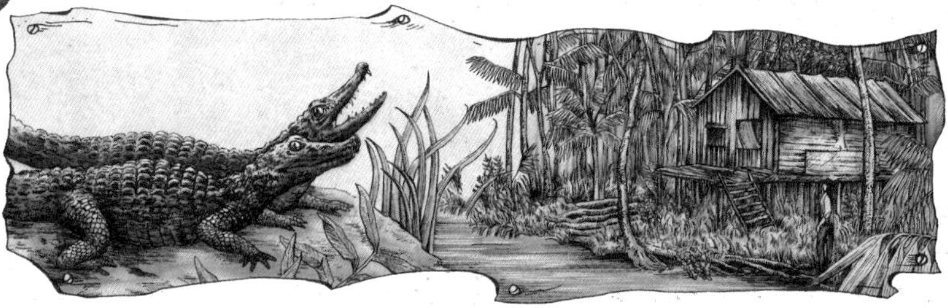

リオの港からブラジルの海岸線に沿って寄港しながら北上する。発展した都市が続く。ベレンに着くと、大都市ながら今までと一変した湿気と熱帯雨林に囲まれた。目の前には大西洋に注ぐパラ川が流れ、大河の対岸には自然豊かなマラジョ島。この島はアマゾン川との中洲になっている。動植物相が豊かと聞き、島に渡った。

この頃から、助手に原因不明の高熱が出始めた。帰国も考えたがなんとか持ちこたえた。安静に気遣いながら旅を続けることとした。

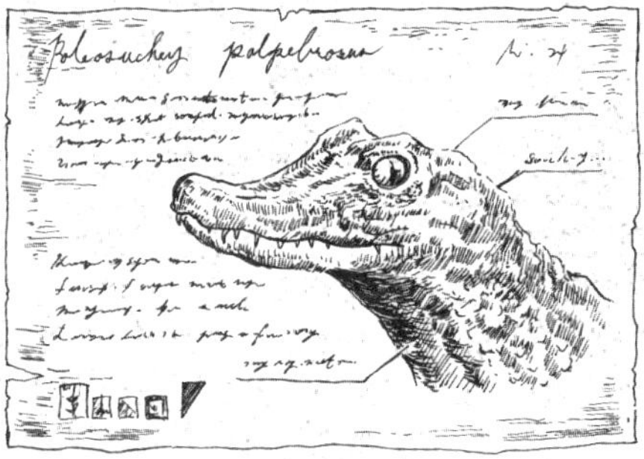

コビトカイマン

マラジョ島の案内役に薬を探していると話すと、
現地の伝統薬として使われているワニを紹介されてしまった。
恐る恐るついて行くと、ワニの赤ちゃんに出会った。
実際は赤ちゃんではなく、コビトカイマンという小型のワニだった。
南米には多種多様なワニが生息している。カイマン類はワニの中でも小型だ。
その中でも成体で1m程度の最も小さい種なのがコビトカイマンだ。
人間を襲うことは少ないようで、逆に人に捕獲されることの方が多いようだ。
現地では先住民族が、体の一部に様々な薬効があると信じており、
伝統医薬として利用している。
ヘビ咬傷、喘息、脳卒中、リウマチ、血栓症、腰痛などに効くらしい。

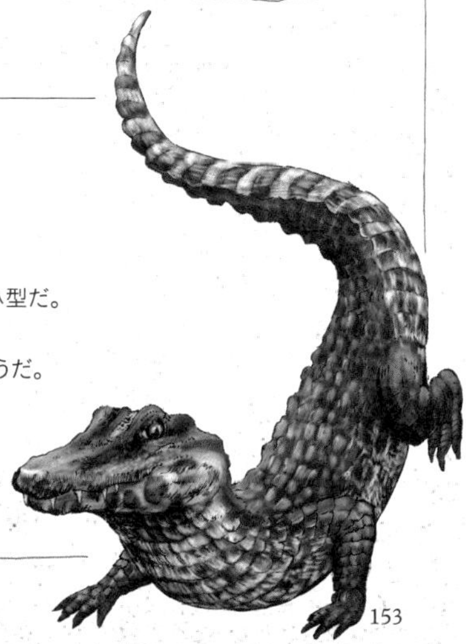

マラジョ島から船で北西へ、英国領ギアナを経由してカリブ海領域に。7月のトリニダード・トバゴ島は夏の暑さと雨季真っ只中だった。喉の渇きを癒すため、オレンジの果実の飲み物を飲んでいると、助手が面白い物を手に入れたと興奮してやってきた。私の飲み物に2、3滴液体を加えて飲んで下さいといってきた。飲んでみるとグレープフルーツの味になっていた。アンゴスチュラビターズという苦味を添加するリキュールと聞き、ミカン科のアンゴスチュラの樹皮にキニーネに似た効能があったことを思い出した。しかし、そのアンゴスチュラは関係なく、初めて作られた村の名前だという。実際には竜胆の薬効を期待して作られた強壮剤とのことだ。今はこの島で作られている名産らしい。

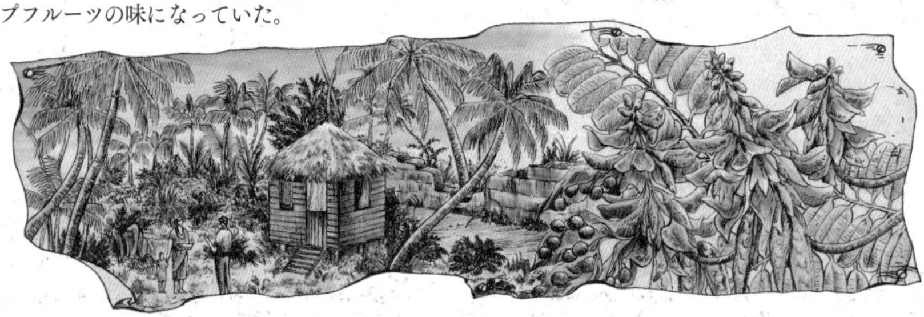

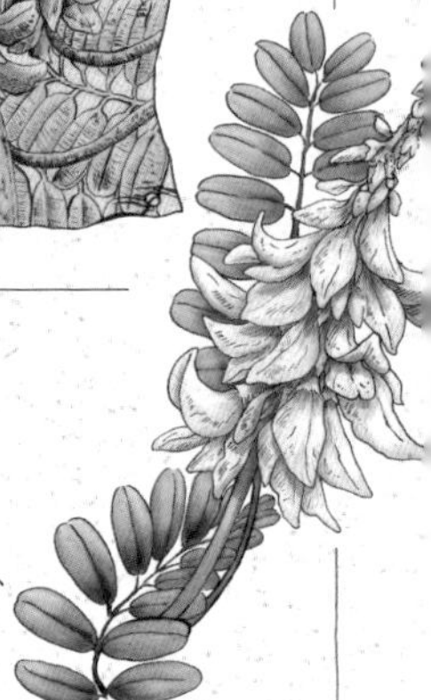

トウアズキ

カリブ諸国には奴隷制で連れてこられたアフリカ系の人種も少なくない。
それらの人々の一部ではオベアという黒魔術が嗜まれている。
アフリカの宗教観がカリブ海で発展した呪術で、赤や白の目玉のような装飾を
首から下げていたり、手首や足首に着用していた。それはトウアズキの種子で、
猛毒ではあるが鮮やかなため装飾品として使われる。現地ではJumbie beadといわれ、
ジャンビーとは魑魅魍魎の類を意味する。精霊の宿った護符の役割があるという。
種子自体は猛毒で、白い品種は、媚薬として使用される。
葉はお茶にすると発熱や咳など、風邪症状に効くという。

カリブ諸島を周遊して回っているうちに8月を迎えた。雨季の最盛期を迎え、気温も湿度も高く過ごしづらい日々が続いていた。ジャマイカの首都キングストン、街は半年前に起きた大地震で、おおかたの建物が倒壊焼失したらしく、どこも再建中だった。都市部を離れると簡易的な家が多く、すでに日常を取り戻しているようだった。

森を散策しているとトゲの付いた心臓型の果物サワーソップを発見した。形や色からは想像できない美味しさだった。南国には食べたことのない甘い果物が多い。

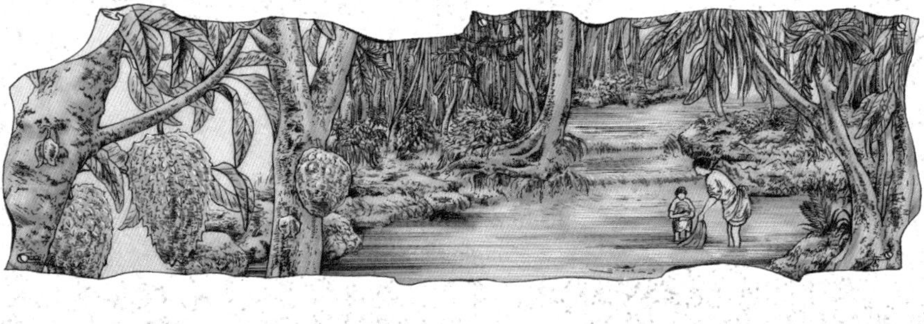

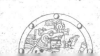

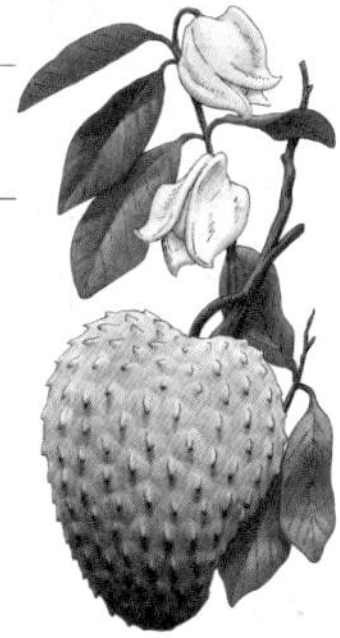

サワーソップ
カリブの島に立ち寄った際に、心臓のような形の不思議な果物に出会った。
色や形、トゲもあり味の想像は難しい。酸味があり、舌触りは滑らかで美味だ。
果汁が多いため、飲み物としても良い。
果実は神経痛、関節炎、発熱やマラリアに効果がある。
葉は膀胱炎、糖尿病、頭痛、不眠症に効くとされている。
アフリカでは殺虫剤としても使われている。

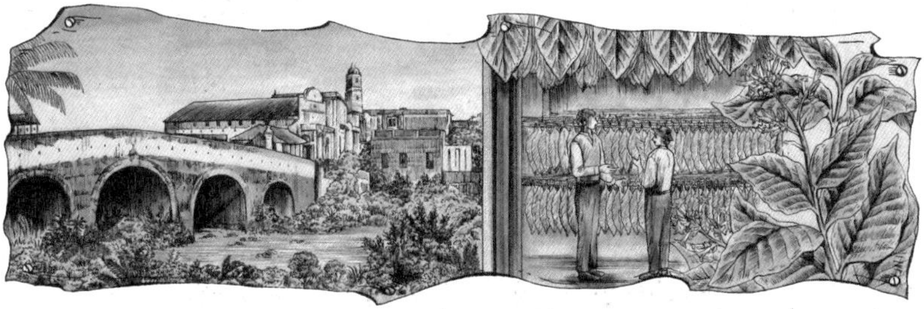

煙草

雨季も落ち着き始めた9月、カリブ海から北上しキューバのバタバノ港へ。北にもハバナの港が近くにあり、併せて一つの大きな港のようだった。大量の葉巻が出荷されるのを興味深く眺めていると葉巻工場の視察に誘われた。煙草畑、葉の乾燥部屋、葉を巻き梱包する部屋と順に見ていった。手作業で小気味よく葉が次々と巻かれていくが、短調な作業がきついらしく工場内では新聞や本を読みあげる声が響いていた。皆で金を出し合って朗読師を雇っているらしい。最近は日本国内で紙巻き煙草が流行っているが、香りを楽しむには葉巻が良い。

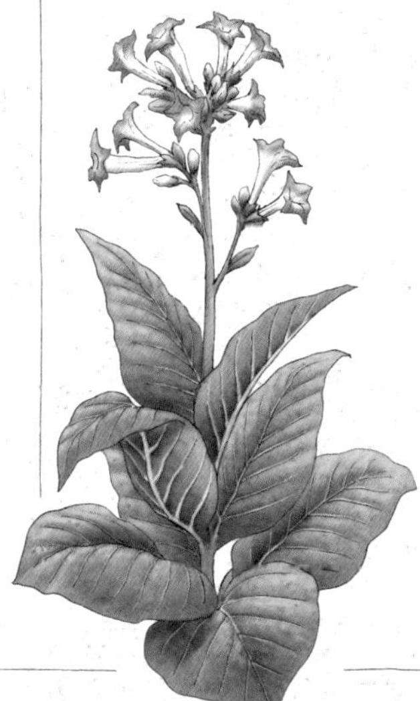

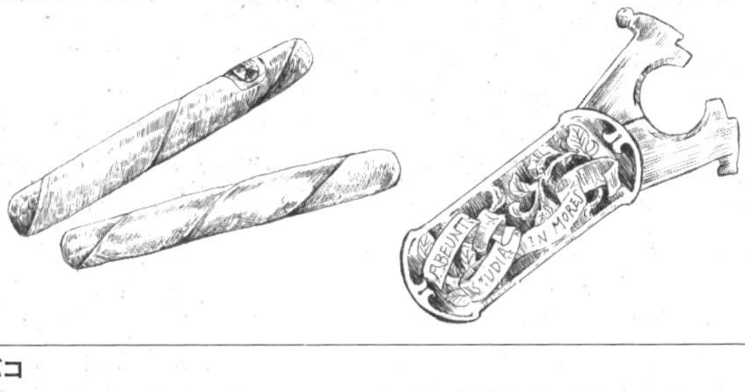

タバコ
キューバで煙草工場を見学していると、畑外の煙草に花が咲いていた。
花は葉の栄養を奪うため即切り取るため、花を見られることは珍しいという。
嗜好品として世界中に広まった煙草だが、中南米では
紀元前10世紀以上前から占いや神事に使用されていた歴史がある。
ペストに効く万能薬とされ広まったが効果はなく、
体に有害と認知されている。
しかし、最近では依存性の低い鎮痛剤や筋弛緩剤などの研究がされている。

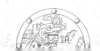

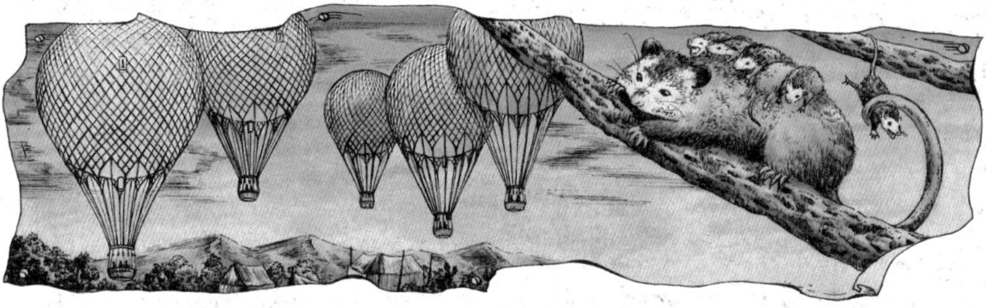

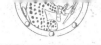

カリブ海を抜け米国ニューオリンズへ。欧州を渡るべくニューヨーク港を目指そうとした矢先、セントルイスで気球レースがあると耳にし興味を惹かれて赴いた。欧州各国から参加しており、ガス気球がここから発ち長距離飛行を競いあった。壮観な様を丘から見渡していると、足元に鼠が来て思わず悲鳴を上げてしまった。鼠ではなくオポッサムという有袋類らしく、この辺りでは食べることもあるらしい。

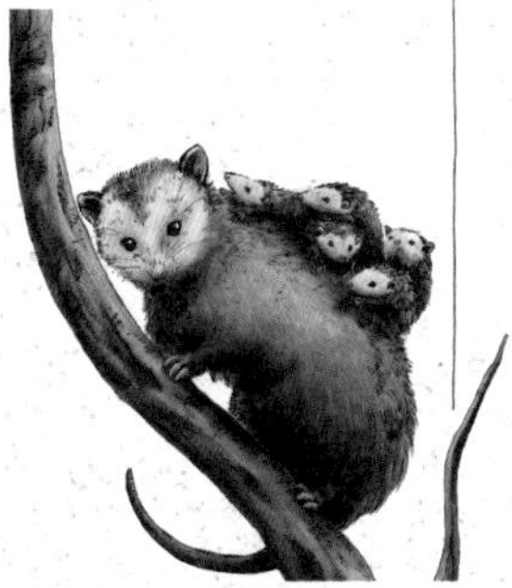

オポッサム

オポッサムは南米では珍しい有袋類だ。樹上にいることも多く、木登りが得意だ。
尻尾は力強く、器用に物を掴んだり枝に巻きつけてぶら下がる。
子供が多く、袋に入れない子は背に乗せ移動するので子守ネズミとも呼ばれる。
元々は南米に分布する種だが、繁殖力が高く現在は北米でも繁殖し、
分布を拡げている。先住民の中には、オポッサムをリウマチや皮膚症状、
貧血などの治療に使う伝統医療があるという。

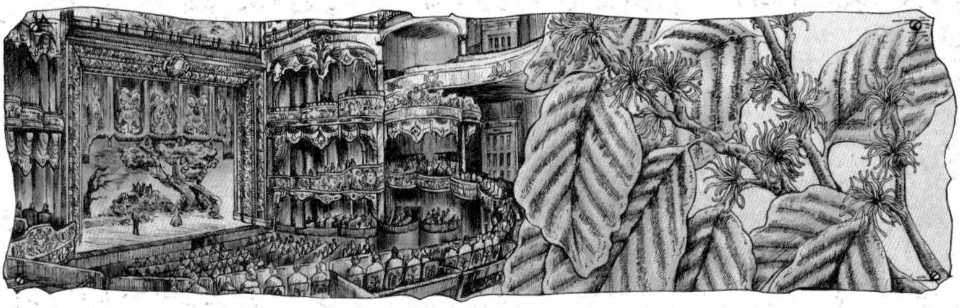

ニューヨークを目指す途中、フィラデルフィアで久しぶりの知人と会った。話題の観劇に誘われ、待ち合わせの前に時間があったので街中の店を見て回った。妻への土産を選んでいると、「ウィッチヘーゼル」と書かれた化粧瓶を勧められた。ハマメリスヴァージニアナという木のエキスで、昔から肌に良いと評判らしい。観劇の最中、懐の瓶を触って、この女優も使っているのだろうかとじっと観てしまった。

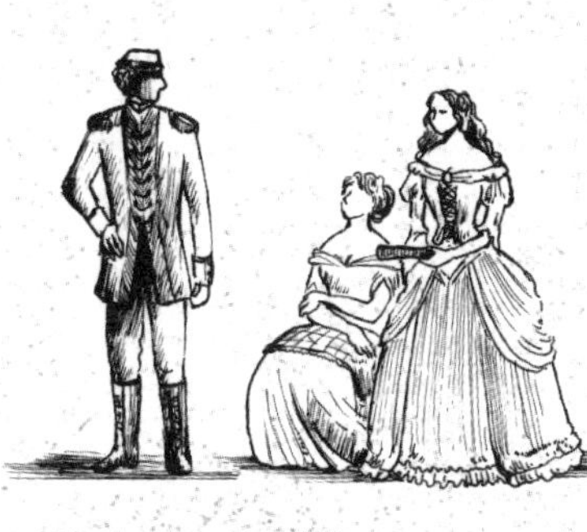

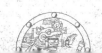

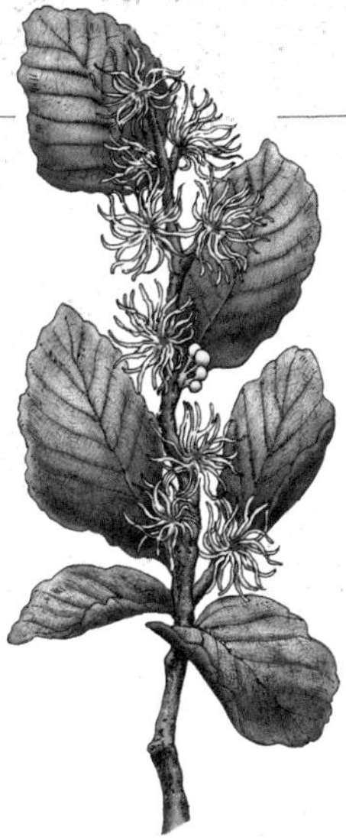

ハマメリス

ハマメリスは伝統医薬の一つである。
茎の煎じ薬は、主に腫れや炎症などに効果がある。
肌に対しての収斂効果も高い。
先住民は消化器や呼吸器など
体内の炎症にも効くと信じられており、
内服していたという。
別名「ウィッチヘーゼル」とも呼ばれ
化粧水としても広く親しまれている。
ウィッチには魔女の意味はなく、
しなやかという意味からきているらしい。
また、この枝は先住民の占いに
使用されていた。
欧州ではヘーゼルの枝が占いに
よく使われていたため、この名がつけられたという。

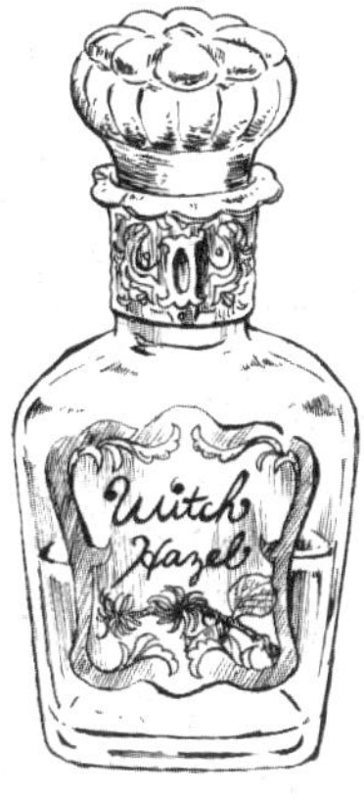

ニューヨーク港を出発しポルトガルへ向かう途中、大西洋の只中にあるアゾレス諸島へ。大航海時代には重要な拠点として、ポルトガルに大きな利益をもたらした島々だ。ピコ島では溶岩壁の升目が一面に広がる不思議な光景を見た。ワイン畑らしく海の潮風による塩害対策だという。積まれた溶岩の一つ一つが運ばれたのかと思うと気が遠くなった。

アゾレスの島々は火山からできているらしく、溶岩や火山灰質の地が多い。このような地質で農業、酪農、畜産を営んでいるのだから頭が下がる。ワイン畑を観た後、サンミゲル島へ渡った。風車が見えたので近づいてみると、朝食に出ていたタラの干物の加工をしていた。漁業も盛んな島で、海岸沿いでは海産物の加工が行われていた。どの大陸からも離れているのに豊かな島々だ。

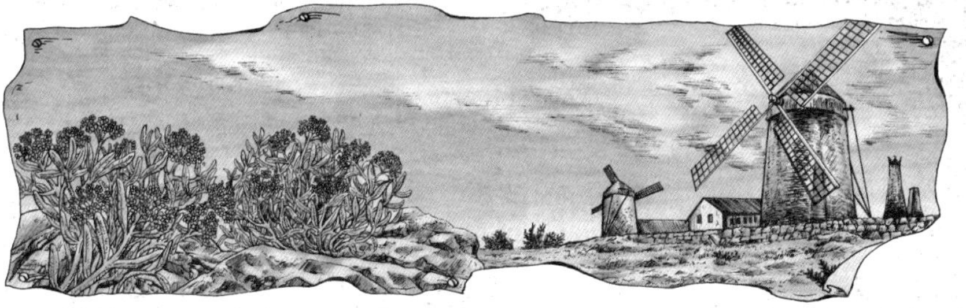

シーフェンネル

アゾレス諸島にあるサンミゲル島。海岸で風車を眺めていると、
足元には朝サラダに入っていたシーフェンネルがあった。
岩の多い海岸沿いや崖、潮風の当たる過酷な土地で、力強く咲いている。
若葉はやや肉厚で弾力があり生食できるが、鮮度が落ち易く生食できる地域は少ない。
葉、茎、種子が可食部で漬物や調理、乾燥して粉状にして使用することもある。
歴史ある伝統医薬でもあり、ローマ帝国時代には既に使用されていた。
抗酸化、抗炎症、抗真菌、利尿作用や消化改善、腎臓に効果があるようだ。

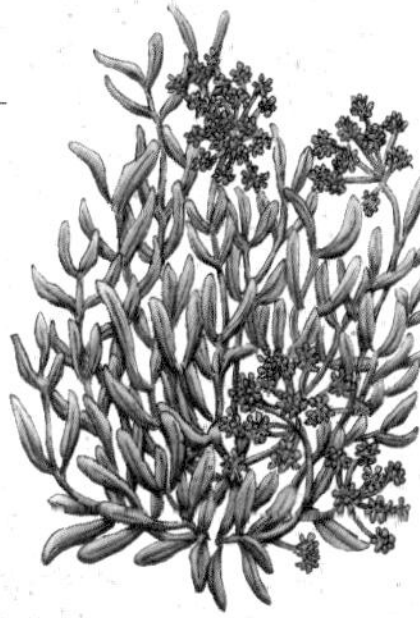

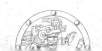

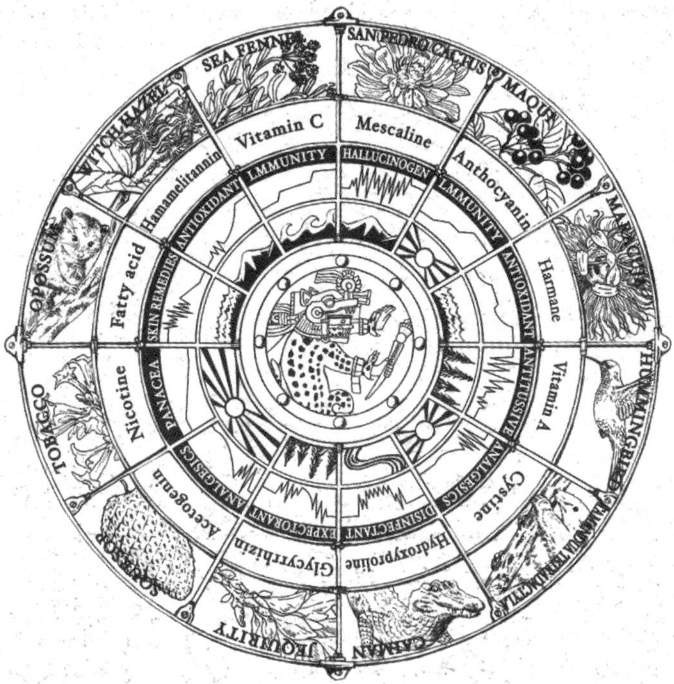
SEA FENNEL
SAN PEDRO CACTUS
MAQUI
MARACUJA
HUMMINGBIRD
TAMANDUA TETRADACTYLA
CAIMAN
JEQUIRITY
SOURSOP
TOBACCO
OPOSSUM
WITCH HAZEL
Vitamin C
Mescaline
Anthocyanin
Harmane
Vitamin A
Cystine
Hydroxyproline
Glycyrrhizin
Acetogenin
Nicotine
Fatty acid
Hamamelitannin
LMMUNITY
HALLUCINOGEN
LMMUNITY
ANTIOXIDANT
ANTITUSSIVE
ANALGESICS
DISINFECTANT
EXPECTORANT
ANALGESICS
PANACEA
SKIN REMEDIES
ANTIOXIDANT

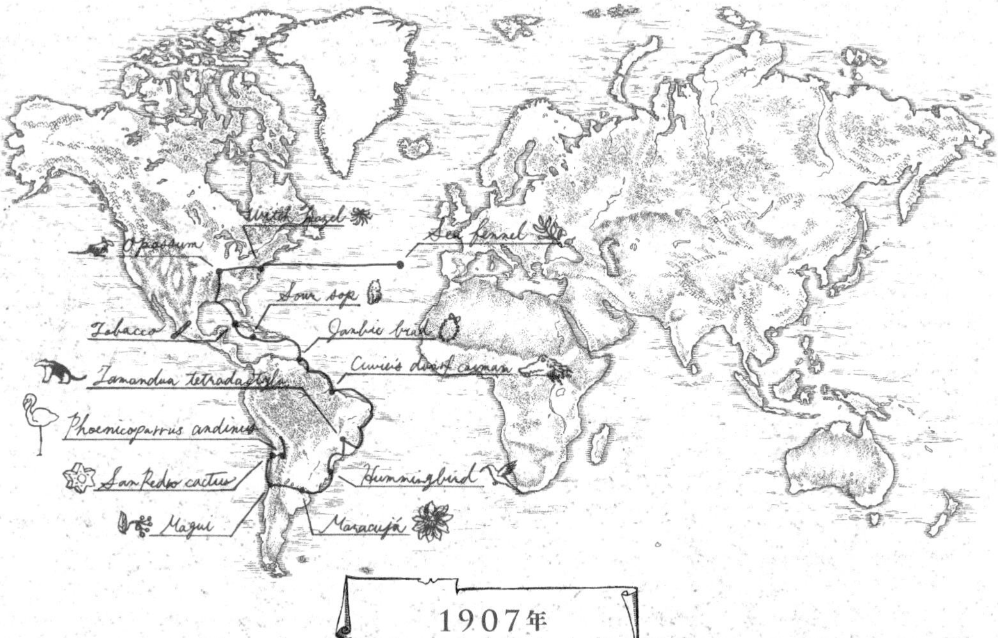
Witch hazel
Opossum
Sea fennel
Sour sop
Tobacco
Jumbie bead
Cuvier's dwarf caiman
Tamandua tetradactyla
Phoenicoparrus andinus
San Pedro cactus
Hummingbird
Maqui
Maracujá

1907年
鮮やかな旅

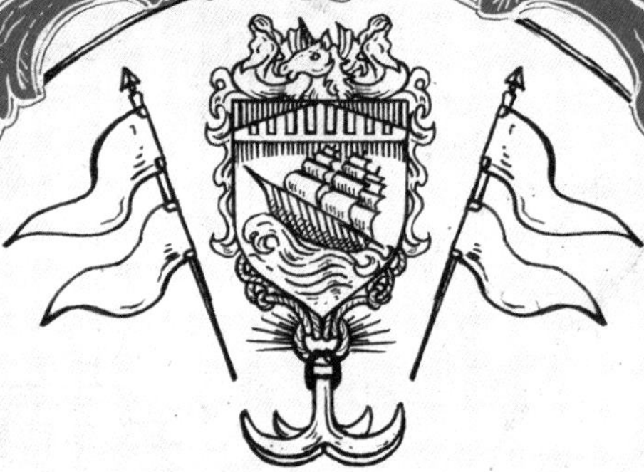

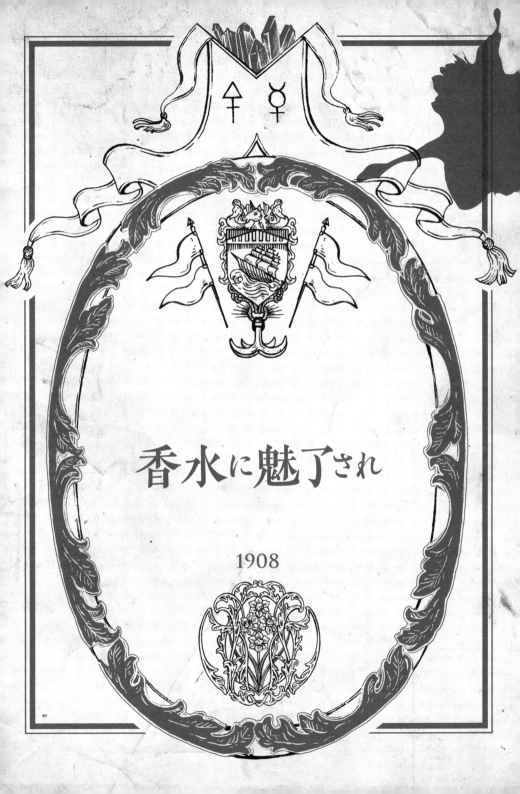

香水に魅了され

1908

春の気配

1908

ポルトガルのリスボン港に到着。欧州の1月は寒い印象だったが暖かかった。暖かさに気分が高揚し軽くなった足どりで散策に出た。港よりほど近くに美しい場所があると聞き、レガレイラ庭園に赴いた。迷宮のように作り込まれた庭が素晴らしい。フリーメイソンの意匠が興味深い。そういえば、ポルトガル滞在中、妻から手紙が届いた。ウィッチヘーゼルの化粧品を気に入ったらしく、珍しく追加を希望してきた。文面から察するに、子爵夫人に強請られたようだ。肌の美しさへの女性の拘りは、どこも一緒だ。欧州での購入は難しく、米東海岸に住む友人に頼むことにした。

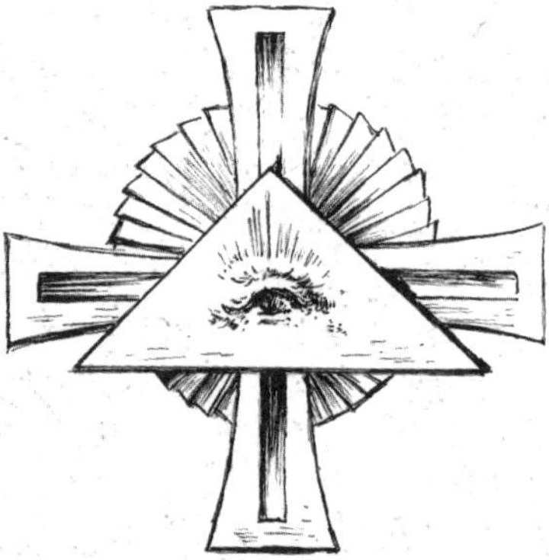

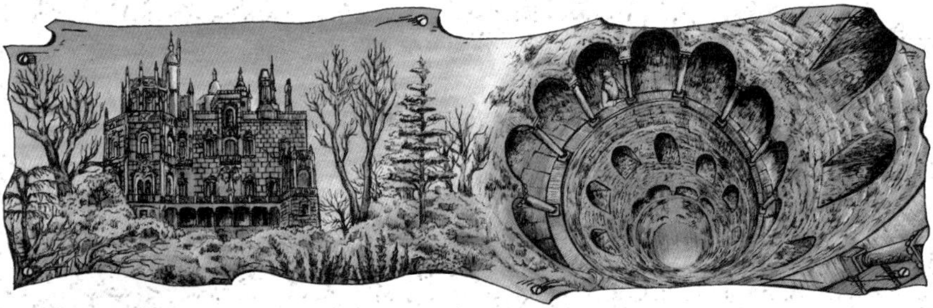

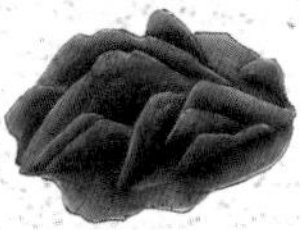

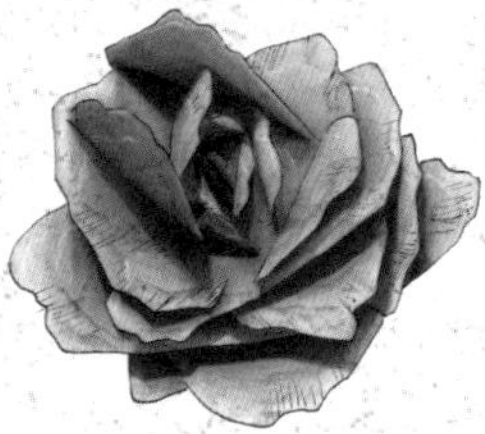

砂漠のバラ

友人とお茶をしていたら、最近手に入れた自慢の鉱物を見せてもらった。
花弁のように鋭い刃が重なりあっており、砂漠の薔薇と呼ばれる鉱石だ。
砂漠の薔薇と呼ばれる鉱物は多種あり、石膏や重晶石が主成分のものが多い。
これはスペインで採掘されたもので、石膏が主成分のものらしい。
本来は無色透明の鉱石だが、
砂漠の砂を取り込み様々な色のものがあるという。
生薬として、消炎、解熱効果があるといわれている。

どことなく旅のひと段落を迎え、一旦落ち着いた。今後の旅順について話し合った。以前見られなかったアフリカ大陸の東側や、いつも船で通り過ぎる紅海横の陸地に行ってみようということで、エジプトから南下して紅海の西側を抜け、アフリカ大陸の東側を見て回ることとなった。

ポルトガルからスペインを横断し、フランスのマルセイユを越えた。地中海沿岸のこの地域は冬だというのに暖かく、天気が良い。コートダジュールに入ると街道沿いには黄色い綿毛の花が咲き誇っていた。街道は香水の街グラースへと続き、壮観な眺めに日本の桜を思い起こした。

グラースでは栽培した花々を原料に、様々な香水がたくさん作られていた。ミモザは古くからその芳香が有名で、精油を香水や肌治療に使ったそうだ。

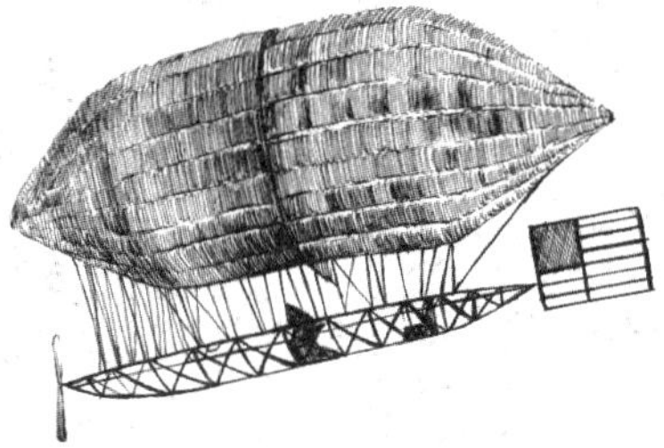

気が抜けたのか、少し涼しい日が続いたからか助手の高熱がぶり返してしまった。しばらく落ち着いていたので、安心していたのだが思ったよりも深刻だった。フランスの大きい病院で診てもらうと入院することになった。しばらく別行動しなくてはならない。

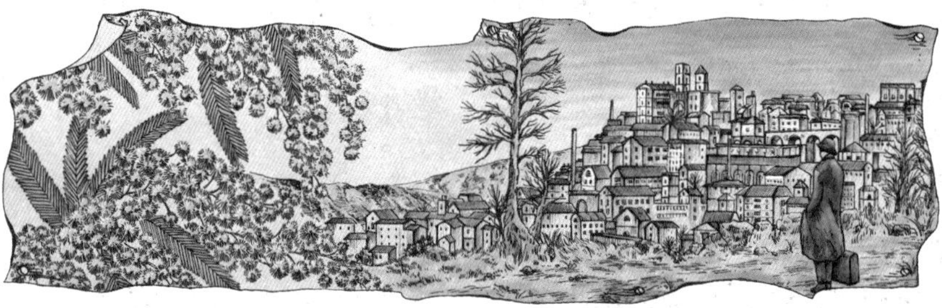

ミモザ

欧州で春の訪れを最も早く報せるミモザ。
肌寒い季節から黄色い房花を広げ、甘く柔らかな香りが陽気な気分にさせる。
晴れが多い南仏にはぴったりの花だ。乾燥しても形が崩れず色も落ちにくいため、
ポプリや装飾にも使われる。古くから芳香で名高く、
精油は香水や吹出物などの脂性肌の治療にも使われている。
ミモザ（オジギソウ）と呼ばれているが、本来はフサアカシアという名の植物。

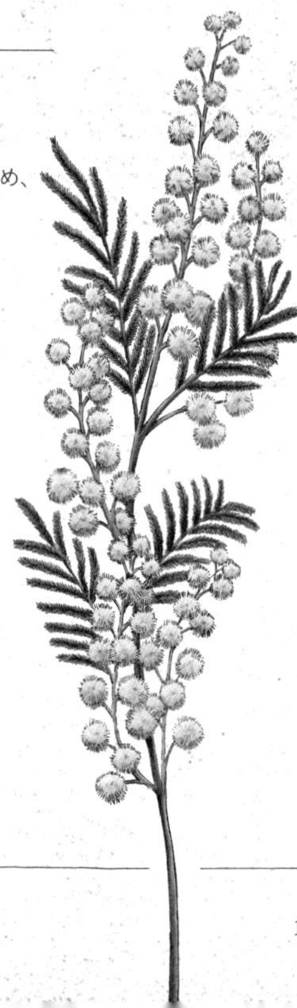

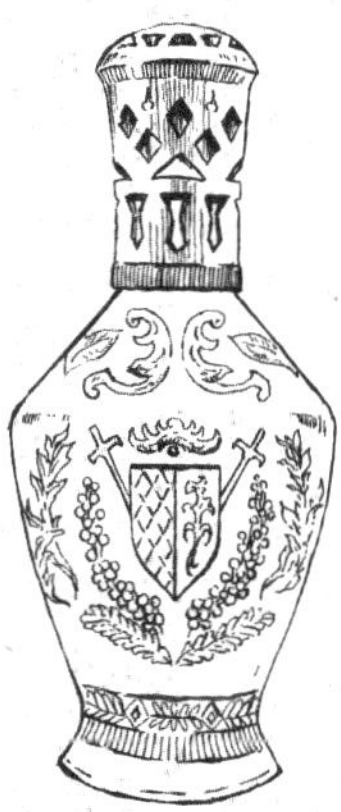

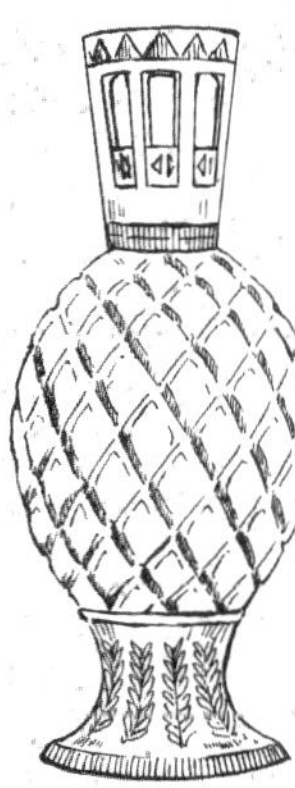

蒐集品備考——フレグランス・ガーデン

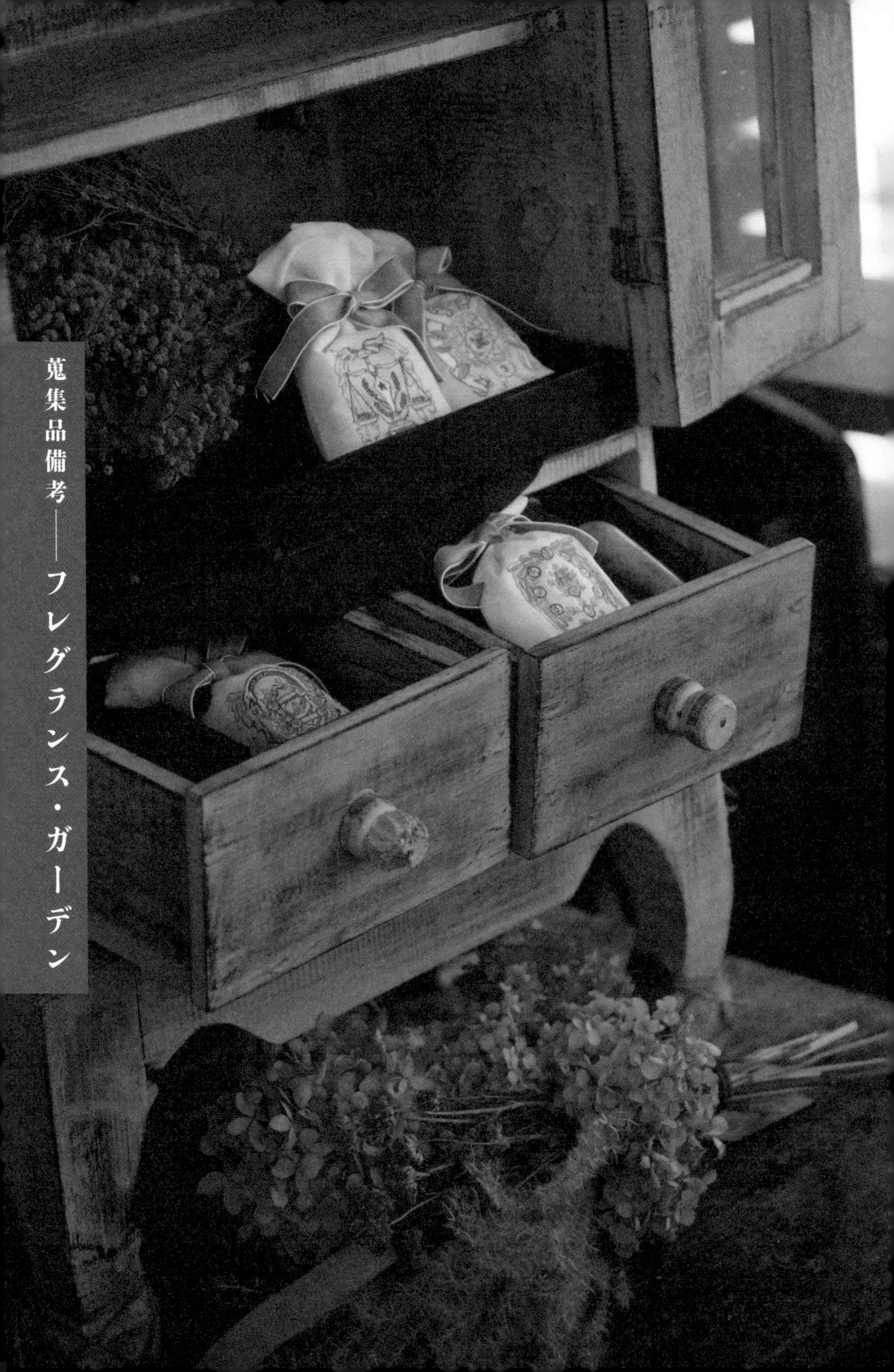

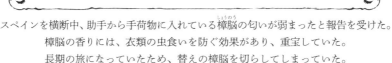

フレグランス・ガーデン

スペインを横断中、助手から手荷物に入れている樟脳（しょうのう）の匂いが弱まったと報告を受けた。
樟脳の香りには、衣類の虫食いを防ぐ効果があり、重宝していた。
長期の旅になっていたため、替えの樟脳を切らしてしまっていた。
採取したハーブの香りが染み付いていたため、
防虫効果はしばらくは持ちそうだったが心許ない状況は変わりなかった。
なぜなら、蒐集していた植物は、先日まとめて日本へ送ったばかりだったからだ。
西洋ではサシェという匂い袋を虫除けとして使う文化がある。
宿の婦人に、サシェを入手できるところを尋ねると、
各家庭で作るものだから販売している店は心当たりがないとのことだった。
また、「作ってあげたいけど今忙しくて」と、暗に断られてしまった。
その話を聞いていたご婦人が笑いながら話しかけてきた。
よく見ると前日、素敵なキッチンガーデンを見かけ、
お邪魔させてもらった家のご婦人だった。
家に娘の作ったサシェがいくつかあるからと、譲って頂けることになった。
キッチンガーデンに再びお邪魔すると、
この時期だからローズマリーがいいわねと素早くカットし、
リネンの小袋に入れて、さっと差し出してきた。
ローズマリーには防虫効果がある。
こちらでは当たり前に浸透している知識のようだ。
袋にはとても繊細な刺繍が施されており、こんな素敵なものはいただけないと断ったが、
元々人にあげるために取って置いたものだというので快くいただいた。
刺繍の模様が独特なので、これは意味などがあるのかと聞いたら、
それぞれハーブの効果に関わる柄を思い描いて作った。素晴らしい。
ラベンダーには、天秤のような柄があり、自律神経を整える力を与えるらしい。
カモミールには、中央に十二芒星があり、夢の扉を意味する。
緊張をほぐし、眠りの世界に誘う。
ローズマリーには、セフィロトの樹。
真理に近づけるように願いをこめて、記憶力と集中力を高める。
メリッサには、錬金術を表すマクロコスモスの図柄。
メリッサは中世の錬金術師に“不老不死の霊草”といわれていた。
一つ一つに感嘆していると、4種すべて頂けるということになった。
ありがたく頂戴して、お礼に私からは貝彫刻を首飾りにしたものを渡した。
貝彫刻は好みが分かれる意匠だが、
このお嬢さんなら喜んでくれるに違いないと思った。

四元素の香水瓶

土産用にと購入したミモザの香水を少し嗅いでみると、
実際のミモザの匂いと比べて濃縮されている分、力強さを感じた。
実物の優しい香りの方が好みである。
私は匂いのあるものがやや苦手なのだが、
以前日本で友人の甥が相続した香水工房を見てから、
香りの効能について非常に興味を持つようになっていた。
香水の都と名高いグラース。学ぶのにこんなに打って付けの所はない。
心赴くままに、市街の香料関係の店を覗いてみた。
女性向けの香水がかなり多いが、男性向けも思いのほかに充実している。
男性用整髪料にも、かなりの香料が使われている。
既に香りがあるうえで、さらに香水を使うとなると、
香りの相性や良い加減にするのが大変そうだ。
私自身はというと、やはり香りが気になり整髪料も少なめにしている。
店内には香水瓶も置いてあり、エジプト産のカラフルな瓶や、
アラビア産の金色の香水瓶が煌びやかに飾られていた。
自分用に考えると持ち運ぶには、やや気恥ずかしく、
男性用と見られる落ち着きのある棚に足を進めた。
そこには真っ黒な瓶があり、よくみると細かな模様が施されていた。
説明書きには「錬金術師の香水瓶」と書かれていた。
錬金術における火・水・土・風の四元素を題材にしたもので、4種の瓶があった。
それぞれ火のサラマンダー、水のウンディーネ、土のグノーム、
風のシルフの彫刻がされていた。
また、各々に占星医学を土台にした処方を加えられていた。
四元素の従属惑星と、その惑星が支配する星座が振り分けられ、
占星医学を元にそれぞれに属するハーブが一覧となっていた。
この一覧を元に調香し、
各瓶に入れて持ち運ぶことで各属性の祝福（守護）が得られるという。
この場で調香もできるというので、やってもらうことにした。
属性は個人の誕生日で振り分けられるらしく、私は土属性とのことだった。
イランイランやゼラニウムなどがおすすめ一覧にあったが、
白檀もあったので白檀を基本にして調香してもらった。
落ち着いた香りが好ましく、佳日に身だしなみとして使用している。

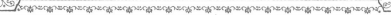

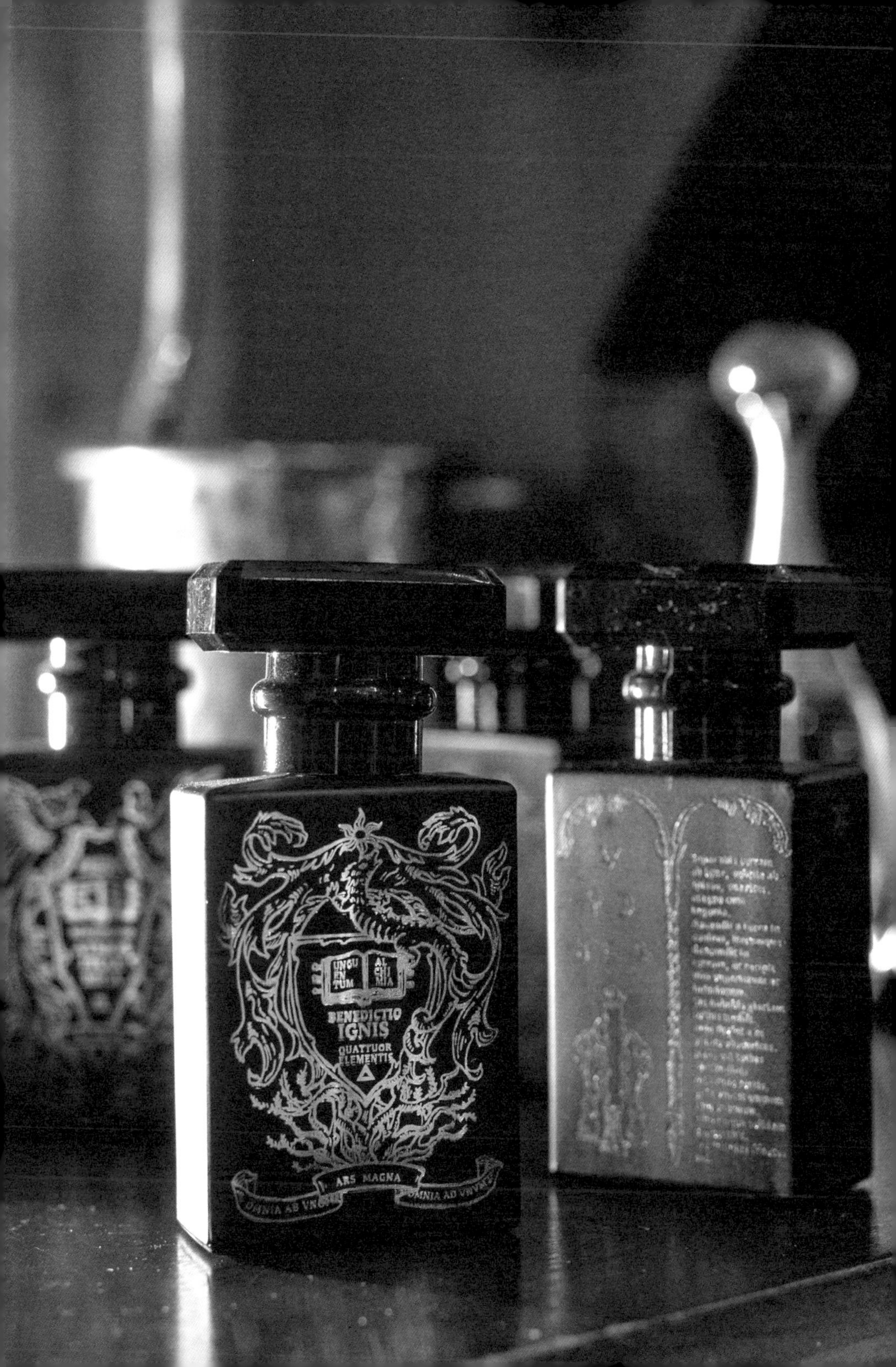
UNGU EN TUM
AL CHI MIA
BENEDICTIO IGNIS
QUATTUOR ELEMENTIS
ARS MAGNA

1908

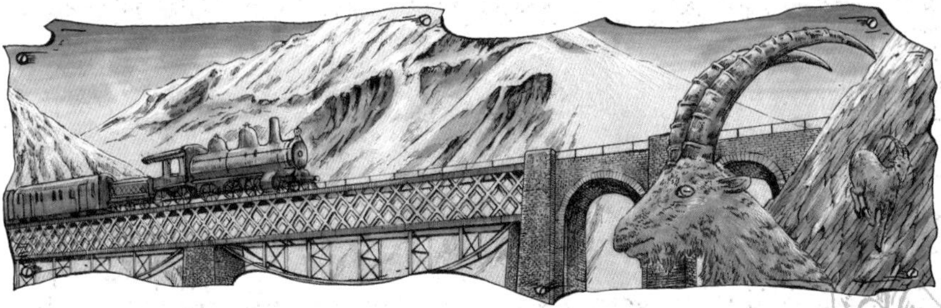

南仏からイタリアのジェノバへ。スイスを目指して北上し、湖群を抜けてアルプス山脈に入った。山岳鉄道に乗車して、聖ゴッタルド峠を越える。降っていた雪は少し落ち着き、車窓の白い風景を横目に進んでいった。橋に差し掛かった時にふと崖を見ると、立派な角と体躯の山羊が立っていた。かなりの急斜面に大きな獣が居て緊張したが、危なげなく登っていった。

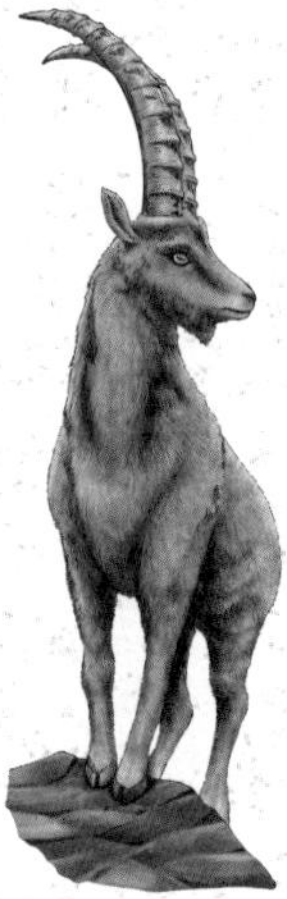

アイベックス

アルプス山脈の厳しい断崖に生息し、
力強い大きな角は雄の方が大きく、100cmを超える。
この大きな角には薬効があり、求める狩人が後を絶たない。
体の様々な部位に効能があるといわれ、
一時はアイベックス薬局が開設された。
この角に魅せられた人々によって、
19世紀には過度な乱獲が行われ絶滅しかけた。
その後、人による保護や繁殖で増加したが、
現在もその角は狙われ厳しい立場にいる。
アイベックスは全身すべて、糞尿さえも薬になると考えられていた。
粉末にした角は男性の病気、血液は腎臓結石、
胃はうつ病に効くとされた。また、心臓近くにある十字の骨を
地元の人々は首から下げ、突然死を防ぐお守りとしていた。

アルプスを抜け、スイスのベルンから鉄道で東へ。その後ブダペストから南下した。途中、ブルガリアでちょうど春を祝う祭「クケリ」があるというので見に行った。若い男性がナマハゲのような格好をして練り歩いていた。古代トラキアから続く文化らしく、キリスト教圏内であるのに原始的で面白い。

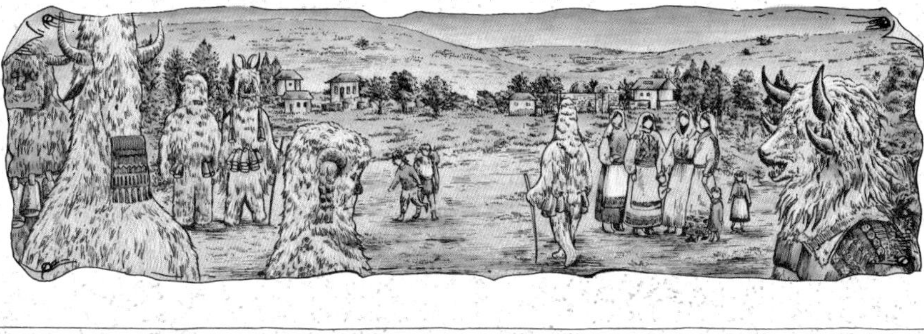

祭りで地元民が配るヨーグルトをもらった。牛乳には慣れてきたものの、発酵食品の酸味に抵抗がある。それでも食べたのだから、不老長寿になりたいものだ。ヨーグルトは弱い薬と認識されており、体調が悪いと医者にも勧められるらしい。

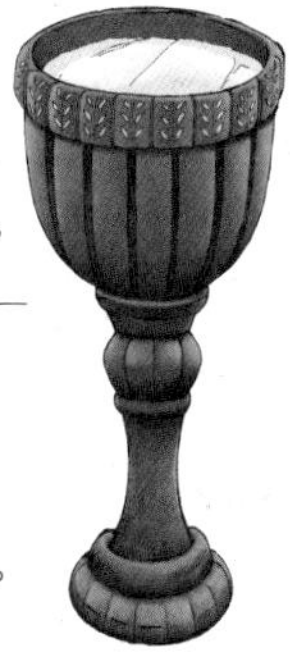

ブルガリアヨーグルト

今や世界中で親しまれているヨーグルト。ブルガリアは発祥の地の一つだ。
古代トラキア人の時代から作られている。ヨーグルトは弱い「薬」だった。
飲むだけではなく体に塗布して使用もする。ヨーグルトを使用した料理も多い。
20世紀初頭にこの地を訪れた研究者によって「不老長寿」を提唱され、徐々に広まった。
整腸作用、免疫力向上、肌荒れ抑止などの効果があるとされる。

ブルガリアから、南下しギリシアのアテネへ。地中海を渡る前に、歴史深いアテネの街を散策した。近年ではオリンピックのような大きな運動競技大会を開催するなど、都市発展にも力を入れているようで、人口は増加しているらしい。都市部から少し離れた古代のアクロポリスを眺めながら、1904年のセントルイスの博覧会で観戦したオリンピックも、この地が始まりだったのかと想いに耽った。買い物を楽しんでいると、スミレの香水を勧められたので、土産用に購入した。

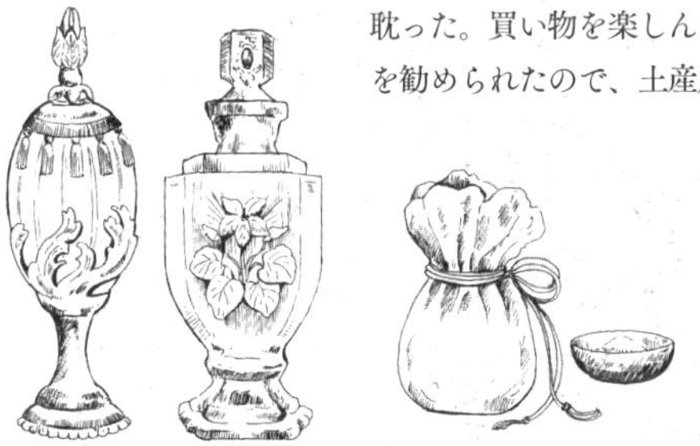

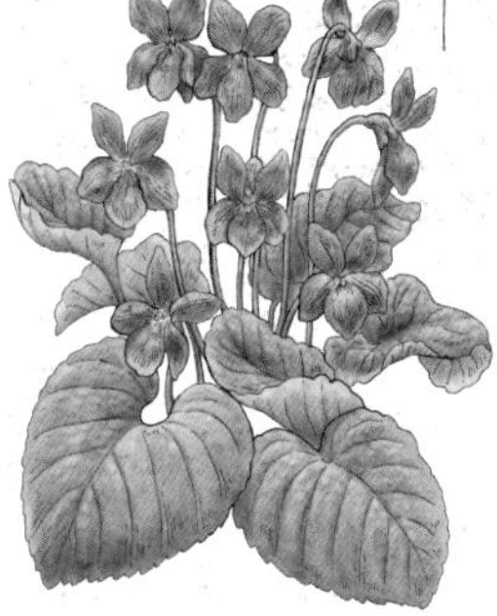

ニオイスミレ

ギリシャ神話にも多く登場し、アテネのシンボルフラワーでもあるスミレ。
女神・ロマンチック・美を連想させる植物だ。印象的な丸い葉と小さな紫の花からは、
甘く官能的な香りの精油がとれる。精油には呼吸器・皮膚系の疾患に効果がある。
シロップ・石鹸・精油・香薬・粉薬と様々な形で古くから利用開発されてきた。
また、種子や根茎には毒性があり嘔吐や神経マヒを起こす。

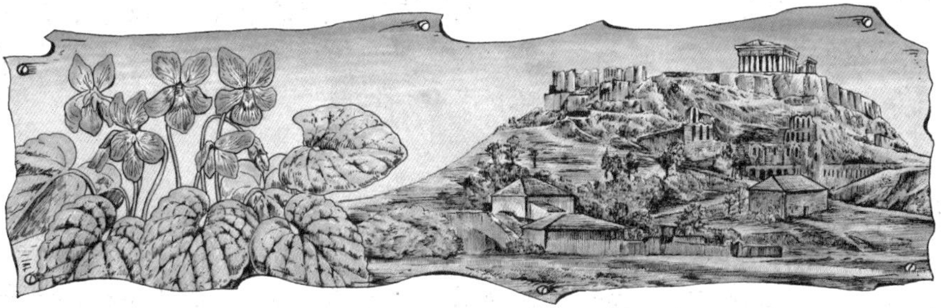

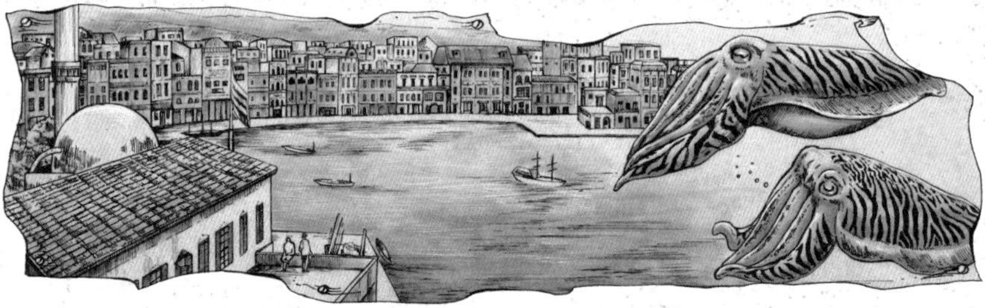

ギリシアの首都アテネの外港、ピレウス港から船に乗り南へ。地中海の美しいクレタ島に立ち寄った。5月の時期は観光に最適で少し疲れも溜まっていたので、半月ほど休暇を取ることにした。一日中海を眺めたり、カフェーで新聞を読んだりと、ゆっくり休めた。日本から送られてきた米を炊き、久々の白米も味わえた。

この島は様々な国の占領を受け、様々な文化が入り混じっているように見えた。中でも、ベネチア文化の影響が強く、色鮮やかな建物が港を囲んでいる。欧州では烏賊・蛸のような頭足綱は気味悪がられ、敬遠されている。しかし、漁獲量の多いこの地域では普通に食されていた。
オイル煮がおすすめということで
頂いたが、なかなか美味しかった。

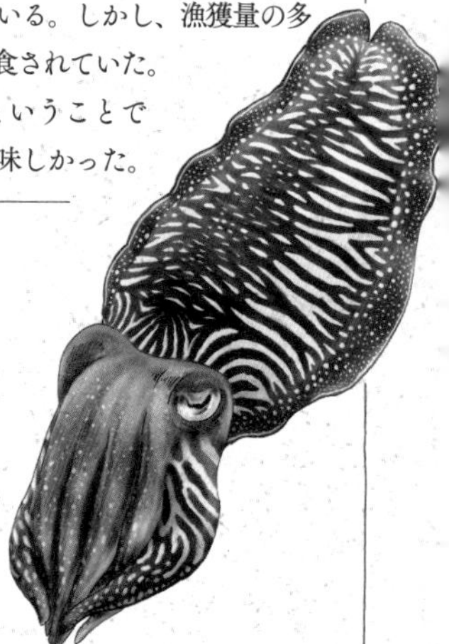

ヨーロッパコウイカ
地中海近辺に生息するヨーロッパコウイカ。
日本のコウイカより大きくずっしりと肉厚だ。
コウイカの骨は他のイカに比べても大きい。
骨と呼んでいるがカルシウムではなく
アラゴナイトを主成分としている。
イスラーム圏で伝統的なユナニ医学では、
イカの骨（甲）を病気や傷の薬にしてきた。
骨には多くのミネラルが含まれている。
主に腎結石、白癬などの皮膚疾患、耳の痛み、
淋病、各炎症、不眠症に効くといわれる。

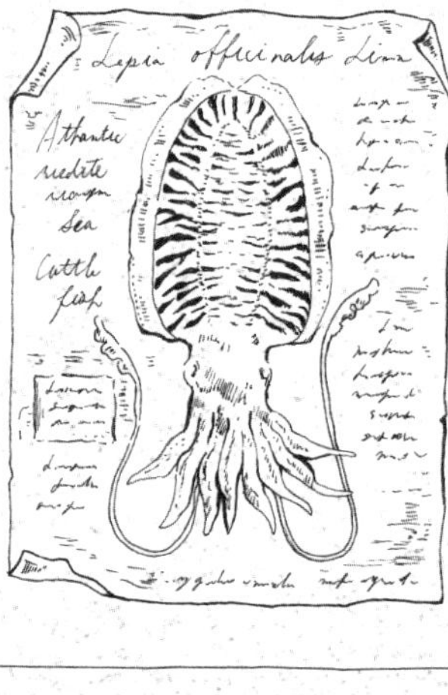

クレタ島で散歩した港では、ベネチア風の美しい景色が広がっていた。地中海の各国に占領されてきた島で、市内に突如モスクがあったり色々な文化が混じり合っている。景観にこれまでの歴史が見てとれる。クレタ島は長い間、独立を求め抗議を続けている。1905年に行われた革命宣言以降、オスマン軍との衝突が続いていた。列強各国は、オスマン軍と島民の紛争を防ぐため島に常駐していたが、市内も瓦礫があったりと、さまざまな爪痕があり落ち着かない空気だった。それでも店はいくつか空いていたので、島を散歩しながら見て回った。

祝福を宿した香水瓶

小さな雑貨屋の奥に、アールヌーヴォーを集めた華やかな机があった。
そこには透明の瓶に、のびやかな線で彫刻された香水瓶がある。
イリスとナルシスと香水に使われる花を題材に２種類あった。
ギリシャ神話をテーマに作られたものだという。
イリスはアヤメのことで花言葉は良い便り。ギリシア神話の虹の女神。
瞬時に移動できることから、神々の伝令役ともいわれる。
ナルシスは若く美しい少年で、水面に写った自分に恋してしまう。
そこから動けなくなり、死んでしまった後に咲いたのが水仙（ナルシス）であった。
どちらも透明感と柔らかい曲線の意匠が女性らしく美しい。
妻と娘たちへのお土産とした。

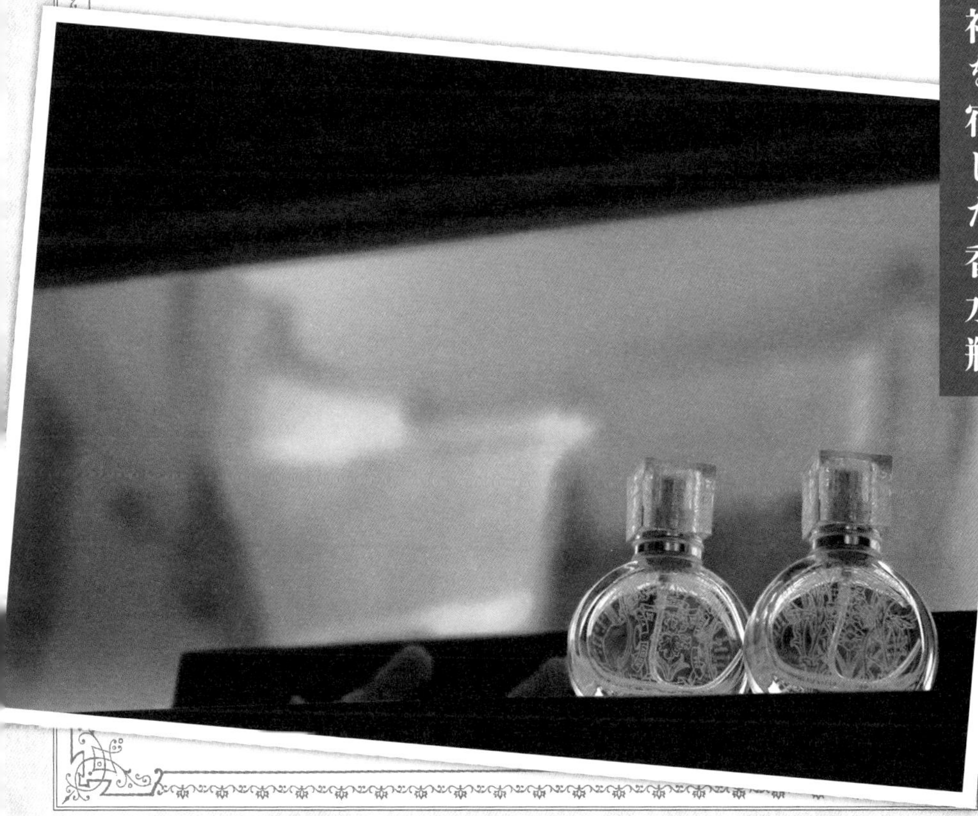

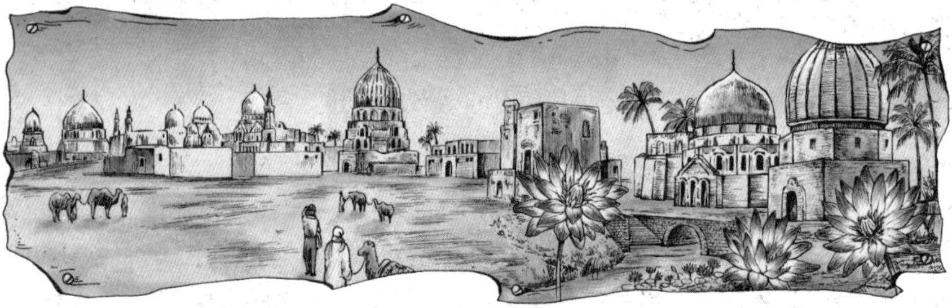

シベリア大爆発

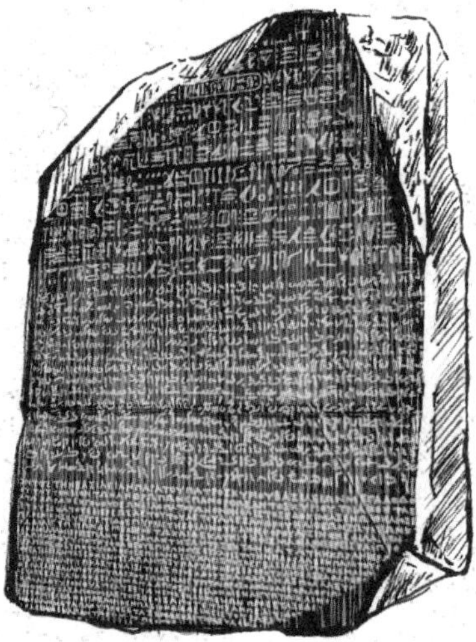

この翌月に起こった青年トルコ人革命を機に、オスマン帝国が憲法を発布し、島にはしばし平穏が訪れたが、クレタ島はギリシャとの統合を宣言した。列強各国の圧力により統合は未だ実現していない。クレタ島の平穏を祈っている。

エーゲ海の島々を見て回った後、エジプトのアレキサンドリアへ。6月のエジプトは暑くて乾燥していたので、肌がひりついた。ハマメリスの化粧水を使うと幾分落ち着いたが、日焼けに苦しんだ。そこからポートサイドを目指して東へ、ロゼッタ・ストーンで知られるラシッドに到着。歴史ある都市で、古代から幾度となく戦争の拠点として利用されてきた。美しくも時代がかった建物群を見つけ近づくと、これらは古い墓碑だという。ピラミッドやタージマハルとこちらのお墓はやたらと豪華だ。

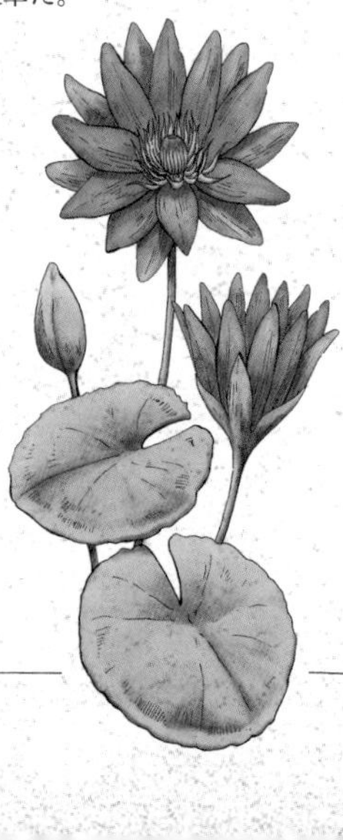

睡蓮

古代遺跡近くの水路に青い睡蓮が咲いているのを見つけた。
青い睡蓮は神聖物として遺跡の壁画などによく描かれているが、
近年、野生種は減っている。ナイル川の三角州周辺でよく見られたが、
乱獲され今では見られないという。
古代壁画では庭池での栽培が描かれている。
また、女性の頭に飾られている描写が多い。
夜に閉じて朝に太陽と共に花開く青い睡蓮。
太陽信仰のエジプトでは重要視された。
アーユルヴェーダでは糖尿病、炎症、肝障害、泌尿器疾患、
月経に関する治療で使われる。
睡蓮の中には向精神性アルカロイドが含まれるものがあり、
様々な民族儀式にも使われた。

愚者の被造薬

ポートサイドの港で船を待っていると、声をかけられた。
振り返ると、ドイツの友人が立っていた。
これから帰省するらしく、お互い大量の荷物を抱えていた。
私はここぞとばかりに手元にあった蒐集品を友人に見せつけた。
友人も同じ心境だったようで、荷物から色々と取り出していた。
そんな蒐集品の中に、魅力的な革に包まれた瓶があった。
革の表面は細かい模様の彫り込みや、白い染料での刷りが行われていた。
革を瓶に加工する場合、革を直接貼っているのが一般的だが、
この瓶には形に沿うように裁断した革が丁寧に縫い合わせてあった。
瓶は2種類あり、マクロコスモスの図柄のものと、
五芒星と星座の柄のものがあった。
革の模様で一部切り取られており、
小窓になっていて中に砕かれた石のような物が見えた。
この瓶はスペインにある昔貴族が住んでいた屋敷の地下室で見つかったという。
この瓶が出てきた地下室には、大量の錬金術書があり、
そこにはたくさんの書き込みが残されていたらしい。
どうやら母の病を治すことが目的だったようだが、
その願いは叶うことなく手記は途絶えていたという。
しかし、地下室には瓶詰めされた錬成物が何本も保管されていたらしい。
幾度となく繰り返された錬成は何も産まなかった訳ではなく、
何らかの成果があったのかもしれない。
繊細な細工に見惚れていると、友人が幾つかあるからと一つ譲ってくれた。

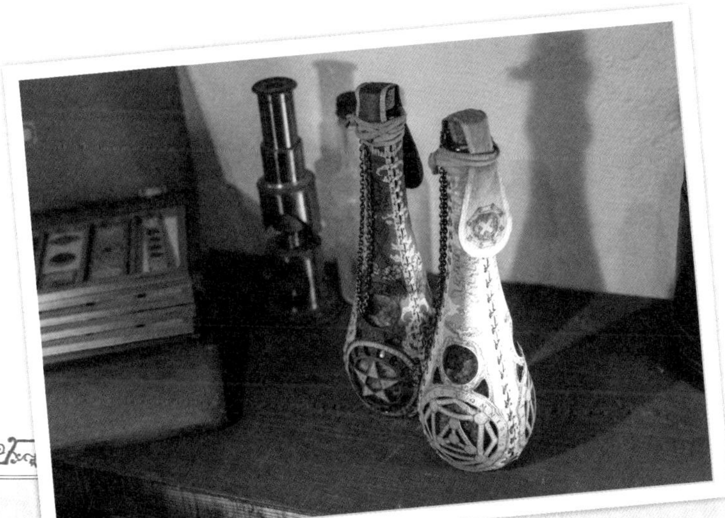

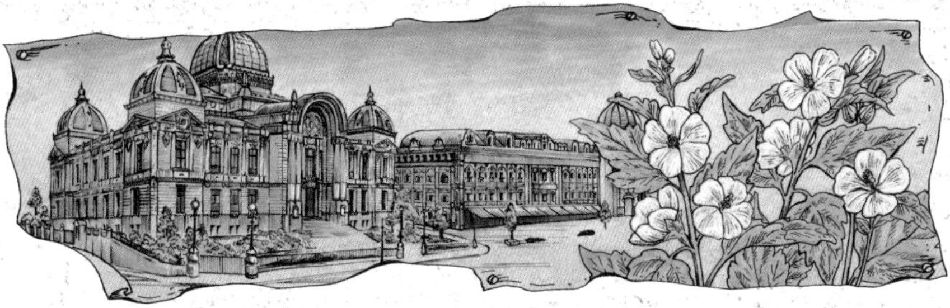

ポートサイドからナイル川沿いに南下をしてナセル湖を目指す。カイロに向かう途中、欧州で数日間昼間のような明るさが続いたという報せが届いた。ロシアのシベリアで大爆発が起こったらしいが、詳細はわからない。気になって仕方がないので直ぐさま踵を返して北上した。ポートサイドから船に乗り、イスタンブール横のボスポラス海峡を抜け黒海へ。ブルガリアのバルナ港で船を降り、鉄道でモスクワを目指す。途中ルーマニアのブカレストで降車し、珈琲店で一服しているとマシュマロが付いてきた。柔らかいのに弾力があり面白い食感だ。甘味がコーヒーに合う。旅順について、日露関係が緊張しているのを踏まえ、西洋ロシアは避けることにした。フランスで入院していた助手が退院し、合流することになり、しばらくルーマニアに滞在することにした。

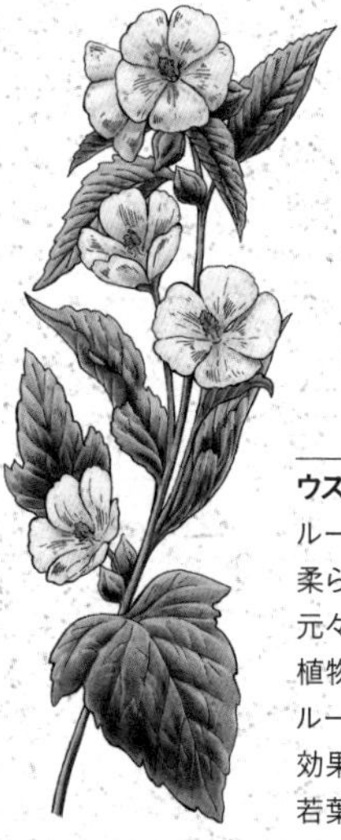

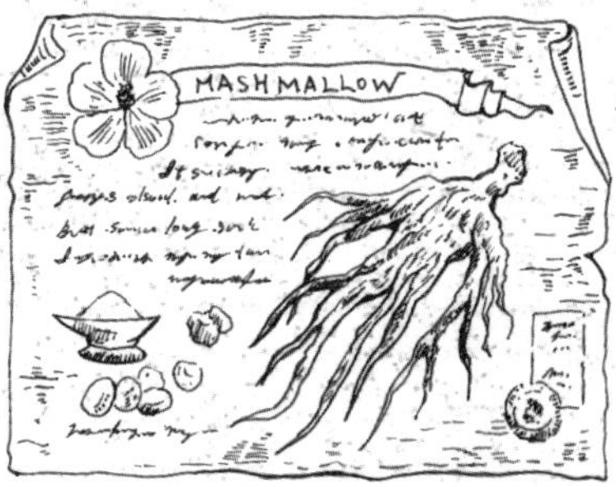

ウスベニタチアオイ

ルーマニアの珈琲店で一服しているとマシュマロが付いてきた。
柔らかく弾力のある食感の菓子だが、元々は古代エジプトでのど飴として舐められていた。
元々はウスベニタチアオイの根をすり潰した物を材料に作られていた。
植物全体から取れる粘液物質に、粘膜の保護や抗炎症があるらしい。
ルーマニアの伝統医療ではウスベニタチアオイは消化器系や皮膚に効くらしく、
効果が優しいのか特に子供に処方されることが多いという。
若葉や花はハーブティーとして好まれる。ルーマニアでは整腸、皮膚炎に使われる。

ブカレストからオデッサへ。船に乗り黒海をぐるっと東に進みグルジアへ。鉄道に乗りコーカサス山脈の麓まで来た。せっかくなので陸路で山脈を越える。上部の教会で絶景を楽しんだ。8月ということもあり日差しは厳しいが、爽やかで清々しい。周辺の村で土産を見繕っていると、鉱物が床にゴロゴロと置いてあった。中から大変美しい鶏冠石を見つけた。こんなものがほしいのかと珍しがられたが、特に重要なものでもないからと、他の土産物のおまけに付けてくれた。

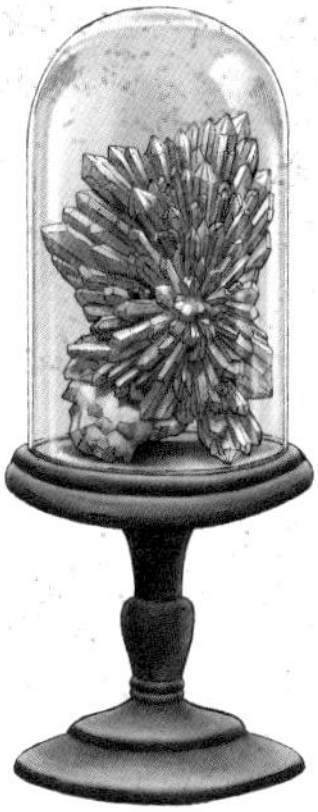

鶏冠石

コーカサス山脈は欧州と亜州の二大陸を分ける境界で、巨大な山脈だ。
険しい山地ならではの希少鉱物にも恵まれ、主に金や銅、
マンガンなどが多数取れる。中には鶏のトサカに似ている鶏冠石もある。
鮮やかで真っ赤な綺麗な鉱石だ。
アーユルヴェーダや中医薬の様な伝統医療では薬としても使われている。
ヒ素を含む毒物のため現在では薬として使うことは禁止されている。

コーカサスを越えて鉄道で東へ進み、ペトロフスク港から船で北上する。カスピ海からヴォルガ川に入り、シベリア鉄道の交差するサマラの街に至る。炭田と山脈の間に位置し、工場や発電所が数多く、非常に人口が多く活気があった。毎週バザーが行われているらしく、沢山の物品が取引されていた。あたりの店を回り、透明な水色が美しいカルカンサイトを購入した。しかし、あまりに脆く、持ち運びに苦労した。ユナニでは生薬の一つだ。

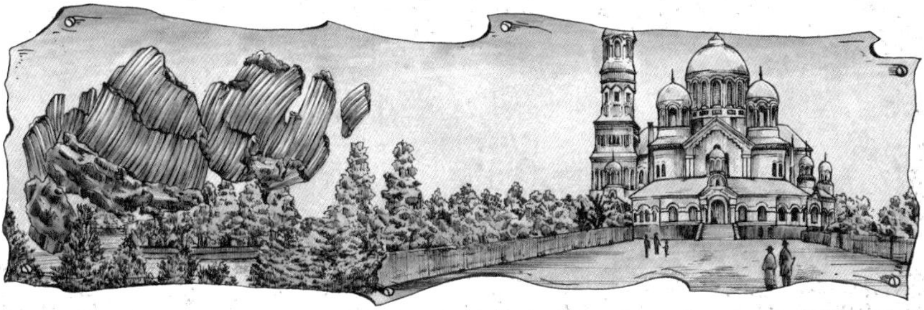

硫酸銅

カルカンサイトは硫酸銅からなる鉱物で、自然界で採れるものは非常に脆い。
美しい青色で、霜のような見た目の鉱物だ。ロシアの露天で購入したものの、
脆さもあって既に損傷している。持ち運びには箱と緩衝材が必要だ。
ユナニ医学の生薬の一つで、以前は自然物も扱っていた。
しかし、効能に偏りがあることから、現在は人工物を使用している。
結晶化が容易なのもその特徴の一つ。収れん作用や吐剤として使われるようだ。

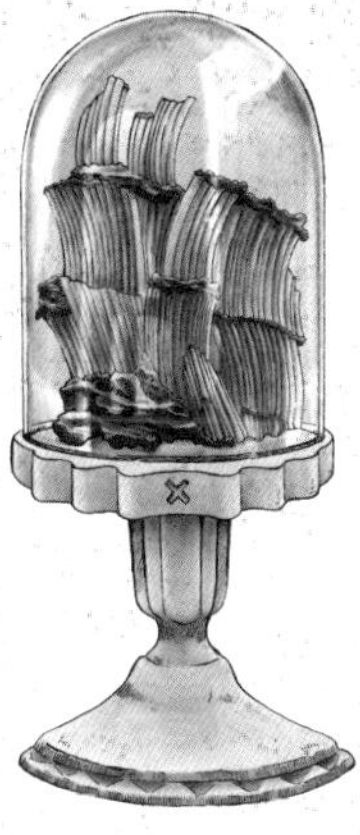

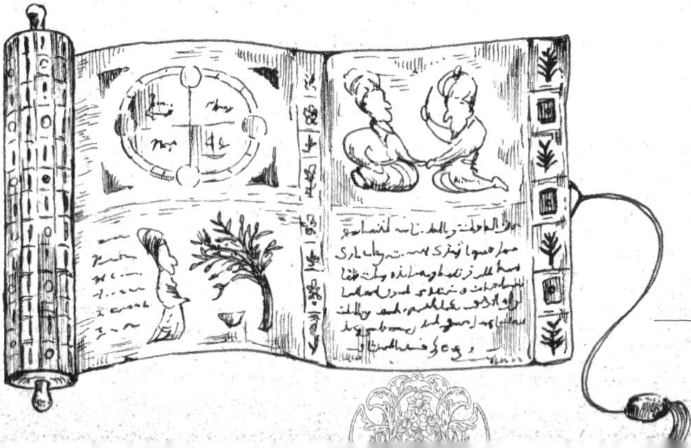

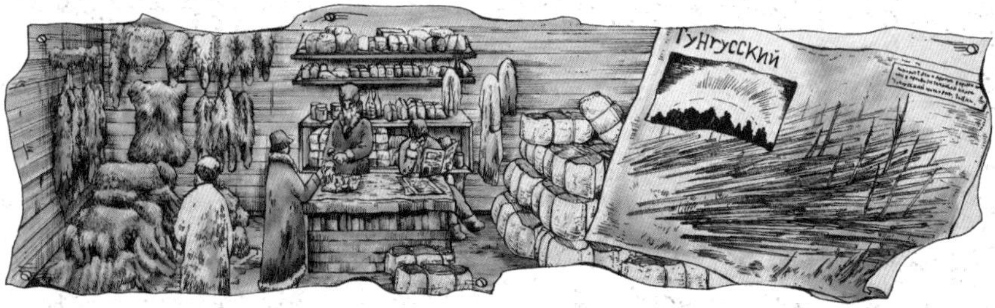

爆発の跡

シベリア鉄道に乗り東へ。クラスノヤルスクで大爆発について聞き込みをした。大爆発が起きたのはツングースカだと知り、現場近くの交易所ヴァナヴァラへ向かった。そこには辺り一面の木がなぎ倒された不思議な光景が待っていた。もう少し色々と見たかったが雪がちらつき、それ以上進むのは難しかった。当時の話を聞くと、大きな火球が降ってきて空中爆発し、木々が薙ぎ倒されたという。交易所に戻り、何か面白いものはないかと聞くと、ベニテングタケを出してきた。どうやら入植のロシア人に大人気のようだ。日本では毒茸だ。

ベニテングタケ

ロシアの交易所で、良いものがあると出されたのがベニテングタケだ。
日本でも生えているので珍しくはないのだが、
ここシベリアではシャーマンが儀式などに使うほか、
部族の様々な慣習に登場するお馴染みの茸のようだ。
毒もあるがそこまで強くなく、幻覚症状を起こし酩酊状態にする。
霊的に敏感になるとされ、シャーマンの神託や診察に利用された。
ここに入植したロシア人にも人気のようで、茹でて無毒化し食べている。

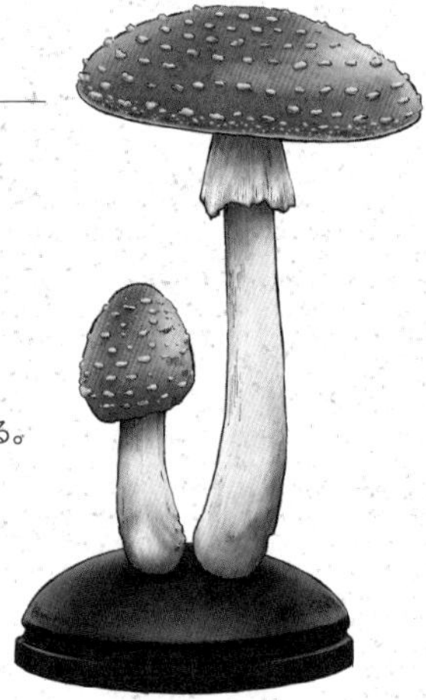

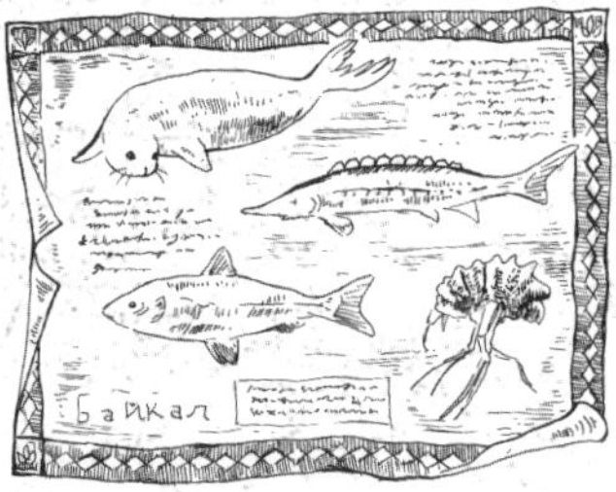

ヴァナヴァラから南に移動し、サヤンスクでシベリア鉄道に再乗車。年内の帰国を目指しウラジオストク港を目指した。車窓からバイカル湖が見えたので、下車し湖の周辺を散策をした。11月ということもあり、湖面は氷始めており静かな雰囲気が流れていた。不思議な形の岩が多く、そんな岩は地元のシャーマンたちに信仰されている。アザラシが生息しており、淡水に住むアザラシはここにしかいないようだ。近くの街の市場で、アルビノのような見た目をしたゴロミャンカという魚を見つけた。夏場はあまり獲れないが、寒い季節になるとよく獲れる魚らしい。多くの脂肪分を含んでおり、その油は、ランプオイルや薬として役立っているらしい。

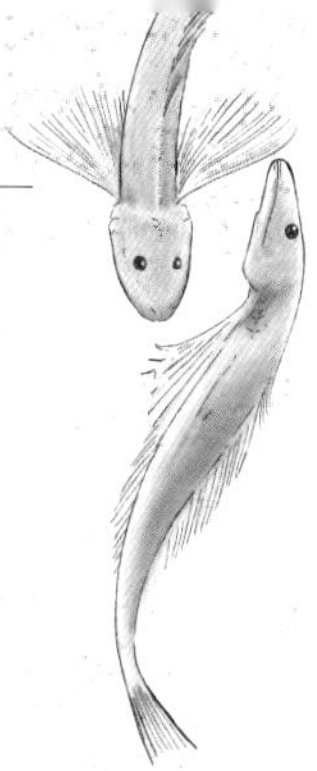

ゴロミャンカ

冬には湖面全体が凍る、極寒の地のバイカル湖。
一見生物は少なそうだが、固有の生物が非常に多く、美しい古代湖だ。
固有生物の一種であるゴロミャンカは、脂肪分が非常に多いピンク色の体だ。
先住民族はこの魚の脂肪をランプの燃料にしたり、リウマチや傷の薬として活用していた。食料としては、脂肪分の多さから柔らかく非常に濃厚で、燻製で食べることが多いようだ。

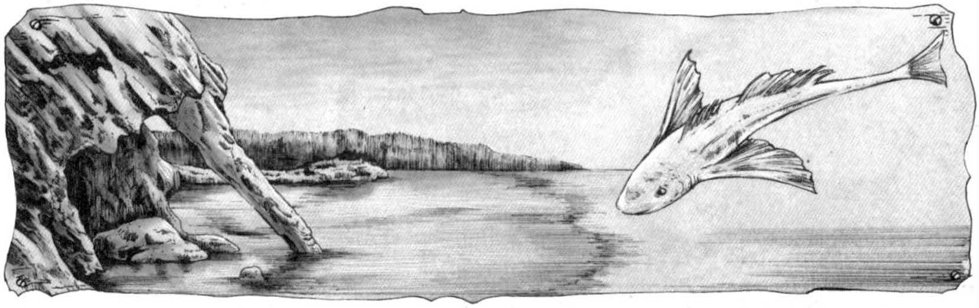

再びシベリア鉄道で東を目指す途中、満州にある都市ハルビンに立ち寄る。ハルビンは鉄道の中継地としてロシアによって整備された街だ。日露戦争の影響でロシアの影響が弱まり、世界各国からの移住者が増えた。そのため、街のあちこちで様々な国や宗教の建築物が建設されていた。商館に立ち寄り、この辺りの名産だというハマナスでできたお酒を入手する。喉に良いらしく、喉の調子が悪かった助手と一緒に戴いた。

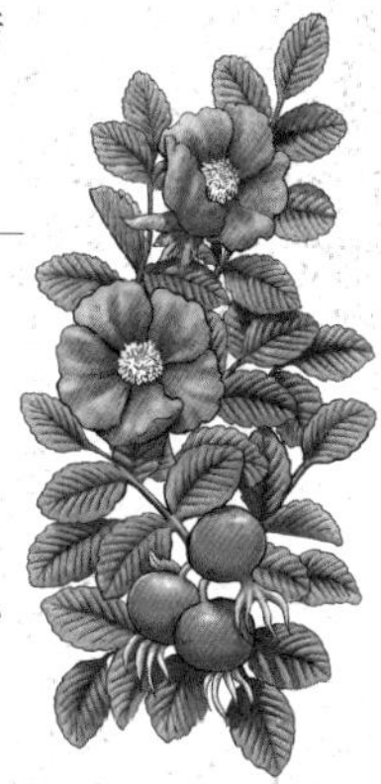

浜茄子

野菜のような名前とは程遠い、美しい花を持つバラ科の浜茄子。
日本では主に北海道や高地など、涼しい地域でよく見られる。
花から採れる精油は香水の原料になる。
実（偽果）は薬用酒、ジャムやお茶、のど飴などに使われる。
花蕾を干したものは玫瑰（まいかい）という生薬になり、主にお茶として飲む。
気分を鎮めたり、血行促進の作用や抗炎症薬、リウマチ、打撲に効くという。
アイヌでは腎臓の薬ともいわれる。

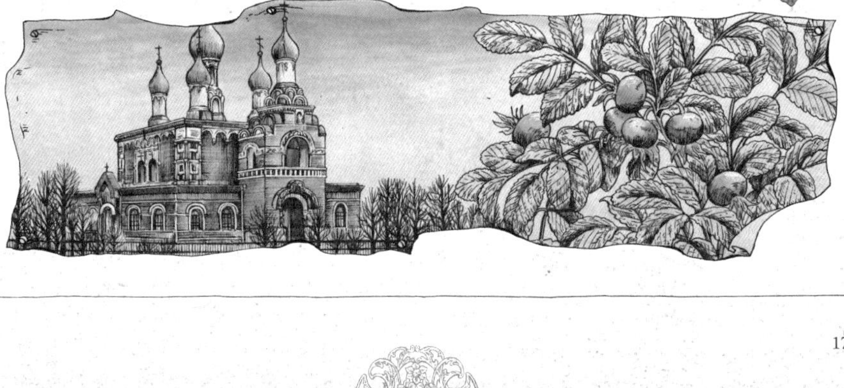

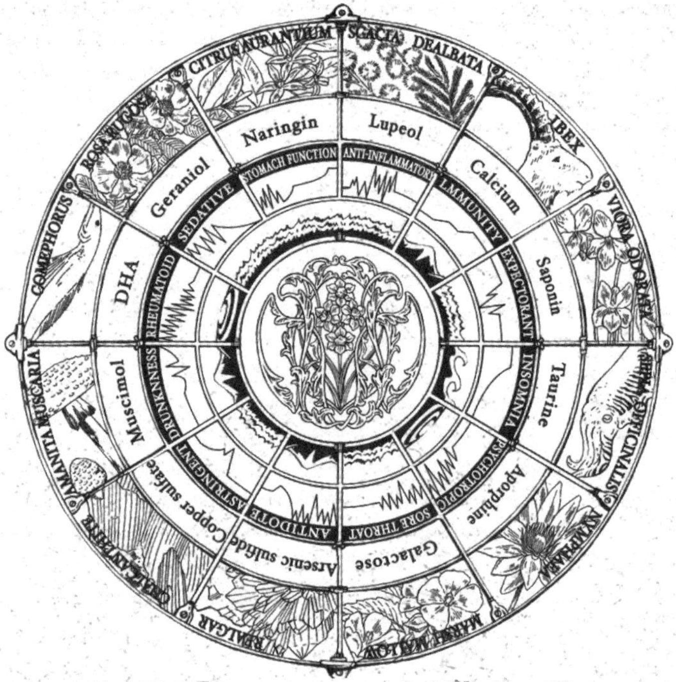

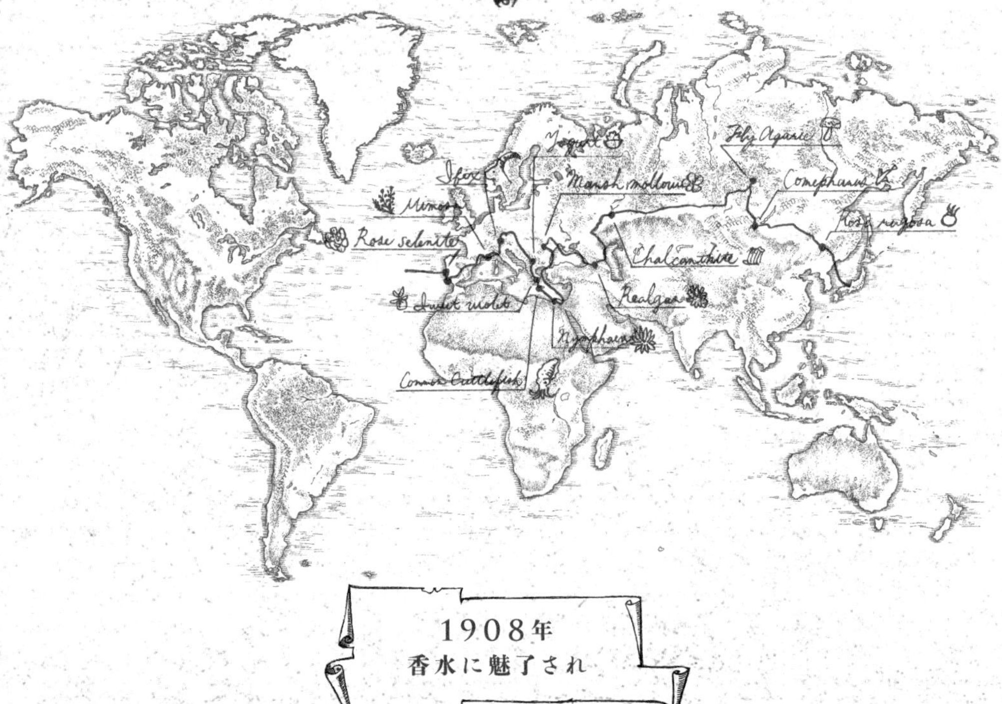

1908年
香水に魅了され

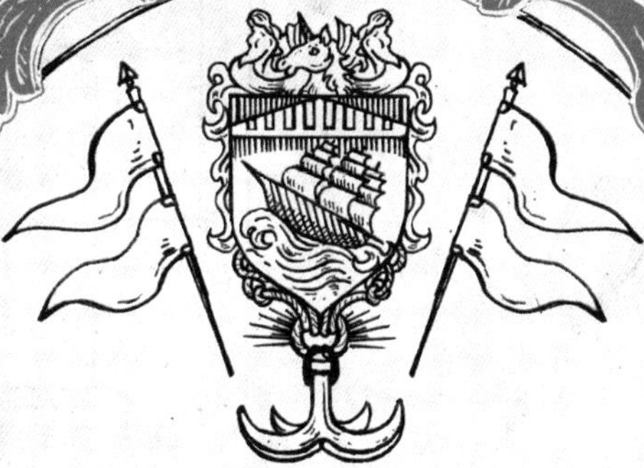

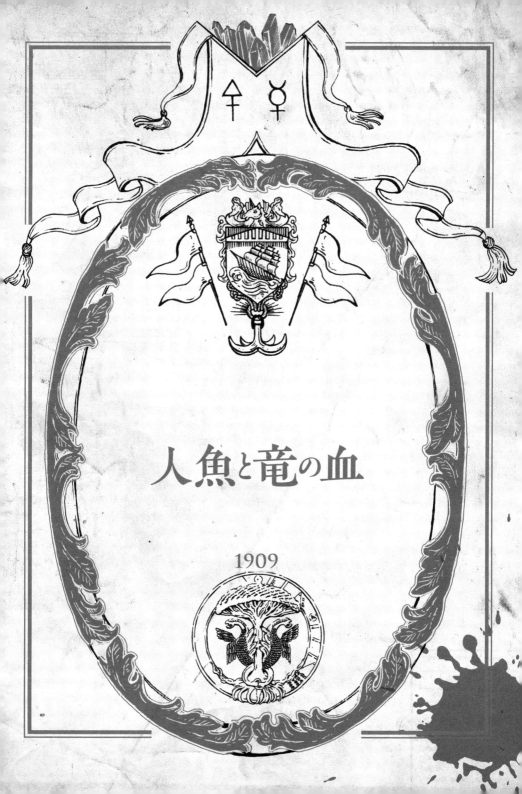

人魚と竜の血

1909

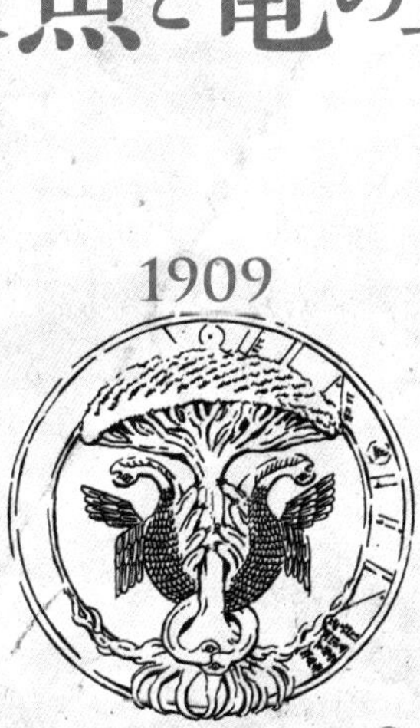

1909

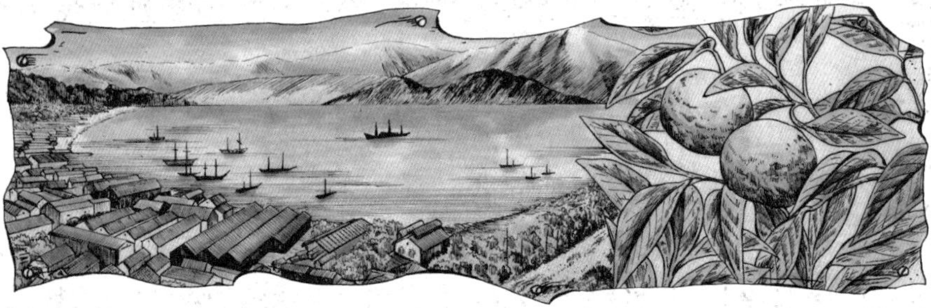

海潤

ウラジオストクから船で日本の敦賀湾へ。2年半もの長旅から、ようやくの帰国で流石の私も安堵した。助手たちと別れて、港近くの知り合いの家に伺った。久しぶりの帰国に各地から友人が集まってくれた。

和歌山から来た友人が正月ということもあり、手土産に枝付きの橙（ダイダイ）を持参した。

ダイダイという名前は果実がすぐに落ちず、代々年を越して実り続けることからつけられたらしい。縁起物だ。橙の皮は古くから漢方として利用されている。

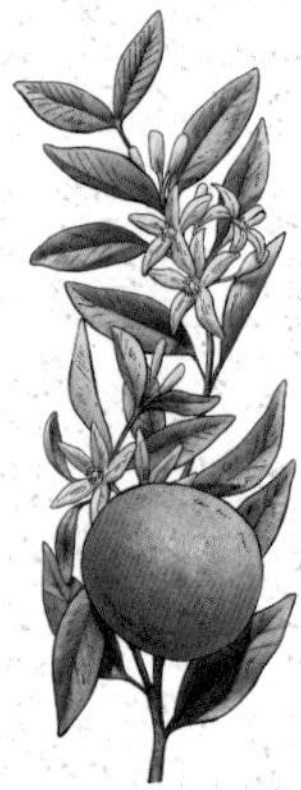

ダイダイ

正月の鏡餅の上に乗っている橙。酸味は強く、香りは非常に良い。
生食よりポン酢などに加工されることが多い。
青い果実を干したものは枳実、熟した果実の皮を干したものは橙皮という生薬になる。ナリンギンやリモネンなどの成分を含み、主に健胃などの作用がある。種々の胃腸薬に配合されている。

帰国すると数年前に注文していた水中眼鏡が届けられていた。早速使ってみたいと思い、横浜から船で出立し暖かな南の海を目指す。フィリピンの美しい島々に到着し、皆思い思いの休暇を過ごすことにした。

私は海に小舟で繰り出し、水中眼鏡で海中を覗き込んだ。まだ1月だということもあり海水は冷たい。眼前には鮮明な視界が広がった。暫くするとジュゴンが現れ、近くで彼の食事を見守ることができた。ジュゴンの涙は惚れ薬になるというが、本当だろうか。

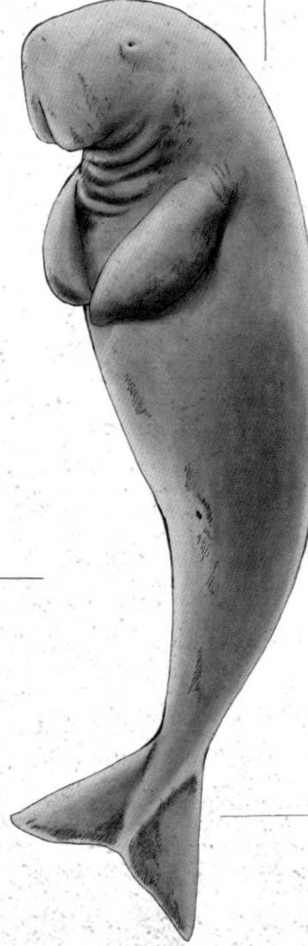

ジュゴン

東南アジアでは様々な生物に出会える。美しい海の浅瀬で遭遇したのは
ゆっくりと進む大きな影。海中に棲む草食獣ジュゴン。
存在感があるのに大人しく動きは緩慢。浅瀬の海藻を好んで食べている。
現地では保存食、長寿薬やお守り、願掛けのために、肉や骨、涙を使うらしい。

閑話「悲しき人魚」

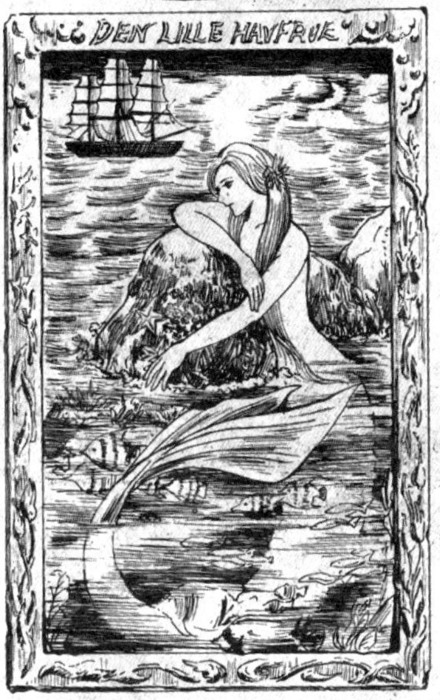

西洋では人魚の正体はジュゴンやマナティなのではないか、
という者もいる。彼らは数少ないカイギュウ類で、
海や淡水に住む草食の哺乳類だ。
子供に乳をあげて育てる姿が人魚だと思われたという説がある。
実際に見るとかなりずんぐりとしているが、
遠目から見たら人魚に見えるのだろうか。

そもそも人魚とは一体どのような生き物なのだろうか。
西洋の人魚は、古代メソポタミアやエジプトなどで起こった
合成獣の文化に源流があると思われる。
古代メソポタミアやエジプトの神話や伝承に
登場する魔物は圧倒的に合成獣が多い。
また、数多くの生き物を神として迎えており、
動物の頭を持つ神は特に多い。
暖かく過ごしやすい動植物相が豊かな環境は、
合成獣を想像しやすく、自然への脅威を讃歌へ
変えようとしたのかもしれない。メソポタミアのオアンネスという
賢人は全身を覆う大きな魚を被っているような姿をしている。
下半身が魚で描かれている場合もあり、
人魚の原型の一つと考えられる。この合成獣の文化は
古代オリエント文明の到来で地中海沿岸に広がっていく。
中世に入ると錬金術や占星術などによって西洋に広く浸透していった。
元々、西洋の伝承に登場する魔物は、
オオカミや蛇などの大きさだけが変わったものが多い。
巨人や小人も存在しており、実在する生き物が巨大化や縮小しているのが特徴的だ。

さて、地中海周辺で海の魔物といえばギリシャ神話に登場する“ハルピュイア”だ。
航海技術がまだ発達していない時代、恐ろしい海の印象は海岸の崖であり、
そこに住まう大型の鳥類の大きな鳴き声が恐怖の対象だった。
ハルピュイアは、鳥の体に女の頭をもつ。死骸を漁り、けたたましい鳴き声を上げるという性格を持っていた。
大航海時代、人々が船に乗り海原に進出すると、恐ろしい海の印象は、崖から荒れ狂う海原へと変化していった。
すると海の魔物も変化し、けたたましい鳴き声は海中から顔を出した人魚たちの美しい歌声に変わって、
海深くへ誘い込む誘惑となった。
この他、ギリシャ語で羽と鱗は同じ単語であったため、書物を書き写す際に間違って鱗、人魚になった説もある。
やがて、ルネサンスを迎えた西洋では様々な人魚の姿が絵画で描かれた。
18世紀になると、理性主義に行き詰まりを感じていた人々が、感情や直感を重視した文化運動を始めた。
それはロマン主義と呼ばれ、哲学、文学、芸術など様々な分野に影響を与えた。
後に、ロマン主義の特徴を色濃く反映した作品、アンデルセンの『人魚姫』が発表された。
この作品が流行すると、人魚は恐ろしい海の怪物ではなくなり、健気な美少女の印象が定着し、
人魚は世界中で悲恋の象徴となった。

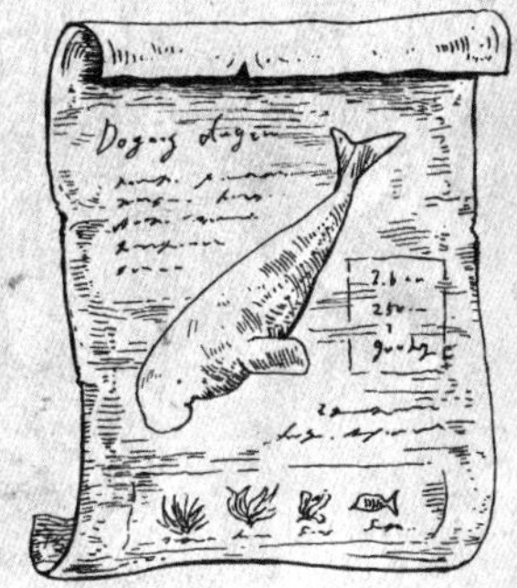

一方、実際の人魚（カイギュウ類）は人間に狩られ食べられ続けている。
より悲しい運命を辿っているのは、現実の方だろう。
脂肪分の多い肉は非常に美味で且つ滋養強壮の効果があったことから、
長寿、ひいては不老不死の薬ともいわれていた。
この辺りは日本の人魚伝説に共通するものがある。

カイギュウ類といえば温暖な浅瀬に住む生き物だが、
北の寒冷なベーリング海に生息した種も過去には存在していた。
ステラーカイギュウと名付けられた大型カイギュウだ。
草食だが、寒さに耐えるため脂肪を蓄え巨大化したらしい。
18 世紀半ば、ベーリング率いる探検船がカムチャッカ半島の東にある無人島に座礁した。
救助は望めない環境が続き、船員の半数が壊血病と飢えで死亡した。
その中には船長であるベーリングも含まれていた。
新たに船長として名乗りを挙げたのは船医ステラーであった。
残された船員を鼓舞し、そこに生息する動物を食べて飢えを凌いだ。
そして、座礁した船体からボートを作り、自力で帰還した彼らは英雄として迎えられた。
帰還するまでの話とそこに添えられた素描は、人気を博し沢山の人に知られることとなった。
特に注目を集めたのがステラーカイギュウで、その皮、脂肪、肉はすべてにおいて無駄なく使うことができ、
肉は非常に美味であったと書かれていた。
これを見た人々は、こぞって島に行き、ステラーカイギュウを狩った。
ステラーカイギュウは、ジュゴンやマナティと同じく動きがゆっくりで、人間に対しての警戒心がなかった。
また、傷つけられた仲間を守ろうと近寄る習性を利用されていいように狩り尽くされ、
発見から約 30 年で絶滅してしまった。
同島には他にも珍しい鳥など生息していたが、ステラーの報告によって知られることになり絶滅している。
今となっては、遠く暖かい海に棲むジュゴンやマナティもその存在が脅かされている。

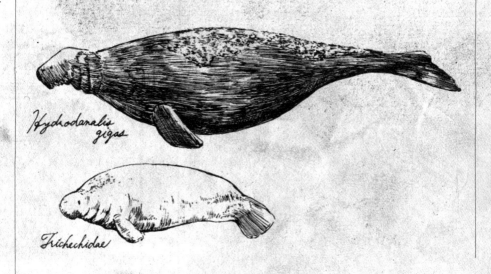

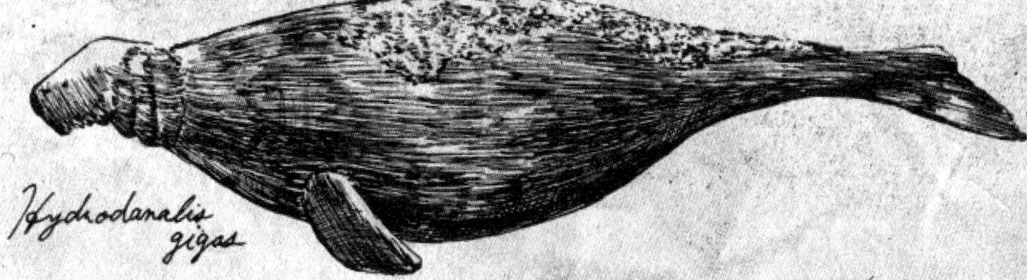

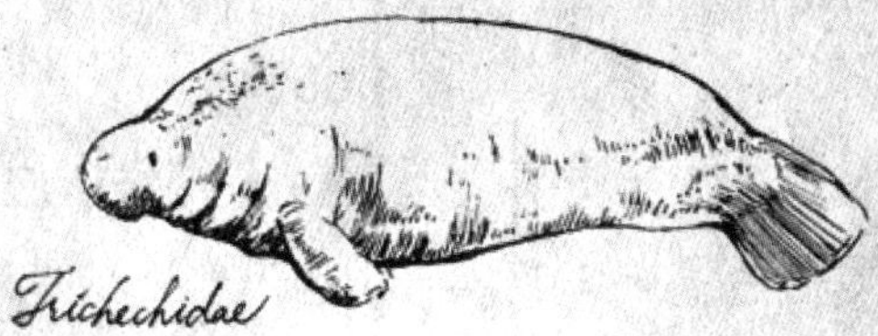

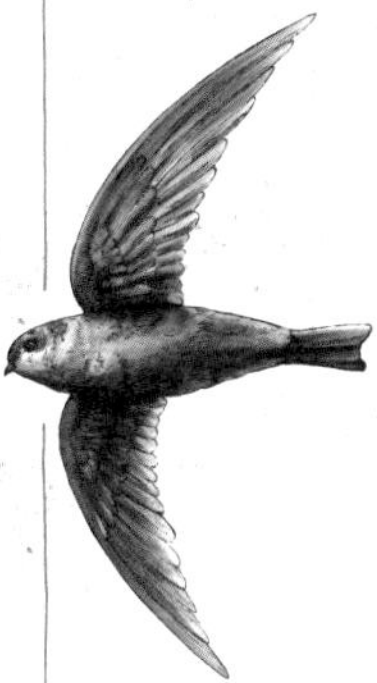

知人がカンボジアの古い寺院の修繕に関わるというので、少し足を伸ばした。フィリピンのパラワン諸島からマニラを経由して、インドシナのダナンに渡り南下。アンコールワットは王都の寺院を意味する。荘厳な雰囲気が漂っていた。現場では象が働いており、物珍しくもあり非常に迫力のある光景だった。

帰路の途中、海岸の洞窟に案内され頭上を見上げると、高級料理の食材として知られるアナツバメの巣があった。美容に良いと聞き、土産にと思い一瞬沸き立ったが、断崖の高所に登れるわけもなく眺めるだけだった。

ジャワアナツバメ

休みなく飛び続けるジャワアナツバメ。
しかし、巣作りと子育ての期間だけは留まっている姿を見ることができる。
海岸の洞窟など、日の射さない高い崖部分に彼らは己の唾液のみで小さな巣を作る。
半透明で真っ白なその巣は、昔から長寿や美容に効く高級食材として取引される。
最近では都市部の高層建築にも巣が作られることもあるようだ。

旅程について話し合っていると、インド洋に浮かぶソコトラ島が話題に上がった。奇怪な風景らしいと聞いていたが、想像ができないので実際見に行くことにした。また、一年前にフランスで発注した品があり、頃合いを見て立ち寄りたい。サイゴンの港から出立し西へ進む。コロンボを経由してインドの南端トゥティコリンへ。古くから貿易の拠点として栄えている港で活気のある港街だ。

インド南部を見て回りたく、鉄道を乗り継いであちらこちら立ち寄った。この地域は春分の日が一年の始まりのようで、ウガディという新年のお祭りがちょうど行われる数日前だった。

当日、朝早くから散策していたら、女性が1人玄関先で地面に模様を描いていた。この辺りは男性が女性に話しかけるのを嫌うようで、後で男性に模様について尋ねると、繁栄を齎(もたら)す女神を招待し、悪霊を防ぐ伝統的な模様らしい。祭りでは飲み物が配られた。私は少し苦手だが、助手は大層気に入ったようだ。飲み物にはニームという皮膚疾患や解熱、鎮痛効果のある薬草が入っていた。

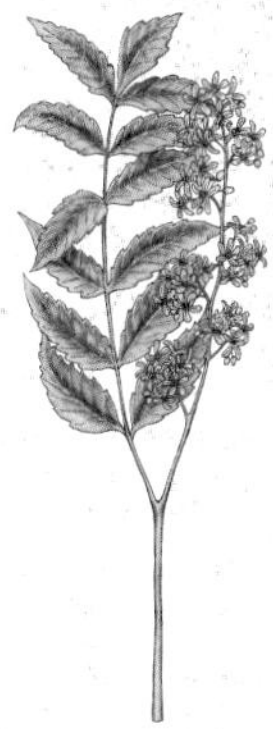

ニーム

インド南部の地域で3月にウガディという新年を祝う祭りが行われている。
その食卓ではニームの花や葉が登場する。古くから強い薬効で知られている植物だ。
その木全体に抗菌成分を含んでおり、鎮痛、消毒や歯磨きに使われた。
その他、種や樹皮を絞ったオイルは強力な虫除けになり、
オイルかすを粉にして土壌にまき、害虫駆除に用いられる。

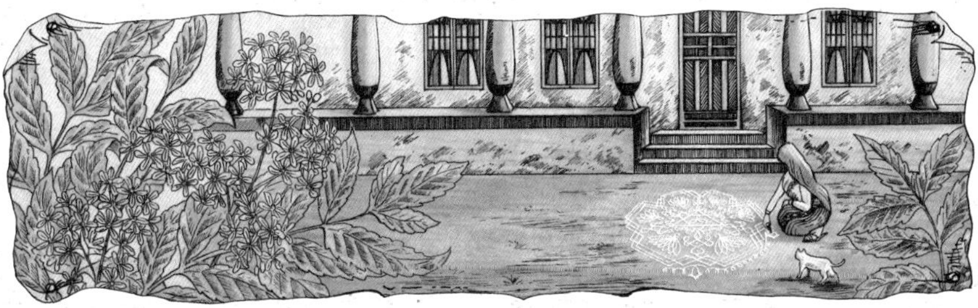

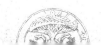

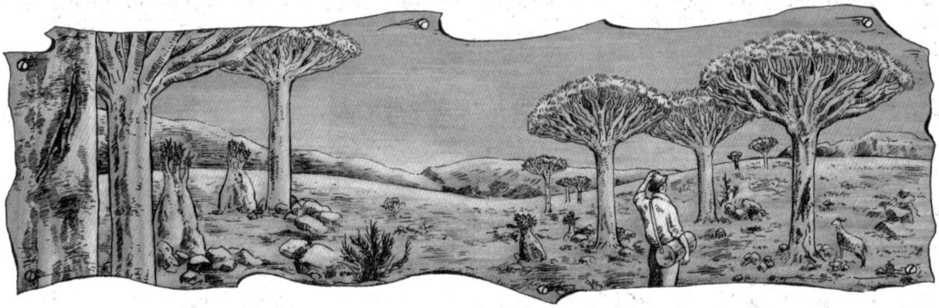

インド南部をあとにし、ゴア港から船に乗り、ボンベイを経てアデンへ。アデンからソコトラ島を目指し船に乗った。6月〜9月は海が荒れ、ソコトラ島には渡れないらしく、時期が良かったようだ。

島に着くと、見たことのない風景に驚かされた。大きな茸のような形をした竜血樹。その周辺にある異様に膨らんだ幹に桃色の花をつけた植物。他にもこの島でしか見られない珍しい動植物群。広がっていたのは、まるで異界のような景観だった。

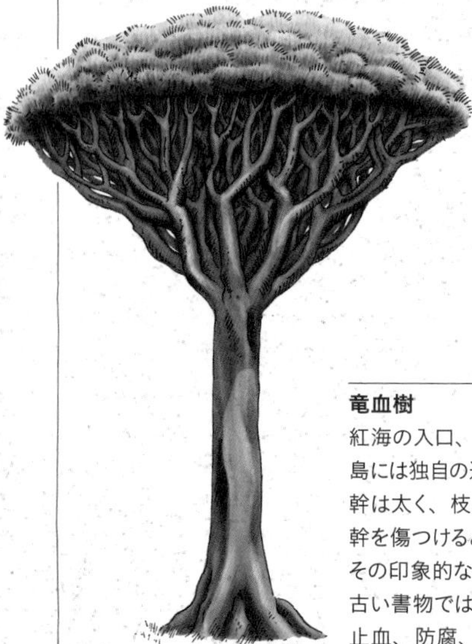

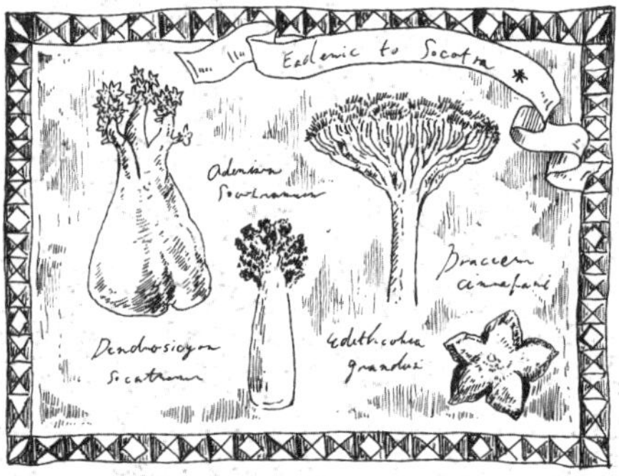

竜血樹

紅海の入口、インド洋に浮かぶソコトラ島。
島には独自の進化を遂げた動植物が生息する。中でも竜血樹は島を象徴している。
幹は太く、枝はまるで大きな茸のようにある一定の高さで放射状に円を描く。
幹を傷つけると赤い血のような樹液が流れ、凝固したその塊は薬に使われている。
その印象的な採取方法から、竜血として島の特産物にもなっている。
古い書物では丹砂と混同されることも度々あるほど、貴重に扱われていた。
止血、防腐、消毒などに効果があるといわれている。

ソコトラ島を満喫してアデンに戻り、アデンから紅海を北上し、地中海を抜けイタリアのメッシーナへ。メッシーナ海峡で半年前に大地震が起きており、津波にも襲われた。壊滅的な被害を受けており、復興に向けて頑張っている所だった。倒壊したままの歴史的な建造物を眺め、多くの被害者のことを思い、祈りを捧げた。

海峡を越え、イタリア半島に渡り鉄道に乗って北上する。自転車の速さを競うロードレースという新しい競技が開催されるというので、物見遊山に立ち寄った。走行経路はイタリア国内を大きく一周、時計回りにミラノからナポリへ、そしてミラノへと戻る。休息日を挟みつつ実質8日間走って競い合う。

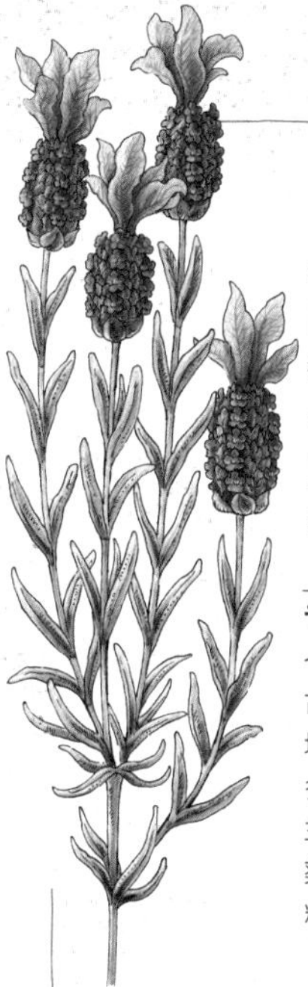

全日は観戦することはできなかったが途中のナポリから最終日までは見届けることができた。街中の整備された道から、荒野の山道、多種多様な経路があり見応えがあった。その中でも荒野での観戦は思い出深い。砂煙が舞い上がる中、密集しながら走る選手達。水分補給の瓶が乗った机の隣で待っていると、目の前を選手達が通り過ぎた。その瞬間、大きな歓声が起こり盛大に盛り上がっていた。見物人の中に一緒に並走するものもいたり、自転車から転げ落ちる選手がいたりと騒々しくも活気に溢れた空気に気持ちも晴れやかになった。

ラベンダー

イタリアで自転車競技を観戦中、自転車が通るたびに揺れるラベンダーが目に入った。
古代から万能薬といわれ、香料植物として知られるラベンダー。
地中海を中心に栽培されていた長い歴史を持つ。こちらのラベンダーは大きく、
多様な品種があり、見た目や香りも豊富だ。香りを楽しむ用途に広く使われており、
主に香水や美容液、ポプリの材料、他にも料理やハーブティーに使われている。
薬としても使用され万能薬といわれている。
精神安定、鎮痛、健胃、防虫、殺菌など様々な薬効があり、精油も薬用されている。

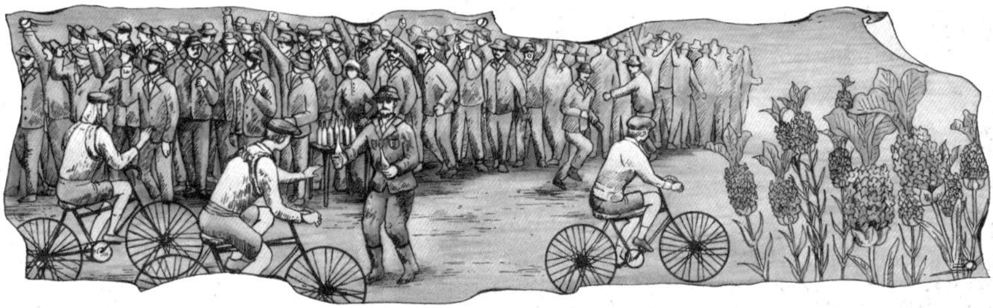

アルプス

ミラノで自転車レースの最後を見届け、高山植物を採取しに、スイスのアルプス山脈へ。前回と同様に、山岳列車に乗り風景を楽しみつつ高地を進んだ。6月のアルプスは過ごしやすく日差しも暖かったが、標高が上がるにつれ肌寒かった。

石灰岩地帯に差し掛かると、白いエーデルワイスが咲いていた。全体が起毛で包まれたような花で、多角の星形がなんとも可愛らしい。薬草として使われており、民間療法で消化器や呼吸器の病気に処方されている。残念ながら乱獲の影響で今年から採取禁止のため、栽培されたものをいただいた。

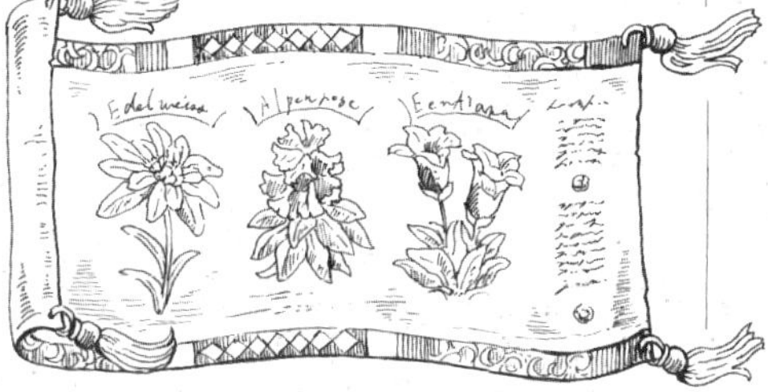

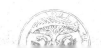

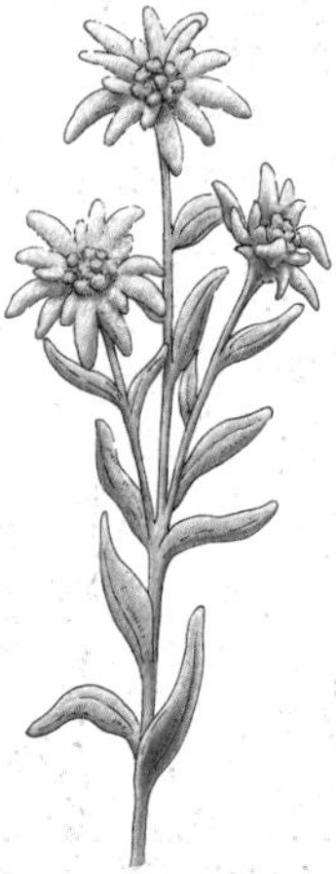

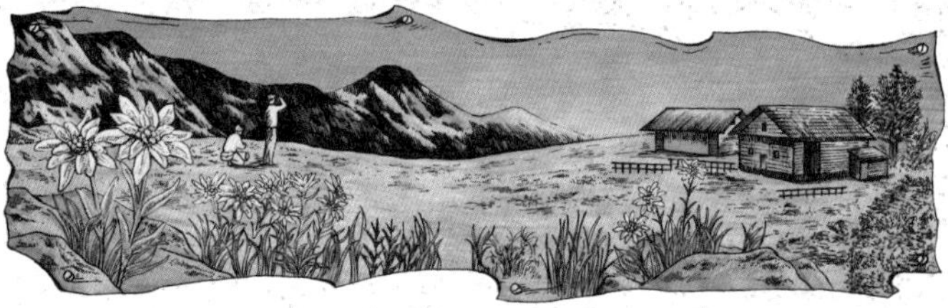

エーデルワイス
美しいアルプス山脈の高地に咲いている白綿で作られたような星形の花。
エーデルワイスは高貴、純潔の象徴として名高く、ヨーロッパで広く知られている。
古くから薬草としても重要視されており、祝典や歌、恋愛など
多くの目的に用いられ乱獲もされたため著しく減少している。
民間療法では消化器や呼吸器の病気に処方されている。

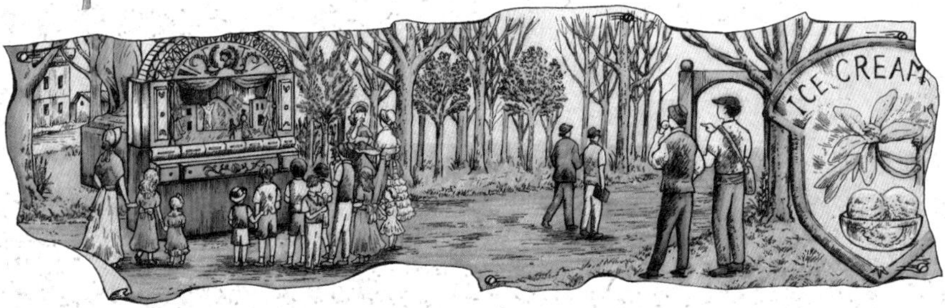

1909

アルプス山脈を抜けチューリッヒで鉄道を乗り換えフランスのパリへ。一年前に注文していた品物を受け取りに赴いた。想像よりも出来が良く、素晴らしかった。ガラス板に博物画を載せてもらったのだが、光の透過が美しい。

満足気な私を横目に、助手が訝しい顔をしていた。助手が入院して間もない時期に、私が買い物を楽しんでいたことに納得がいかないようだ。

翌日、パリにある大きな公園を訪れた。公園では移動型の人形劇が催されていて、子供たちが集まっていた。楽しむ子供たちの手を見ると黒い粒の入った牛乳のアイスクリームを手にしていた。気になって、同じ物を食べてみると、アイスクリームに芳醇なバニラビーンズが使用されている。そういえばここフランスでは、領地のレユニオン島でバニラの栽培に成功している。

バニラ
中米でしか育てられなかったバニラだったが、19世紀にレユニオン島で
世界で初めて受粉に成功すると、世界中の熱帯地域で栽培が始まった。
レユニオン島と同じくフランス領のマダガスカルでも栽培され、
合わせると世界のバニラの生産量の半分はフランス領で作られていることになる。
そのせいかフランスではバニラをふんだんに使ったお菓子が多い。
垂れ下がった細い房の中には小さな種子がぎっしり並んでいる。
発酵と乾燥を行うと、菓子などに使われている甘くて濃厚な香料となる。
元々は鎮痛、解熱の薬に使っていたが、
香料としてアイス、洋菓子、香水、酒などに幅広く使用されている。

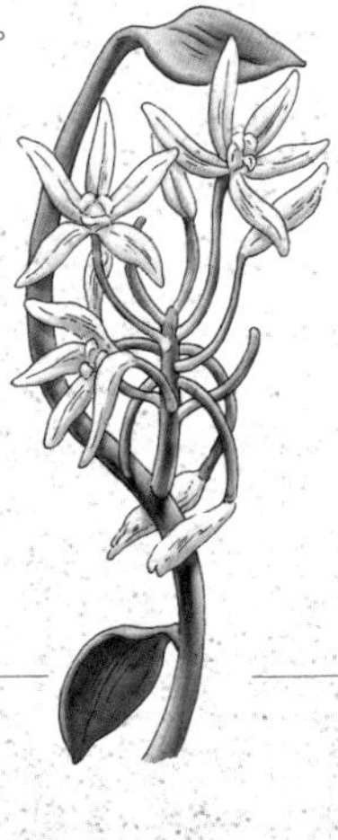

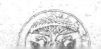

カフェーで雑誌を読んでいると、神秘主義に関する記事に目が止まった。オカルト、魔術、宗教、哲学と幅広く造詣が深い。パリでその著者の講演があるというのでせっかくなので参加してみた。宗教観などはまったくついていけなかったが、知識として参考になることも多く、有意義な時間となった。著者は魔術を実践しており、予言や護符の作成など様々な儀式を行っているらしい。ペヨーテというサボテンが神と繋がるために大切な植物だと語っていた。ペヨーテに関してはスペイン軍対アステカ軍の逸話など、気になる植物だ。おそらくメキシコで採れるだろうと目星が付いていたので、採取に向かうことにした。

パリから大西洋を渡るために南西に移動し、ポルトガルのリスボンへ。8月のリスボンは湿気が少なく過ごしやすかった。港近くで目を惹く修道院を見つけ立ち寄ることにした。外見も美しかったが、建物内部はより緻密で荘厳な雰囲気だ。無駄な装飾や華美な要素を一切廃した洗練された簡素さは見事としかいえない。

修道院を出て少し街を散歩するも、落ち着かない空気が街に蔓延している。ポルトガルは昨年王が暗殺されたことで国内情勢が不安定だ。長居せずに足早に港へ向かうことにした。

外に出て街道を歩くと、美しいオレガノの花畑があった。オレガノは薬にも匂い袋にも料理にも使う、この辺りで親しまれてる薬草だ。

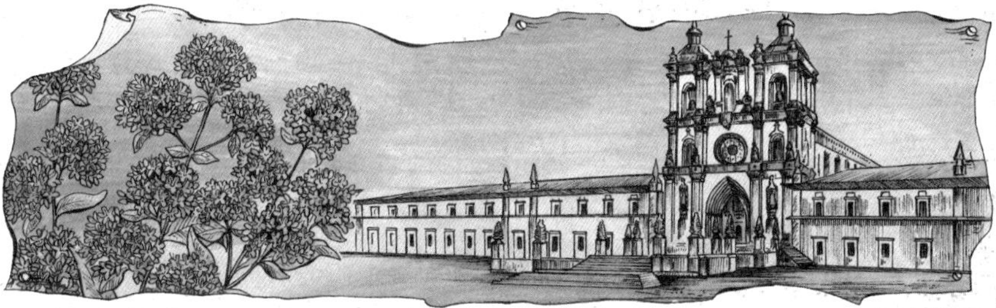

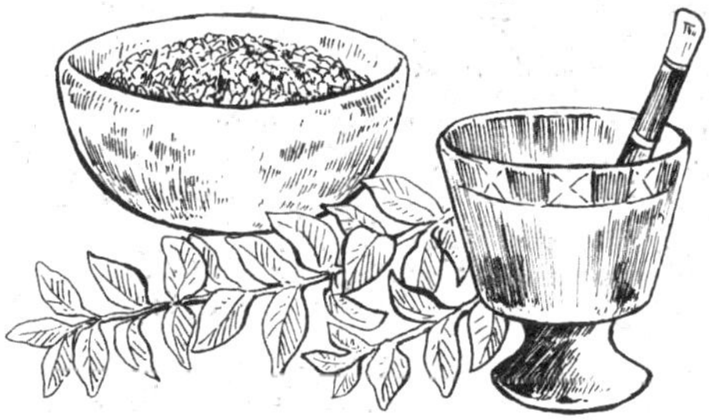

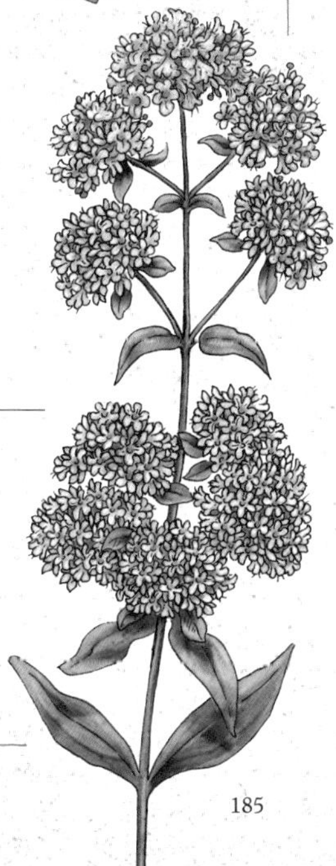

オレガノ

西洋で一般的に見られる野草、オレガノ。別名マジョラムは、
古くから親しまれてきた薬草の一つだ。可憐な小さな花がびっしりとつき、
園芸用として様々な種が誕生している。
古代から頭痛薬、健胃、呼吸器疾患などに使われ、
薬草湯は冷え性に効くという。また香辛料として料理にも使われる。
肉や魚の臭み消し、清涼感のある香りが特徴的だ。
薬草茶としては腹痛や酔い止めに効果があるらしい。

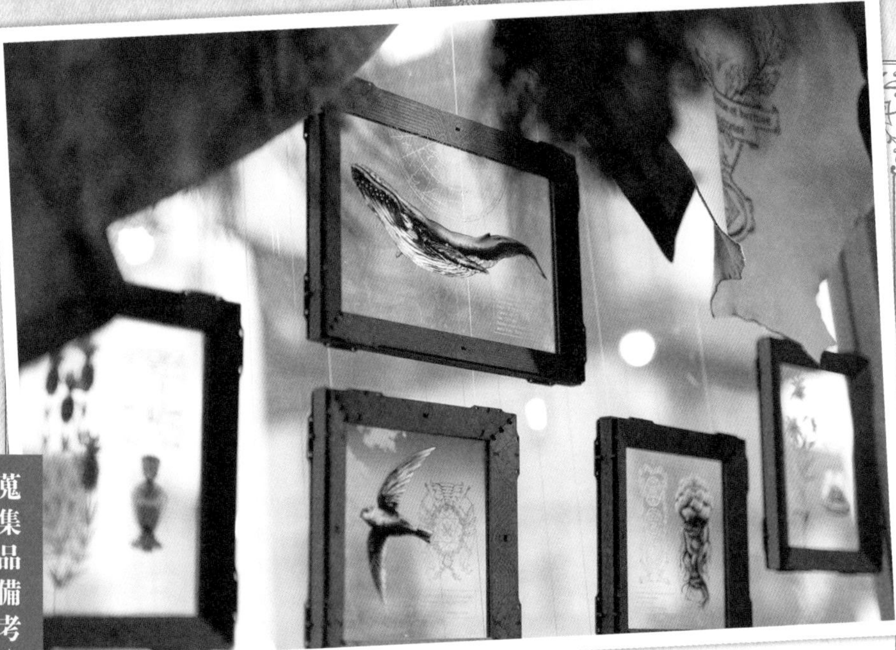

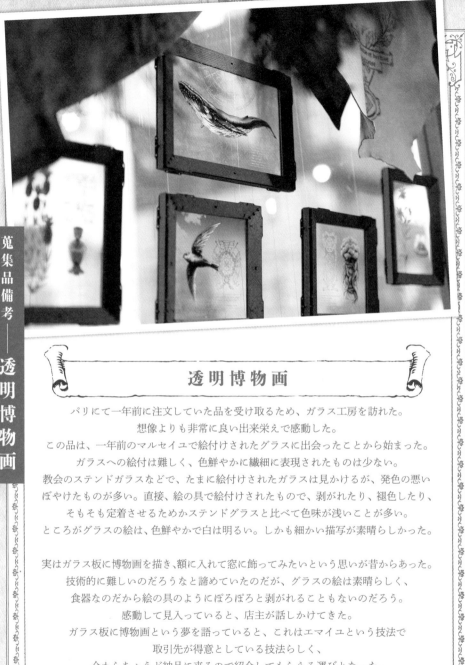

透明博物画

パリにて一年前に注文していた品を受け取るため、ガラス工房を訪れた。
想像よりも非常に良い出来栄えで感動した。
この品は、一年前のマルセイユで絵付けされたグラスに出会ったことから始まった。
ガラスへの絵付は難しく、色鮮やかに繊細に表現されたものは少ない。
教会のステンドガラスなどで、たまに絵付けされたガラスは見かけるが、発色の悪いぼやけたものが多い。直接、絵の具で絵付けされたもので、剥がれたり、褪色したり、そもそも定着させるためかステンドグラスと比べて色味が浅いことが多い。
ところがグラスの絵は、色鮮やかで白は明るい。しかも細かい描写が素晴らしかった。

実はガラス板に博物画を描き､額に入れて窓に飾ってみたいという思いが昔からあった。
技術的に難しいのだろうなと諦めていたのだが、グラスの絵は素晴らしく、
食器なのだから絵の具のようにぽろぽろと剥がれることもないのだろう。
感動して見入っていると、店主が話しかけてきた。
ガラス板に博物画という夢を語っていると、これはエマイユという技法で
取引先が得意としている技法らしく、
今からちょうど納品に来るので紹介してもらえる運びとなった。

マルセイユは港町で、
フランス中で作られた品々が、ここから外国へと出荷される。
マルセイユの店先にも、それらの品は並んでおり、
マルセイユを回ればフランスで手に入る物は、
ほとんど手に入るのではないかと思えるほどの品揃えだ。
その取引先はパリにあるガラス工房で、
数ヶ月に一度しか納品に来ないらしく偶然の出会いに感謝した。
博物画の話をすると面白がって受注してくれるというので、お願いすることにした。
手持ちの素描を見せ、打ち合わせをして大体の話がまとまった。
後から郵送でいくつか資料となる絵を送る約束をし、とりあえず4点お願いした。
試作も含め時間が掛かるらしく、しばらく手紙でやりとりをすることにした。

そしてようやく完成したとの連絡を受けたので、パリの工房に足を運んだ。
工房の応接室に通され待っていると、
分厚く梱包されたものを1点1点運んできた。
丁寧に梱包を外し、窓際に中身を吊るしていく。
時刻は夕暮れに差し掛かろうとしていた。
差し込む夕日が透明博物画を透過し、茜色に染めていた。
透明感があって、とても美しい博物画だ。
見入っていると、いつの間にか陽は落ちてきて暗がりになってきていた。

工房には白熱電球がついており、一瞬で部屋の中が明るくなった。
電気がこんなにも普及しているのだなと、少し驚いた。
博物画は先程までの見え方とは変わり、存在感が増して見えた。
光の当たり方でこんなにも印象が変わるのだと実感し、
朝方や昼間に見るのが楽しみになった。
私はとても気に入り、感謝を伝えて博物画を受け取って帰った。
他にも透明博物画にしたい絵はたくさんあったので、追加でいくらか頼んだ。
ガラスなので持ち運びには気を使うなぁと帰り道に助手と話した。
まずはこの荷物を無事に送ることが重要課題であった。

封緘の雫

ポルトガルのあるイベリア半島は、
南からアラビアの知識や文化が広がったため、
他の西洋諸国とは少し雰囲気が違う。
ほのぼのとしていてどこか可愛らしい雰囲気がある。
トルコで見たタイルを貼った壁が散見され、色鮮やかで美しい。
それでいて大きな建築物は重厚でどっしりとしている。
修道院を出て昼を食べつつ、今後について話し合った。
少し南の漁港に向かい、そこで島まで乗せてもらえるか
交渉しようという話になった。
特にこれといって見るものもなかったが、
日暮れまでには時間もあったので、
しばらく街をぶらつくことにした。
古道具店に入り、妻への土産物を物色しつつ、
何か面白いものがないかと探していた。
封蝋用の印面が置いてある場所に、
ガラスの小さな容器がいくつか置いてあった。

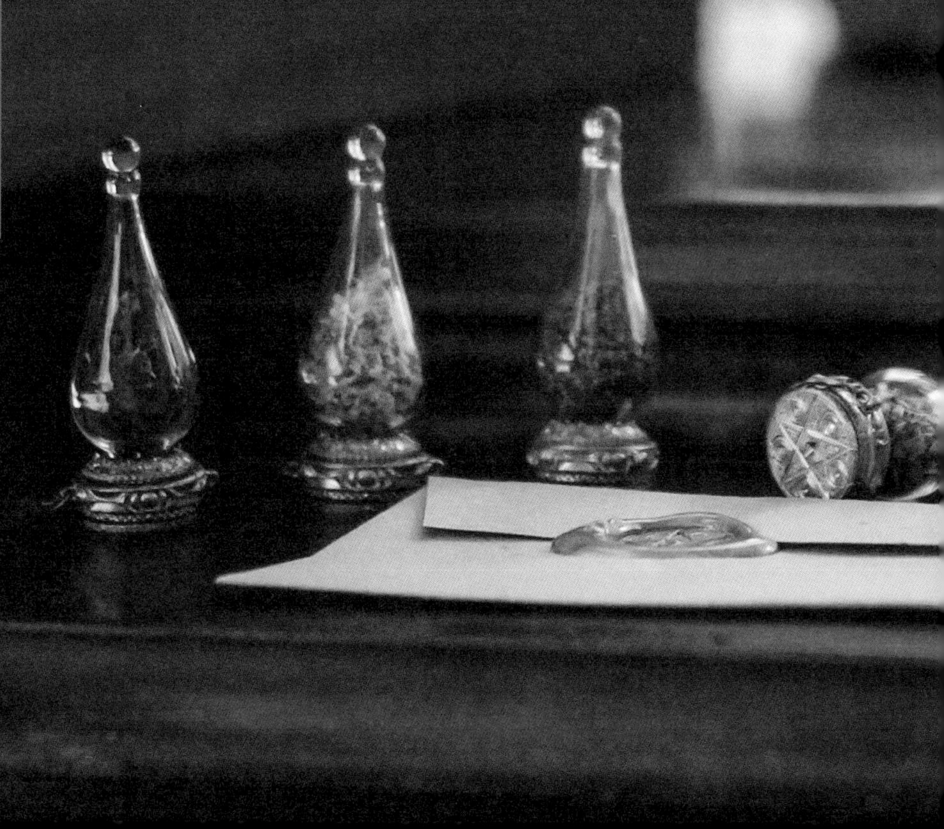

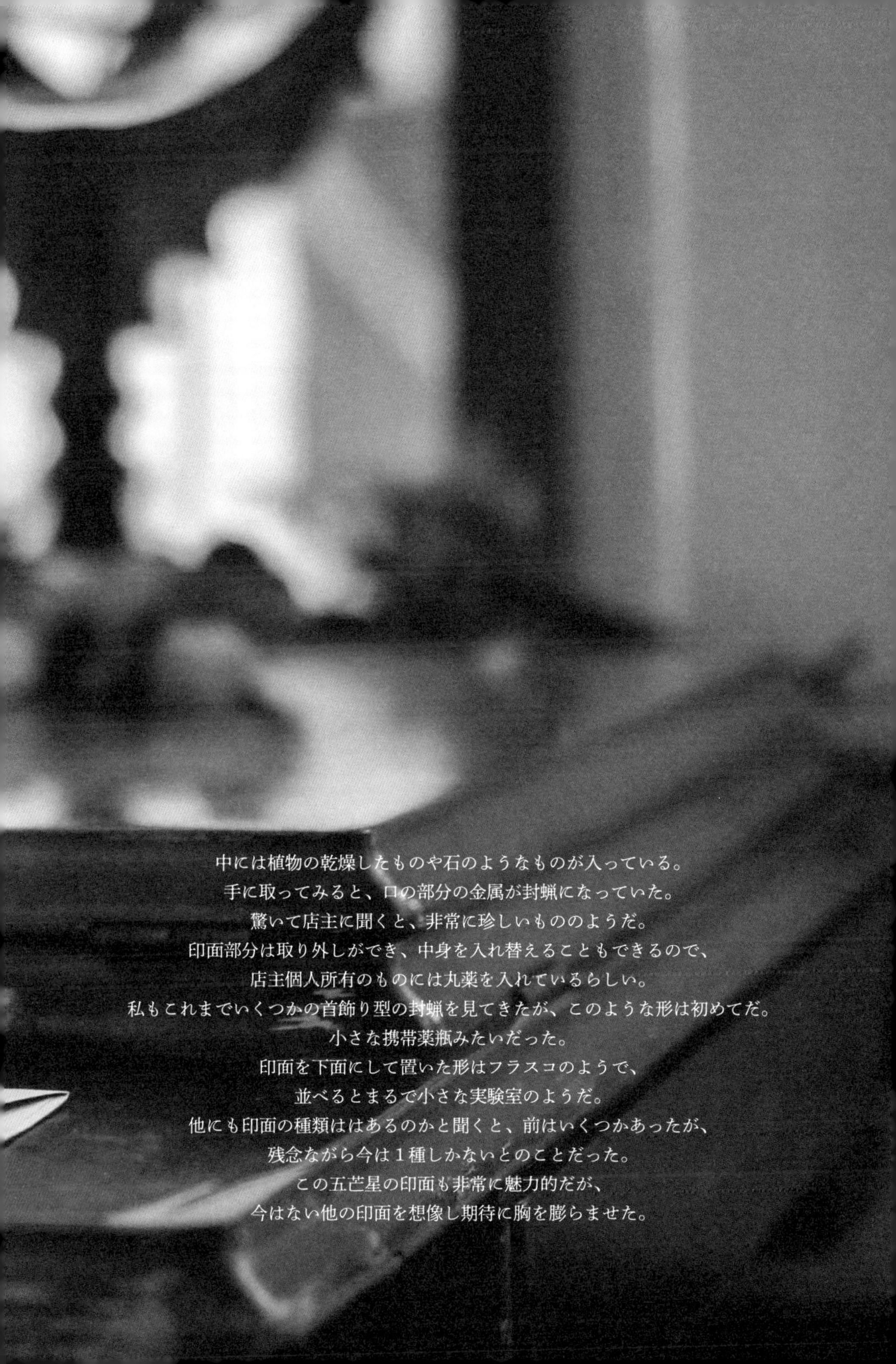

中には植物の乾燥したものや石のようなものが入っている。
手に取ってみると、口の部分の金属が封蝋になっていた。
驚いて店主に聞くと、非常に珍しいもののようだ。
印面部分は取り外しができ、中身を入れ替えることもできるので、
店主個人所有のものには丸薬を入れているらしい。
私もこれまでいくつかの首飾り型の封蝋を見てきたが、このような形は初めてだ。
小さな携帯薬瓶みたいだった。
印面を下面にして置いた形はフラスコのようで、
並べるとまるで小さな実験室のようだ。
他にも印面の種類ははあるのかと聞くと、前はいくつかあったが、
残念ながら今は１種しかないとのことだった。
この五芒星の印面も非常に魅力的だが、
今はない他の印面を想像し期待に胸を膨らませた。

リスボンから船で西へ。アゾレス諸島には2回目となり、顔見知りも何人かできていた。以前、アゾレス諸島に寄った際、西洋で唯一お茶を栽培している島があると聞いていた。その島というのがサンミゲル島で、気になっていたので立ち寄ることにした。元々はオレンジ畑が広がっていた島だったが、ある時不作が続いた。過去の調査でチャノキの栽培に、島の環境が最適だといわれていたこともあり、不作をきっかけに島中でチャノキの栽培が始まったということらしい。

日本を離れ久々に見る茶畑に、不思議議と感動を覚える。茶葉にはアルカロイド成分があり、発汗、利尿作用などがある。

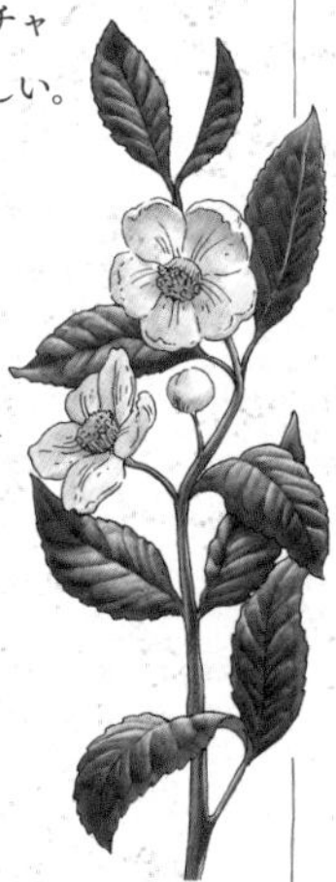

チャノキ
日本では緑茶の原料として馴染みのあるチャノキ。
椿科の常緑樹で世界中で栽培されている。
海外では葉を発酵させた紅茶が主流で様々な味付けされたものが多い。
無糖で飲用されることは少ない。薬用に使われるのは若葉と種子の部分で、
葉は頭痛や下痢、健胃に効く。種子は痰混じりの咳に効くという。
茶葉にはカフェイン、カテキンなどのアルカロイド成分を含む。
発汗、利尿作用と熱を冷ますのに有用である。

1909

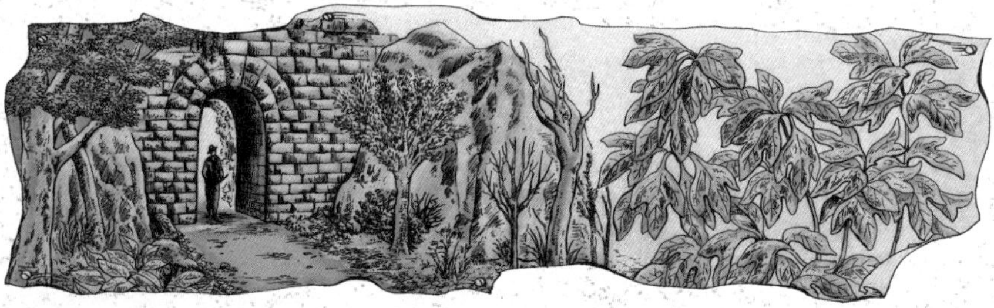

アゾレス諸島から大西洋を渡り、ニューヨークへ。港と大都市を早々に抜け、広い公園に着く。久々に地上の木々を楽しむことにした。紅葉の時期で、素朴な森林が続く小道も色とりどりで華やかだ。中でも一際目を引く大きな赤い葉の樹木はサッサフラスという。公園の入り口で落ちた葉を見せて尋ねると、昔は原住民の一部族が傷の手当や肌荒れ、解熱などの薬に使っていたようだ。現在は薬としての使用は禁止されているらしい。

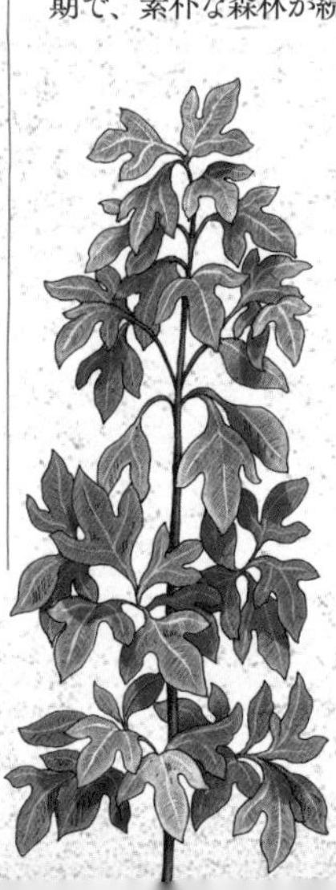

サッサフラス
北米の公園で大きな葉が真っ赤に紅葉しているのが印象的な木に出会った。
葉が緑色から黄色、赤と変わる。日本のモミジを思い起こし、
少し郷愁の想いに駆られる。
原住民のある部族では葉を傷の手当てに利用していた。
また、葉以外の部位は肌荒れや解熱など様々な症状に使用していた。
根はルートビアの原料に使用されている。しかし、副作用があることが発見されてからは、
食品や薬品の商業的利用は禁止されている。
それでも、乾燥した葉はフィレパウダーと呼ばれ伝統的な料理の香辛料に
今でも使われている。

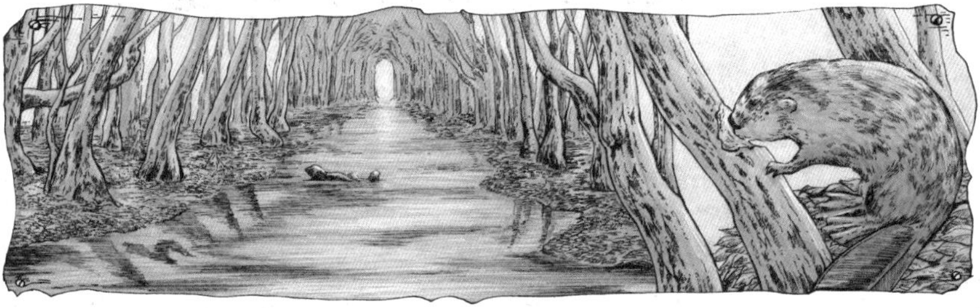

ニューヨークから鉄道で南下して、ノースカロライナ州へ。立ち寄った宿のそばには、広大な池があり散策しがいのある場所だった。池は森に囲まれており、紅葉した木々の中を探索した。

その池はミルポンドと呼ばれており、水車を回すために川を堰き止めてできた池だという。日本でいう農業用水を確保するために作られる溜め池のようなものかと納得したが、なにぶん規模が違う。森の中に水を溜め込んでいるため小島の多い浅い池なので、単純比較できないが、あの琵琶湖がいくつも入りそうな広さだ。

水車では穀物が挽かれたり、製粉され、木材の加工などもされている。この地域の農産物が集まることもあり、貿易と商人の中心地となっているようだ。

池にはワニやカミツキガメ、水蛇もいると聞いたので、かなり注意しながら散策した。

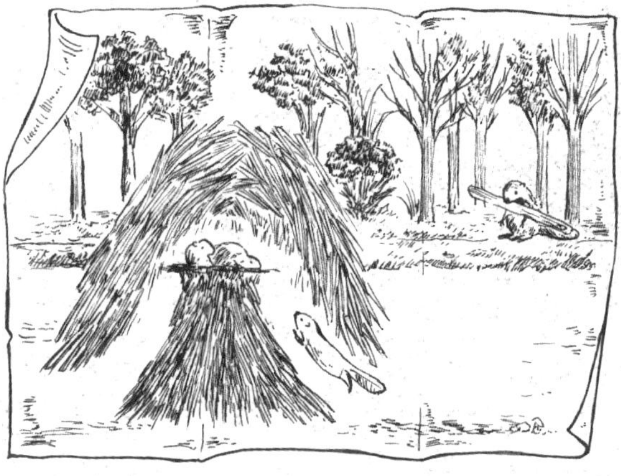

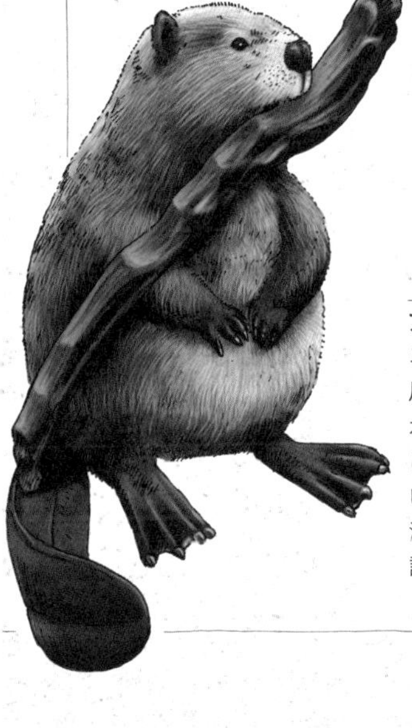

アメリカビーバー

ミルポンド近くを流れる川でアメリカビーバーの巣を見つけた。
川は木や泥で塞がれ、流れが堰き止められて水溜まりができていた。
水辺の中央には巣が作られており、陸の天敵から逃れる為に作られた住処だ。
しっかりとした作りで、さすが森の建築家といわれるアメリカビーバーだけある。
ビーバーの肛門近くに香嚢があり、分泌物を乾燥させた香料は
海狸香と呼ばれている。古代から万能薬として需要があり
護符としても使われている。

伝承を紡ぐ針

セントラルパークの散歩を終えて、そのままホテルに戻った。
夕陽が美しい街を眺めながら歩くと、時計の専門店があった。
店内には日本製の時計も置いてあり、日本の近代化を改めて感じた。
日本での時計作りも発展が目覚ましく、
スイス、米国、ドイツには一歩及ばずとも、世界中で好評を得ている。

店先には懐中時計が並び、その少し奥に最近発明された腕時計が並んでいた。
腕時計は高価な商品だが、富裕層には人気のある商品のようだ。
また、片手が塞がらないことから、戦争に重宝されていると聞く。
壁掛け時計や置時計も所狭しと並んでいた。
大小様々な時計があり、振り子時計もあればゼンマイ式のものもある。
掛け時計は大型で仕掛けのあるものも見られた。
煌びやかな店内の奥に、落ち着いた一角があり、私の視線は吸い寄せられた。
その縦長の時計は、仕掛けはないようだが非常に細かい。
細かい柄には人や動物が描かれ、いくつもの物語を内包しているように見えた。
よく見ようと近づくと、店主がやってきて時計について話してくれた。
英国の実家近くの屋敷が解体されるというので、
オークションに参加した際に手に入れたものらしい。
誰が作ったのかは知らないが、額に飾られた絵のようである。
近くで見ると、木の板を重ね合わせた作りで、レリーフのような立体感があった。
時計の周りをぐるっと囲んでいる部分の柄が特に細かい。
近づいてじっくり見ると、ケルト・ゲルマン民族に関係する作品だとわかる。
時計を囲む柄は、細かい小窓になっており、それらの小窓には、四季の祭りや儀式、
カルナヴァルなど、民族で慣習とされている物事が描かれていた。
薬草を煮る女性、5月のメイポール、サマインの死者の仮装、ヤドリギの収穫儀式。
どこか懐かしい柄だが、あまりの繊細さに凄みを感じた。
マンドラゴラやケシなど、仄暗い毒をもつ植物など、
所々に魔女の要素が含まれていることに気づく。
この時計の柄は、単にケルト・ゲルマンの民族儀式を表現したのではなく、
その裏で明らかに魔術を意識している。
非常に好みの物で、ずっと眺めている私に、
店主が売り物ではないと申し訳なさそうにしていた。
ニューヨークに来た際には、
また立ち寄らせてもらうことにして、店を後にした。

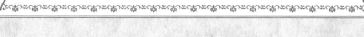

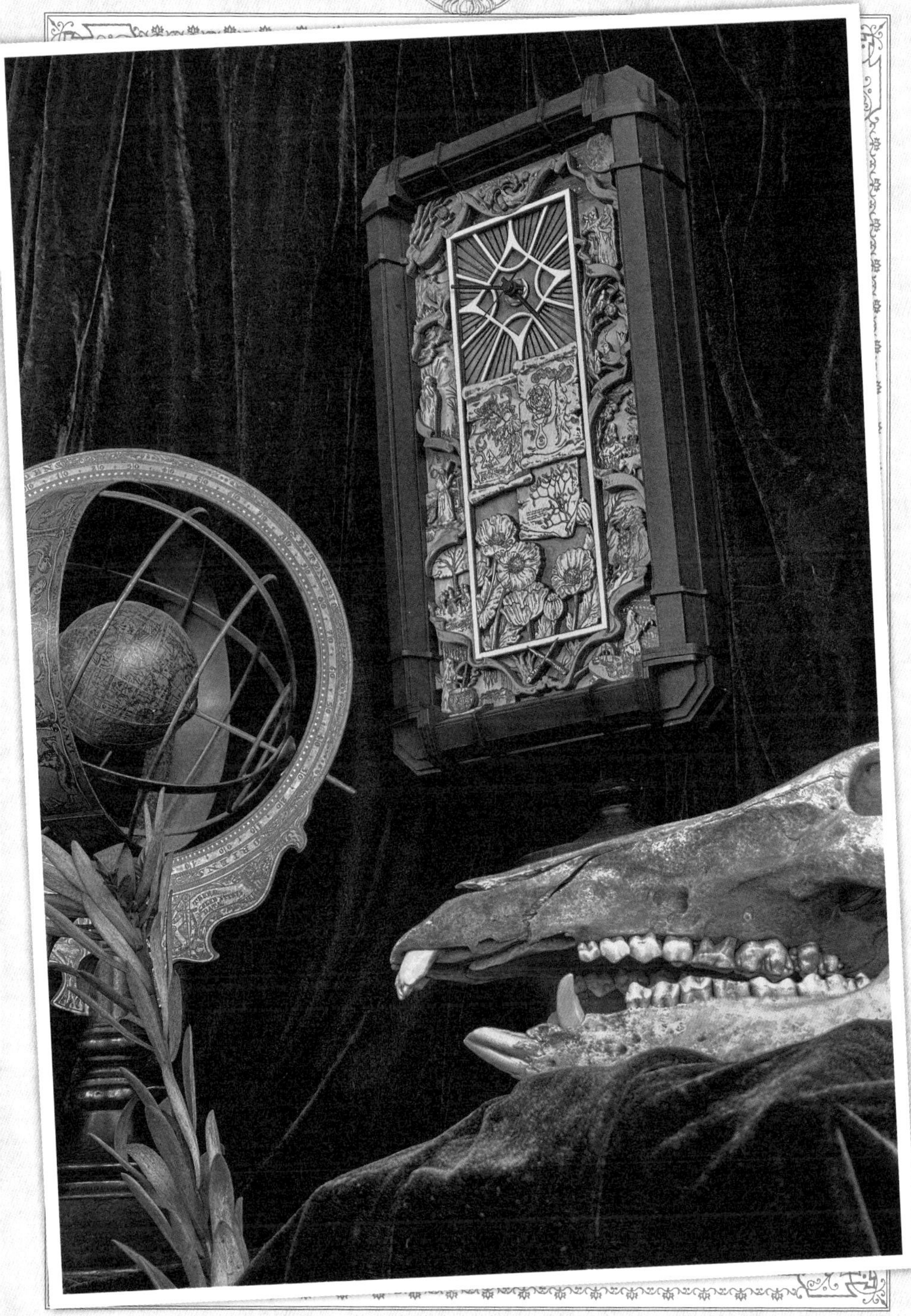

1909

ノースカロライナ州からさらに南西を目指し、アトランタ、ニューオリンズを経由した。テキサスの地、サンアントニオに着くとカラッと乾いた空気が漂った。昼間は暖かく、12月だということを忘れそうになるが、夜間は冷えることもあり、助手が調子を崩してしまった。宿をとり、しばらく滞在することにした。

周辺の遺跡群を散策していると、古い修道院で真っ赤な実をつけた素朴な植物を発見した。近くの管理者に話を聞くと、どうも唐辛子らしく、とても古い原種とのことだった。助手が辛味のある食べ物は元気が出るといっていたので、養生のために頼んで少しいただくことにした。

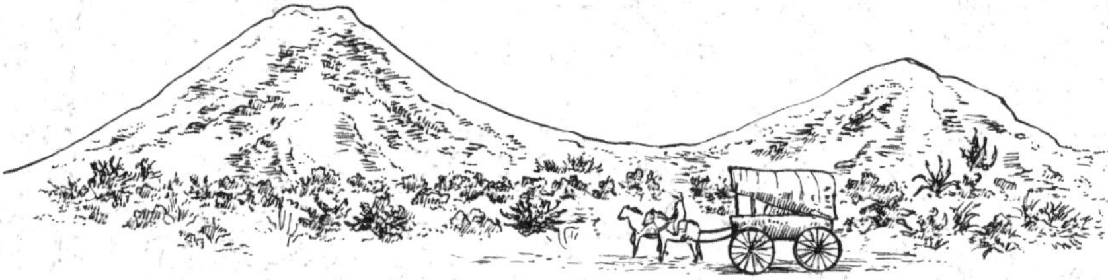

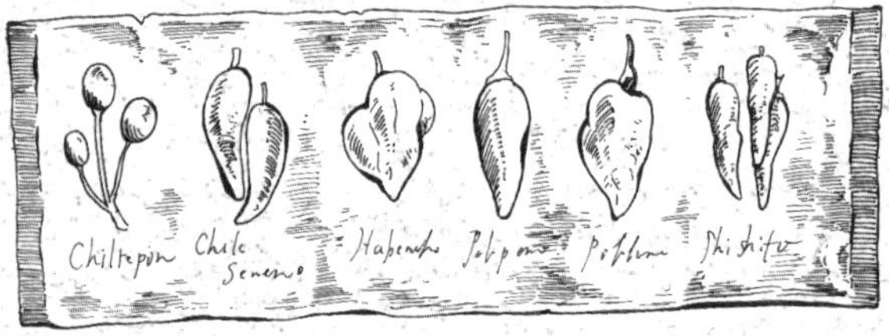

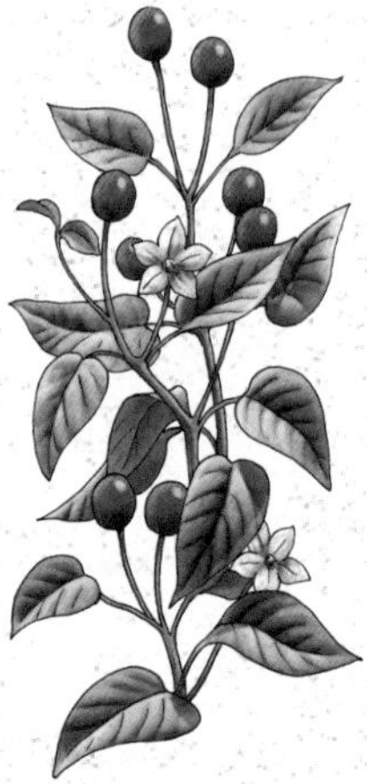

チリテピン

テキサスでは様々な種の唐辛子を目にする。
この地域では、チリ（辛味）は日常的に使われているため辛い料理が多い。
立ち寄った古い修道院で見かけた物は、見慣れた細長い物ではなく丸い実だった。
これが唐辛子の原種なのだという。この野生種に関しては歴史も古く、
ある部族では病気予防の呪い（まじない）だったり神聖な儀式などに使用されている。

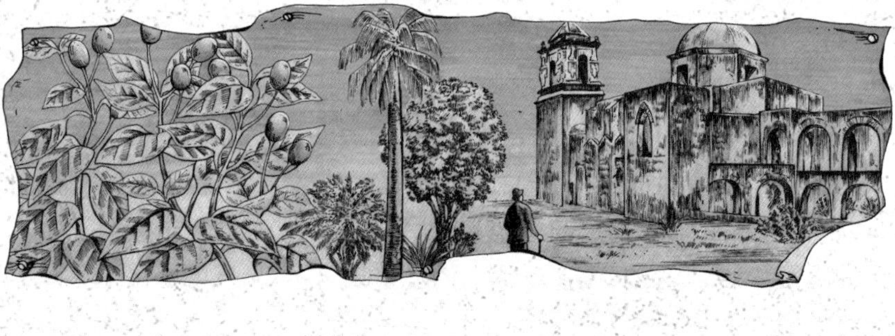

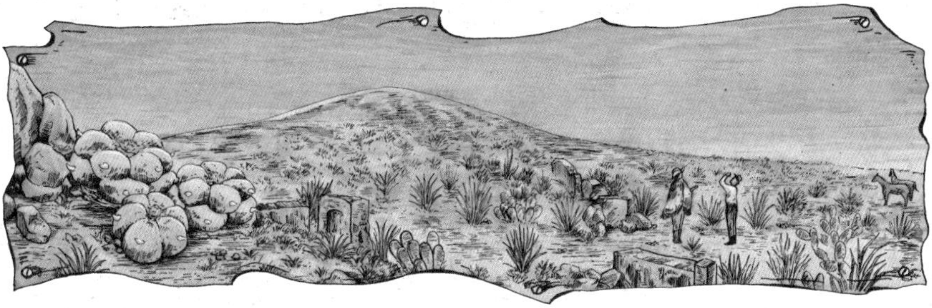

サンアントニオから鉄道で南下し、メキシコのメキシコシティを目指して南下。途中で鉄道を下車し、目的の村を目指す。この地域では原住民がペヨーテという植物を儀式に使うため、管理しているという記述を、以前スペインの図書館で見たことがあった。

到着した村はかなり小規模の村だったが、挨拶をすると親切に歓迎してくれた。自分たちの文化に誇りを持っているようで、いろいろ尋ねると親切に答えてくれた。村で仲良くなった若者が、これからペヨーテの収穫に行くというので、同行させてもらうことにした。ペヨーテはこの地域では万能薬として扱われ、儀式にも使う重要なものだ。

採取に行くと、ほとんどが地面に埋まっていて、見つけることが困難だった。さらにその辺り一帯は棘を持つ様々な植物やサボテンが密集しており、脚に棘が刺さり傷だらけになりながらの採集となった。

村に帰ると、今夜は儀式を行うということで、私たちも誘いを受け、ありがたく参加させてもらった。食べろと差し出されたペヨーテはひどい苦味で一粒しか食べられなかった。たくさん食べないと効果がないらしいが、しばらくすると吐き気と眠気に襲われた。

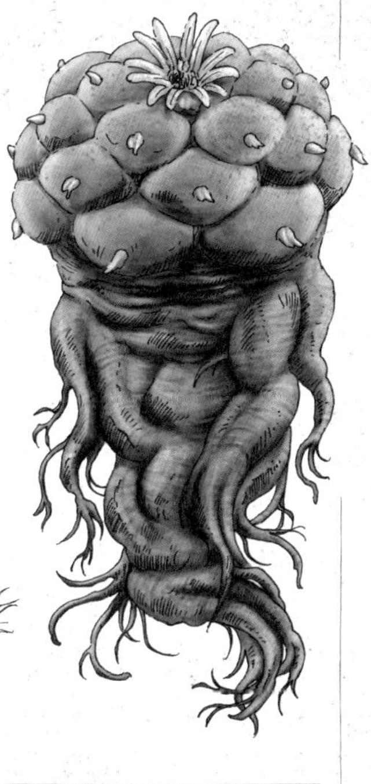

ペヨーテ
メキシコの乾燥した地に根付く、
小ぶりで奇怪な見た目のサボテン、ペヨーテ。
採取した後、根を取り除き薄く切り乾燥させたものを噛んだり煎じて飲むと、
幻視が得られるという。万能薬として様々な症状に使われるが、
中でも酒依存には効果を発揮するらしい。
成長するまで時間がかかり、さらに乱獲により数が減っている。
儀式に使用する原住民以外の採取は禁止されている。

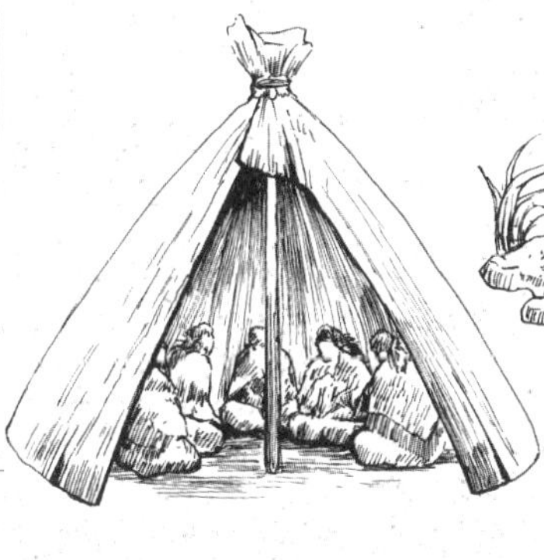

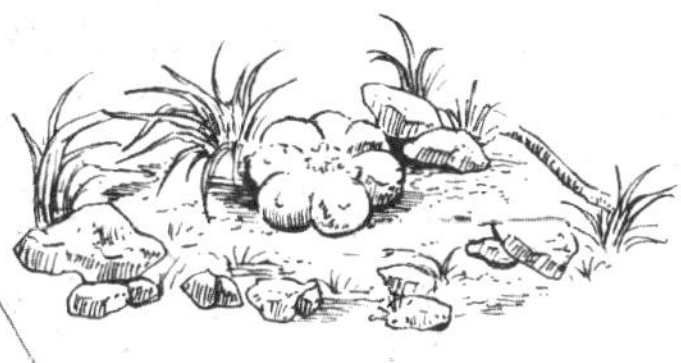

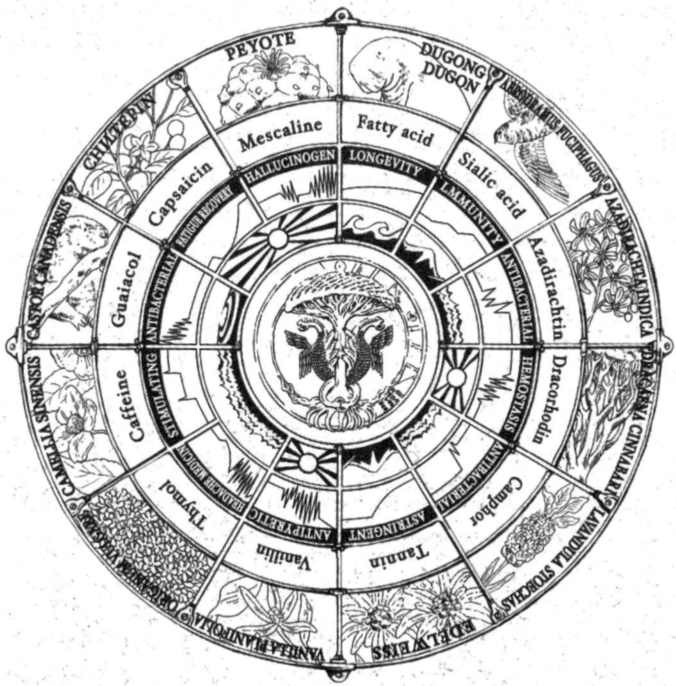

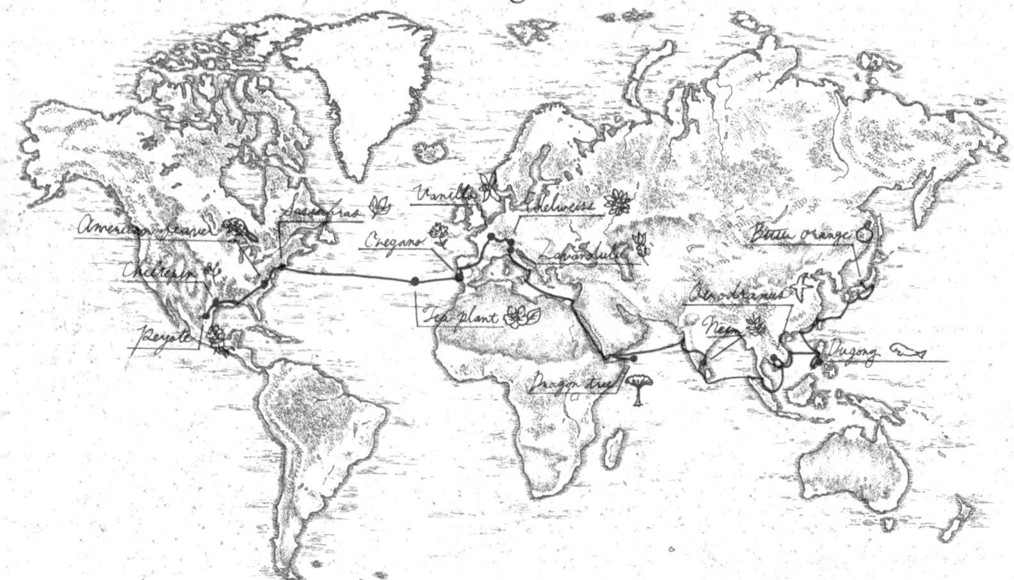

1909年
人魚と竜の血

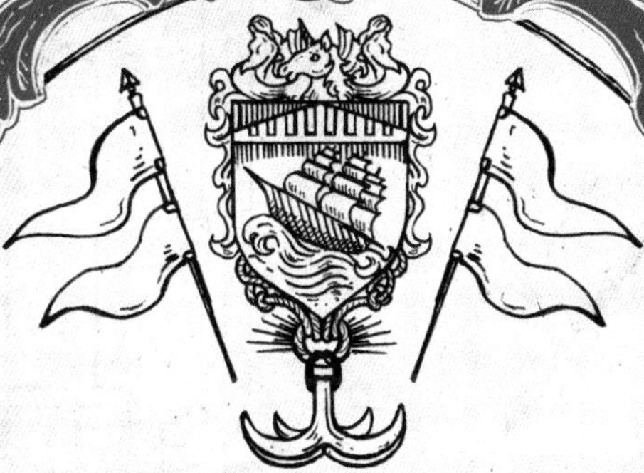

思い返せば

1910

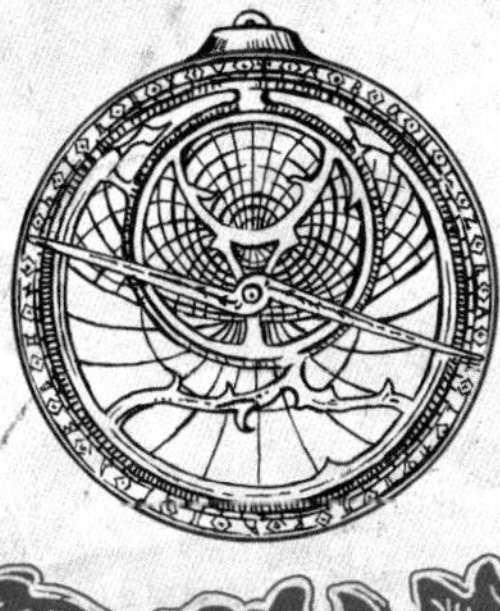

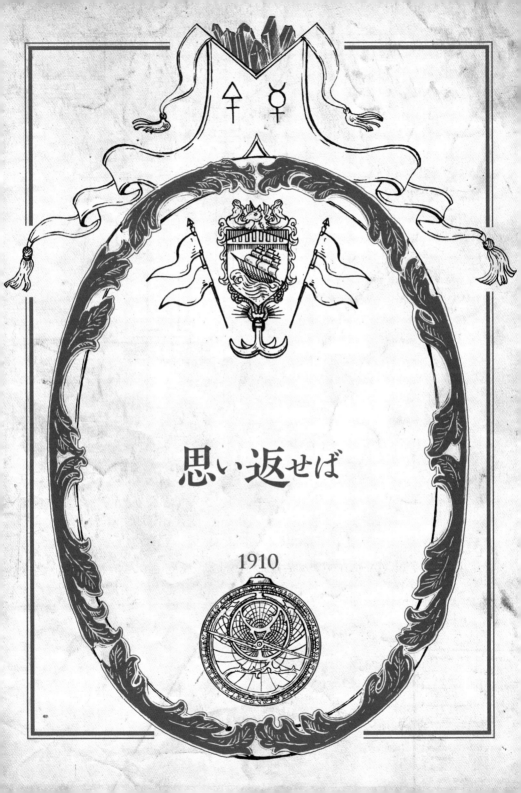

1910

ペヨーテの儀式から一晩経ち、ややすっきりとした目覚めで起きた。忘れていたが昨日は大晦日だったようで、気が付いたら新年を迎えていた。この辺りの原住民の新年は2月2日らしく、我々に気を使ってお祝いをしてくれたみたいだ。

さて、次はどこへ向かおうかと思案しつつ、随分遠いところまで来て、新年を迎えたものだなと思いに耽る――。

この文を纏め始めて、半年近く経つ。とうとう現在に追いついてしまった。今まで書き溜めていた手記を見返し、様々なことを懐かしく思い返しながら書き上げた。

旅行中に纏めた薬用原料採集の補完記録は8冊となり、魔術や錬金術、占星医学や呪物など興味の赴くままにやってきた。他にも纏めてみたい物は沢山あるので、これからも増えていくのだろう。旅をしてもう10年近く……。自分の体力の衰えも実感しているが、もう少し頑張りたいものだ。

この採集の旅で少し危機感を覚えたのは、個体数の減っている動植物に関してだ。「昔はよく見たが、最近は少ない」という話をよく耳にした。

人や物の移動が容易になってきた昨今、人にとって価値があるかないかで激減したりしている。その影響から、連鎖的に周囲の生態系が崩れているのは否めないだろう。欧米各国では自然保護を目的とした団体が、19世紀後半からいくつか誕生している。しかし、それらの環境を守るのは各国の判断に委ねられている。自然環境の保全は、戦争や工業の発展より優先されることはないだろう。このままでは近いうちに多くのものが失われてしまいそうだ。アマゾン、ガラパゴス、ニュージーランド、マダガスカル――。未開の地や固有種の多い土地。失われてしまうその前に、行って見たいところだ。

植民地化による文化の消失も数多く目の当たりにした。これは今も進行中で、多くの文化が危機に晒されている。それに抗い、独立を目指し活動している人々もいる。文化が混ざり合って新しく何かが生まれることは喜ばしいが、一方で文化を蹂躙するさまは見ていられなかった。すでに失われてしまった太古の文化に触れると、こういった歴史が連なって今があるのは分かるのだが、痛々しい情景は今を生きる私には受け入れ難いものだ。

古代遺跡や発掘品、旧家の古物や代々受け継がれてきたものなど、歴史の欠片のようなものに触れると、いろいろと想像が膨らみ、そこにあったであろう生活に想いを馳せる。そんなこともあり、歴史を感じる古物には目がない。形が残りにくい割れ物類は、手に入る状況であれば見逃さないようにしている。そんな私の書斎には、瓶類を並べた特別な一角ができあがっている状態だ。今回の旅で手に入れた品々も、何処にどう飾ろうか思案を巡らせている。帰国したら、この記録を家族にも見せながら、話したいことが沢山ある。この旅で出会ったもの、手にしたものについて――。

拙い文章だが、この記録を友人や家族、そして後世の人たちへと捧ぐ。楽しんでもらえたらそれで良いし、何かの道標になれるなら尚嬉しい。

――1910.1.8

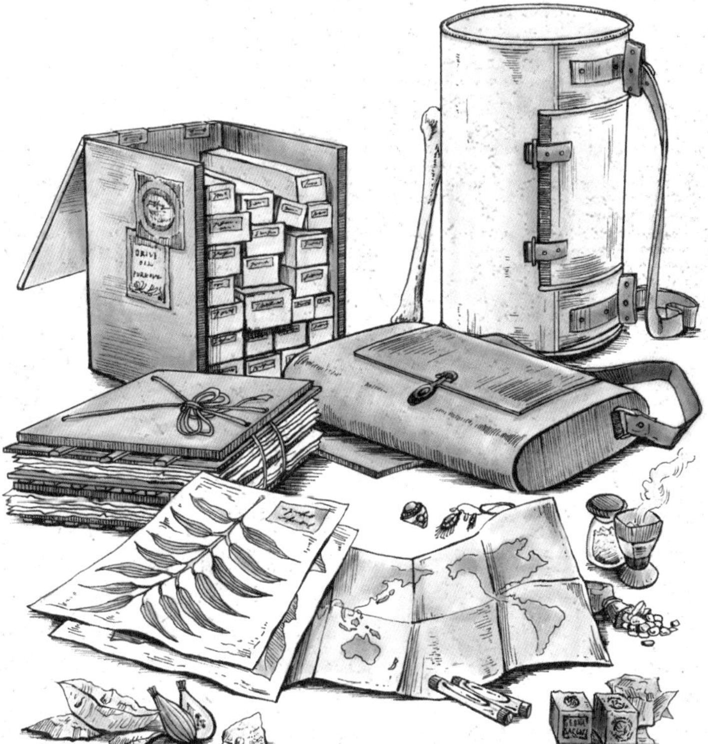

索引　★印＝薬用原料採集品

あ

か

さ

おわりに

おじさん博士の旅は、今から10年前の冬に始まりました。

春に控えていた個展会場が旅屋という雑貨店だったので、旅にちなんだ作品にしようと、物語付きの手帳を考えました。これまで文具系の雑貨を制作してきた私たちにとって、きちんとした冊子タイプの作品を作るのは初めてでした。

こうして出来上がったのが、冒頭の1901年の旅にあたります。明治後期という時代設定に、「毎月薬の原料を探して旅するおじさん」というあまりにマニアックなテーマ。これはあまり売れないだろうと、当初は継続して出すことは考えていませんでした。制作時間よりも調べ物に費やす時間の方が遥かに長かったことも一因です。

しかし予想は外れ、ありがたいことに思いのほか大好評でした。

数年経つと、おじさんの旅は他の作品の基盤となり、旅先で手に入れたものを実際に制作したり、調べたものをテーマごとに「補完記録」にまとめたりしました。

ちょうどコロナで苦しい時期、これまでのような活動ができないかもしれない、という不安の中開催した個展に来て下さったのが、編集の今井さんでした。

本を出さないか、という話はこれまでにもいくつかありましたが、多くは現行品の再録の提案でした。ありがたいと思いつつも、新たに出す意味が見出せずにいつも流れていました。今井さんとの打ち合わせも流れることを前提として会いに行きました。やはり、提案されたのは現行品の再録でした。いつものようにお断りした後、続いた言葉は「それじゃ、再録以外に何か本の提案はありませんか？」といわれ、とても驚きました。

そこで思いついたのが旅の手帳でした。これは毎年の限定販売であったため、過去のものは販売しておらず、まとめて欲しいという要望は多くありましたが、かなりの手直し、話も追加しないと一冊の本としては成り立たない。いったい完成はいつになるのか――。こんな提案は通らないだろうと、正直そう思いましたが、「なんですかそれ！ 楽しそう！」とのお返事は予想外で、また驚かされたのでした。「編集長に提案してみますね」と笑顔で帰る今井さんを見送った後、もし叶わなくとも、それでいいとさえ思いました。あんなに楽しそうに話を聞いて下さったんだから。そう思ってから数日後、刊行しましょう！ との今井さんの言葉に、三度目の驚きと共に、一体これは現実なのかと疑うほどに喜びました。

このお話から2年――。予想以上に手間取り、当初の予定よりずれていくことに恐怖を覚えつつも、ひたすらいいものを作りたい、という思いで進めました。描き溜めた絵も、10年前とはタッチが違うものが多く、3年分くらいは描き直しました。私の作品全体を通して、「現実か空想か」という問いかけが多くありました。主人公のおじさんは私が設定したものですが、蒐集した薬用原料の薬効や、歴史や都市の説明、旅程などは事実に基づくものです。しかし挿絵だけでは創作感が強くなってしまうため、合間に旅に関わるエピソードを持つ作品を登場させることにしました。「蒐集品備考」に出てくる作品はすべて、この10年で制作したものです。実際に存在する作品を写真で載せることにより、より重厚感と現実味を持たせることができたと思います。読んでいる最中、これは現実なのか。虚構なのか。不思議な感覚も楽しんでいただけたら嬉しいです。

こうしておじさんの旅は、ついに形に残り、多くの人の目に留まる機会を得ました。

諦めずに付き合って下さった今井さん、デザイナーさん、カメラマンさん、芸術新聞社の方々。そして書籍にかかりきりで雑貨の新作スピードが落ちた私どもを、見守って支えて下さったお取引先様。すべての方に感謝申し上げます

そして、この本を手に取ってくれた方々が、おじさんと共に世界旅行と蒐集を楽しめますように。

医療系雑貨 生みたて卵屋

2023年8月

参考文献

『医学の歴史』　小川 鼎三（著）　中公新書
『医学の歴史』　梶田昭（著）　講談社学術文庫
『毒と薬の世界史』　船山信次（著）　中公新書
『医学は歴史をどう変えてきたか:古代の癒やしから近代医学の奇跡まで』
Anne Rooney（著）、立木 勝（翻訳）　東京書籍
『ペスト』　Daniel Defoe（著）、平井正穂（訳）　中公文庫
『神智学』　Rudolf Steiner（著）、高橋巖（訳）　ちくま学芸文庫
『ことばと文化』　鈴木孝夫（著）　岩波新書
『不老不死伝説』　三谷茉沙夫（著）　青弓社
『不老不死と薬　薬を求めた人間の歴史』　石田行雄（著）　築地書館
『錬金術:おおいなる神秘』　Andrea Aromatico（著）、種村 季弘（監修）、後藤 淳一（訳）　創元社
『化学の結婚』　Johann Valentin Andreae（著）、種村 季弘（訳）　紀伊國屋書店
『早わかり科学史』　橋本治（著）　日本実業出版社
『パラケルススからニュートンへ　魔術と化学のはざま』
Charles Webster（著）、神山義茂＋織田紳也（訳）、金子務（監訳）　平凡社
『貝と文明 螺旋の科学、新薬開発から足糸で織った絹の話まで』
Helen Scales（著）、林 裕美子（訳）　築地書館
『海から生まれた毒と薬』　Anthony T.Tu、比嘉 辰雄（共著）　丸善出版
『天文学の誕生――イスラーム文化の役割』　三村太郎（著）　岩波書店
『占星医術とハーブ学の世界』　Graeme Tobyn（著）、鏡 リュウジ（監修）、上原 ゆうこ（翻訳）　原書房
『ハーブ占星術』　Elisabeth Brooke（著）、岡本 翔子（翻訳）　東京堂出版
『図説 西洋護符大全―魔法・呪術・迷信の博物誌』
Lenz Kriss-Rettenbeck、Liselotte Hansmann（共著）、津山 拓也（訳）　八坂書房
『ケルトの植物』　Wolf-Dieter Storl（著）、手塚 千史（訳）、高橋 紀子（訳）　ヴィーゼ出版
『定本 インド花綴り』　西岡 直樹（著）　木犀社
『続・インド花綴り―印度植物誌』　西岡 直樹（著）　木犀社
『調香師が語る香料植物の図鑑』
Freddy Ghozland、Xavier Fernadez 、Bernard Garotin（共著）前田 久仁子（訳）　原書房
『人魚伝説』　Vic de Donder（著）、富樫 瓔子（訳）　創元社
『水族館の歴史　海が室内にやってきた』　Bernd Brunner（著）、山川 純子（翻訳）　白水社
『船の歴史文化図鑑　Brian Lavery』（著）、増田 義郎（翻訳）、武井 摩利（翻訳）　悠書館
『飛行船の時代―ツェッペリンのドイツ』　関根 伸一郎（著）　丸善ライブラリー
『100年前の写真で見る 世界の民族衣装』　日経ナショナルジオグラフィック社
『100年前のロンドン』　マール社
『100年前のニューヨーク』　鈴木 智子（翻訳）　マール社
『レンズが撮らえた幕末明治日本紀行』　岩下 哲典（著）、小沢 健志（監修）　山川出版社
『北欧神話　Padraic Colum』（著）　尾崎 義（翻訳）　岩波書店
『ギリシア神話』　豊田 和二（監修）　ナツメ社

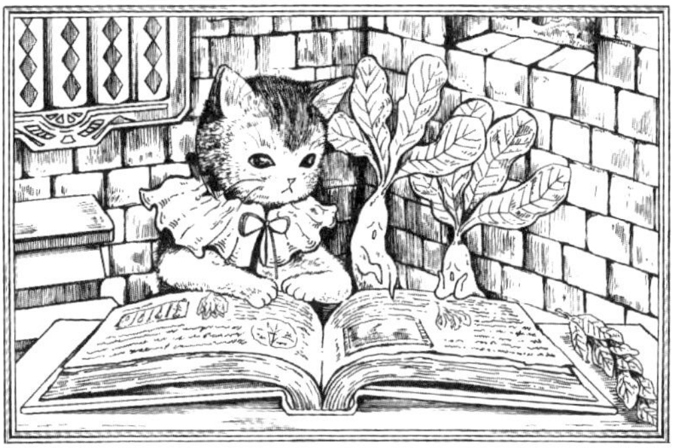

プロフィール

医療系雑貨 生みたて卵屋

Araki Mizuhoが「医療」をテーマにデザインした文具・雑貨ブランド。2001年より活動開始。主にアートイベントに出展しつつ、路面店や企業と取引を進める。「生みたて卵屋」は、“アイデアの卵がたくさん生まれるように”という意味。その名の通り、毎年数十種の新作を制作、常に400～500種の商品を販売している。2017年に株式会社OVOを設立。「事実と空想、毒と薬の歴史へ」を標語に制作・出展活動を行う。

人の歴史に医薬あり。世界の文化（魔術、錬金術などの古学問）と深く絡み合うエピソードを軸に、おじさん博士が薬を求めて世界を飛び回る「薬用原料採集旅行の記録」シリーズ、動物たちが楽しく働く「動物のお医者さん」シリーズ、魔女が出てこない「使い魔」シリーズなどを展開。実制作では紙物雑貨の他、木、革、ガラス、貝、金属などさまざまな材料を使い、大量生産品から手作り品まで幅広く制作を楽しむ。近年は世界観を表現した「部屋」を作る個展も毎年開催。作品だけでなく、多数の什器やアンティーク品、自然物を持ち込み、「いつまでも居たい」空間をつくる。

毒と薬の蒐集譚

2023年 9 月10日　初版第1刷発行
2024年 6 月10日　　　　第4刷発行

著者――――医療系雑貨 生みたて卵屋

発行者――――相澤正夫
発行所――――芸術新聞社
〒101-0052
東京都千代田区神田小川町2-3-12 神田小川町ビル
TEL 03-5280-9081（販売課）
FAX 03-5280-9088
URL http://www.gei-shin.co.jp

印刷・製本――――サンニチ印刷
デザイン――――美柑和俊＋MIKAN-DESIGN
撮影――――川本聖哉
撮影・絵・イラスト・作品制作――――医療系雑貨 生みたて卵屋
協力――――三叉灯

ISBN 978-4-87586-677-0 C0076